ソマティック
心理学

久保隆司

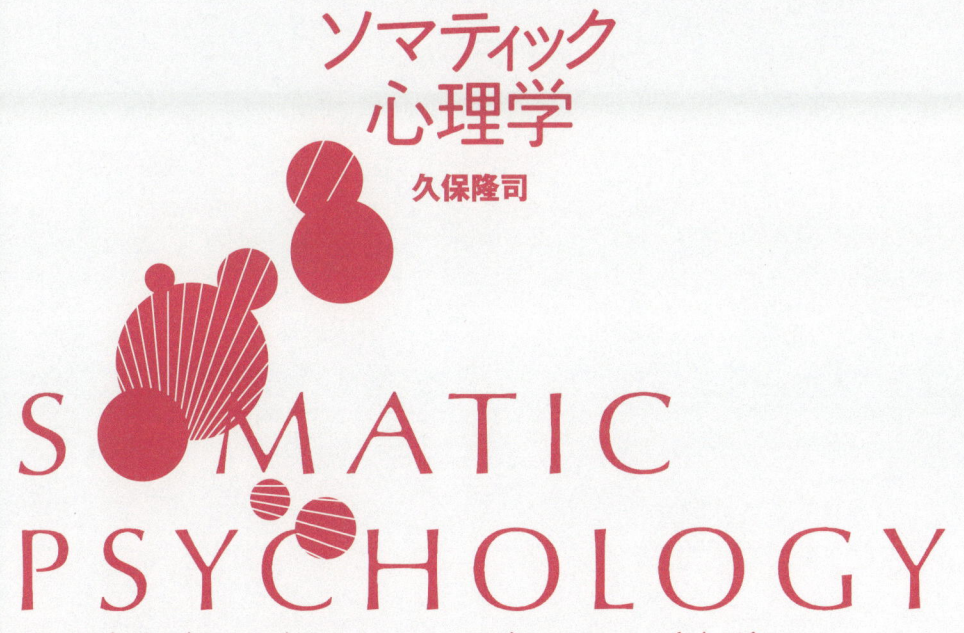

SOMATIC
PSYCHOLOGY

Towards Body-Mind Integration and a Meaningful Life

Takashi Kubo

春秋社

はじめに

◇ ソマティック心理学の世界にようこそ！

　「ソマティック心理学」という言葉は、多くの人にとって耳慣れないものかもしれません。日本語に直訳すると「身体心理学」となりますが、今や欧米の心理学の世界においては、ソマティック（somatic）という言葉なしには、心理学や脳科学を語れなくなっているといっても過言ではありません。ここで一つだけ確信を持っていえることは、ソマティック心理学に馴染みのあるなしにかかわらず、またその呼び名が定着するかどうかにかかわらず、そこで語られていること、実践されていることは、私たち人間の本質に直接的に関わるものであるということです。そしてソマティック心理学は、自分の心と身体とのつながりを通して、また人と人との肌の触れ合いを通して、困難な時代を共に生き抜いていくための心理学であり、その実践としての心理療法なのです。本書は、その流れを少しでも知っていただくことを願って、タイトルを『ソマティック心理学』としました。

◇ ソマティック心理学の特徴

　さて、ソマティック心理学といっても、実にさまざまなものがあります。ソマティック心理学とは、一つの特定のアプローチの名称ではなく、心理学のカテゴリーの名称だからです。しかしながら、それらは基本的に、「心身一元論」をとる点で共通しています。身体と心理・精神は、不断に相互的なコミュニケーションを行い、影響を与え合っているという基本認識です。身体と心は、コインの両面のようなものであって、一つの実体の二つの相なのです。とはいえ、幅広い分野でもあるので、どこに力点を置いて探求・研究するのかは、個々の学派、研究者によって大きく異なってきます。非常に神経生理学的、生物学的な「科学的」な立場をとるものから、ボディ・マインド・スピリットの統合やサトル・エネルギー（生命エネルギー）などに力点をおく「ニューエイジ的」または「スピリチュアル」な立場まで、さまざまです（それらのいくつかに関しては、本文にて説明します）。ただ、どの立場に立とうとも、大切なことは、「主観的」な観点を重視しながらも、そこからだけで捉えず、「客観的」な観点

とのバランスがとれた統合性を獲得維持しようとする基本態度です。

　ソマティック心理学は、ジークムント・フロイトらに発する臨床系心理学の流れを多分に引き継いでいるものであり、それらの歴史や意義を否定するものではありません。むしろ、今日でも有効と思われる精神分析学的な考えや手法は、ソマティック心理学でも使われています。歴史的には、フロイトの弟子で精神分析医であったウィルヘルム・ライヒの貢献が大きく、「ソマティック心理学の父」と呼ばれることもあります。しかし、現代のソマティック心理学は、たとえば、ユング心理学、ゲシュタルト療法、ダンス・ムーヴメント療法、認知行動療法など、さまざまな流れも含めて分野を構成しているといえるのです。

　特に1990年代以降、従来から心理と身体、生物学との関係性を探求していたソマティック心理学は、アタッチメント理論や、PTSD・トラウマの研究などを介して、最新の神経生理学・脳科学などの現代科学との相性がよいことが明らかとなってきました。以後、現在に至るまで、研究室での研究と心理セッション・ルームでの実践とのコラボレーションが大きな潮流となっています。

◇ ソマティック心理学の存在意義

　何かを学ぼうとするとき、そもそも何のためにその学問や手法が存在するのかということから考える必要があります。たとえば、フロイトの心理療法とは、心身の問題に対する「魂の治療」(1905)でありましたし、ウィリアム・ジェームスの心理学とは、宗教的な諸相とも関連する内的体験を理解するための学問でした(『宗教的経験の諸相』(1900-1902))。私自身は、人が幸せになることを手助けする学問が心理学、少なくとも臨床系の心理学、だと考えています。

　一般的に、それぞれの学問はそれぞれの領分をわきまえながら、より高い次元から統合される必要があります。ソマティック心理学という立場は、ある程度の統合的な枠組み（フレームワーク）を提供できる学問として、果たせる役割とその可能性を持っていると考えます。もちろん、ソマティック心理学は万能ではありません。しかしながら、心身の分離状態から、心身の統合段階の領域に到るのに極めて有効な心理学・心理療法であり、時代がまさに求めている心理学であると確信しています。そしてこの領域へのワークの対象となるのは、現在生きている人(＝身体を持っている人)のほとんどなのです。これが今日、ソマティック心理学が重要であり、必要であるシンプルかつ根本的な理由です。

◇ 本書の目的と構成

　本書の目的は、ソマティック心理学という、多くの人にとっては新しい、ホリスティックな、学際的な概念・領域・枠組みをまず知っていただくことです。そのため、狭くソマティック心理学を限定するのではなく、その隣接分野についての基礎も幅広く知っていただこうという欲張った意図を本書は持っています。これは、広く浅い内容になりがちなことと裏腹なのですが、その場合はカタログ的な機能を持っているのだと、好意的に受けとめていただければ幸いです。

　本書は、大きく四部構成となっていますが、各章は基本的に独立していますので、どこからでも読み進めることができます。

　第1部では、ソマティック心理学がどういったものか、その定義や歴史、そして関連分野の概観を通して、おおよその全体像をつかんでいただくことを目指しました。

　第2部では、関連する科学的研究の紹介をしました。これは心理療法と（実験）心理学、そして神経生理学などの、より科学的な学問との結びつきが、これまで「軽視、または無視されてきた傾向」に対する一つの提案です。心理療法は主観的なものでよい、と決めつける考えがあるとすれば、稚拙かつ危険です。もちろん、主観的な部分が大切なのは言うまでもありませんが、それらに対応する客観的事実や根拠にも、もっと注目すべきでしょう。そうすることによって、心理療法に関わる当事者が、明快な根拠やそれに基づく自信を持って、クライエントと向き合えるならば、すばらしいのではないでしょうか。

　第3部は、広義のソマティック心理学（または広義のソマティックス）における主要な三つの分野について、それぞれ一章を充てました。すなわち、「ソマティックス」「ダンス・ムーヴメント手法」「ソマティック心理療法」です。前二者に関しては、その全般的な歴史から記述を始めました。最後のソマティック心理療法に関しては、第1部の内容とも重なりますので、現時点でもっとも新しく、欧米で注目されている「第四世代のソマティック心理療法」の記述に絞ることにしました。第四世代の大きな特徴の一つは、神経生理学などとの連携であり、なかでもPTSDとトラウマへの対処が中心となります。PTSDとトラウマ、そして関連する解離症状は、ソマティック心理学の目標である心身統合とはまさに真逆の心身分裂を表す重度の症状であり、これらの心身の分離を

統合へのプロセスにのせることが、心理療法としてのソマティック心理学に期待される大きな役割の一つです。

　第4部は、ソマティック心理学の可能性の探求がテーマであり、試論的な二つの章で構成されます。まず、第10章においては、心理療法にとって、今後ますますその重要性が認識されるであろう二人称の領域を取り上げました。そこにおけるソマティック心理学とソマティックスのあり方や本質について具体的な理解を深めるために、ハコミ・メソッドとローゼン・メソッドを取り上げ、比較検討をしました。二人称の観点は、一人称と三人称の陰に隠れがちですが、近年では科学的な分野からも注目を浴びてきております（第5章参照）。本書では詳しく扱いませんが、特に20世紀後半のポスト・モダンとも呼ばれる間主観性を考慮した哲学的な観点にも対応する領域です。そして、第11章においては、心身統合を目的とするソマティック心理学の統合的な可能性の一つの見取り図を、ケン・ウィルバーのインテグラル理論と組み合わせることによって、描き出すことに努めました。

◇ **本書のねらい**

　本書では、ソマティック心理学に関わるさまざまなトピックを扱っていきます。臨床心理学、実験心理学、発達心理学、脳科学、神経生理学、精神免疫学、意識学、哲学（身体論）、文化人類学、動物行動学、身体学・ボディワーク、ダンス・ムーヴメント、トラウマとPTSD、トランスパーソナル心理学、インテグラル理論、仏教、その他スピリチュアルに関わる部分なども含みます。ソマティック心理学の世界で概ね共有されている話題から、個人的に関心が高い話題まで幅広く触れることで、未来へと開かれた領域（フィールド）としてのソマティック心理学の特質を、読者の皆さんと共有できることを目指しました。

　本書は、一つの学説・学派を主張するものではありません。既に述べたように、関連分野を含め、広くこの分野を、私なりの方法で整理して、紹介することが第一の意図です。したがって、お互い矛盾する説を紹介している場合もありえます。また、多くの用語や名称が用いられていて、一見、複雑に感じられるかもしれません。しかし、本書を通しての根本テーマは、「心身統合のための挑戦」という、この一つだけです。

　最初から細部にこだわる必要はありません。適当な箇所から本書を読み始め

てみてください。そして、特に興味を感じられたところはじっくり読んでみてください。さらに、本書を手がかりに、参考図書やインターネットなどを通じて、ご自身の手と足で探求を進めていただければと思います。今後、より多くの人が、ソマティック心理学についての認知と理解を深められることを願っています。

　なお、本書で使われる「統合」「統一」「調和」「調節」「バランス」などといった言葉は、決して安定した段階や中和された状態などの「静的なもの」を意味するものではありません。逆に、常にダイナミックな関係性の中で瞬間瞬間に生まれてくる、「今・ここ」に存在している「動的なもの」であることをまずはご理解ください。

　私たちは誰であっても、身体というこの世に一つしかないオーダーメイドの地図を持っています。さあ、自分の地図を開いて、わくわくする宝物探しの旅に出かけようではありませんか！

平成 23 年 4 月 8 日

久保隆司

◎目　次

はじめに　i

第1部　ソマティック心理学の概要

第1章　ソマティック心理学とは何か …………… 4

1. 西洋版「身心一如」の心理学　4
　EABP、USABPによる定義　7　　日本とソマティック心理学　8
2. 心身二元論から一元論へ　10
　1) 心身一元論とデカルト　10
　2) 一元論の復活と心身統合への潮流　12
3. ソマティック心理学・心理療法の基本姿勢　13
　1) 人間の本性についての統一場理論を模索…コードウェル　13
　2) 体験的な方法によって無意識にアクセス…クルツ　14
4. ソマティック系アプローチと「触れること」　15
　1) ソマティック心理学とソマティックスの違い　15
　2) タッチを巡る心理療法と手技療法のスタンス　17
　　タブー視された身体接触　17　　触れることの重要性　20
5. ソマティック心理学の三つの顔　21
　　三つの人称からソマティック心理学が貢献できること　25

第2章　ソマティック心理学の系譜 …………… 26

1. 身体性をめぐる近代心理学史
　　──フロイト、ユング、ライヒたちの貢献　26
　1) フロイト以前：精神医学の源流　26
　2) ジャネ：忘れられたフロイトのライバル　27
　3) フロイト：意識の考古学者　28
　4) ユング：魂の考古学者　31
　　ユングと心身スペクトル　32　　ユングの類心的情動説　34
　　「ディオニュソス的」と「アポロ的」　34
　☆ コラム 〈ユングの全体性のモデルとマンダラ〉　35

5）グロデック：心身医学の父、「エス」の発見者　38
　☆ コラム 〈グロデックとの対話〉　40
　　6）フェレンツィ：フロイトの愛弟子　41
　　　対象関係論への影響　42
　　7）ランク：フロイトのもう一人の愛弟子　44
　☆ コラム 〈胎児が体験する四段階の出産プロセス〉　46
　　8）ライヒ：ソマティック心理学の父　47
　　　筋肉の鎧とヴェジトセラピー　48　　ライヒと社会変革　49
　2．ソマティック心理学の形成——ライヒ以後　52
　　1）第二世代（1950年代-1970年代）　52
　　　バイオエナジェティックスの強さと弱さ　52
　☆ コラム 〈ローエンの5つの性格構造〉　55
　　　ケルマンのフォーマティヴ心理学　56
　☆ コラム 〈胎生学と三つのタイプ〉　58
　　　生命の流れ（ライフ・ストリーム）の統合：バイオシンセシス　59
　　　体験主義とソマティック心理学の停滞　63
　　2）第三世代（1970年代後半-1990年代）　63
　　3）第四世代（1990年代以降）：ソマティック心理学の新たな潮流　64

第3章　ソマティック心理学と関連分野　……………　65

　1．人間性心理学との関連　65
　　1）パールズとゲシュタルト療法　65
　　2）ロジャーズと身体性　66
　　3）ジェンドリンとフォーカシング　67
　☆ コラム 　フォーカシングのエクササイズ　68
　2．ユング心理学との関連　69
　　　ミンデル、ウッドマン、ヒルマン　69　　無意識と対話する「能動的想像法」　70
　3．トランスパーソナル心理学との関連　71
　4．マインドフルネスとの関連　72
　　　受容的アプローチの隆盛　72　　フロイトとマインドフルネス　73
　　　人間性心理学とマンドフルネス：プレゼンスとロジャーズ　74

vii

　　　　マインドフルネスと認知行動療法（第三世代）　75
　　　　マインドフルネスとラヴィング・プレゼンス（ハコミ・メソッド）　76
5. トラウマ研究との関連　77
6. 哲学との関連　78
　　　現象学：フッサールとメルロ＝ポンティ　78
　　　身体化の基礎概念：身体図式（運動性）と身体イメージ（境界性）　81
7. 精神神経免疫学・統合医療との関連　82
8. スピリチュアリティとの関連　84
　　　サトル・エネルギーと直観医療　84　　密教・禅と身心一如　85
9. ジェンダーとソマティック心理学　87
　　　男性性と女性性　87　　原初の女性性「黒聖母」の見直し　88
　　　二つのテクノロジーの統合　89　　ジェンダーとソマティックス　90

第2部　ソマティック心理学の科学的基盤(リソース)

第4章　リソース1：意識と感情の科学　94

1. 現代の意識科学の黎明　94
2. 意識とは何か　96
　　1) 現代の学者の見解　96
　　2) エーデルマンの神経結合と意識の関係性の仮説　98
　　　神経ダーウィニズム　98　　ダイナミック・コア仮説　99
3. 感情（情動）の心理学の誕生　99
　　　情動と無意識　100
4. 情動のプロセスを巡る歴史的論争　101
　　1) 情動の抹消起源説：ジェームズ＝ランゲ説　101
　　2) 情動の中枢説：キャノン＝バード説　102
　　3) 情動の回路　102
　　4) 情動認知説1（情動の二要因説）：シャクター＝シンガー説　103
　　5) 情動認知説2：アーノルドの評価理論　104
　　6) ラザルスの認知先行説　104
　　7) ザイアンスの情動先行理論　105

5. 現代の情動―身体理論 106
1) ルドゥーの感情脳と感情二経路説 106
2) ダマジオのソマティック・マーカー仮説 108
☆ コラム〈脳の損傷で人格が変わった〉 109
3) スターンの情動理論 111
　　生気情動の特性 113

6. 基本情動と心理進化論 117
1) ダーウィン：感情（情動）研究の先駆者 117
2) トムキンスの情動理論（アフェクト・セオリー） 118
　　情動と欲動は別の体系 119
3) エクマンとFACS 121
4) プルチックの情動の心理進化理論 122
5) その他の基本情動説とフロー理論 124

第5章　リソース2：情動と関係性の諸理論　………… 129

1. ものまねと情動の伝染 129
　　情動の伝染 131
2. ミラーニューロンと共感 132
3. アタッチメント理論の新展開 134
　　ストレス、そして脳のプルーニングと可塑性 136
　　プルーニング 137　　アタッチメントによって発達する脳 139
　　右脳とアタッチメント 140　　アタッチメント理論と心理療法 141
4. 自己概念の発達モデル 143
　　スターンの4つの自己感 144
5. 社会関与と防衛行動の理論――ポリヴェイガル理論 146
　　第一段階：極度の副交感的な状態（不動化） 149
　　第二段階：交感神経的覚醒反応（動態化）：闘争-逃走反応 150
　　第三段階：社会関与システム 150
　　5つのステップ 151
☆ コラム〈チャウシェスクの子どもたち〉 153

第6章　リソース3：21世紀の心理生物学 ……………… 155

1. 生物学と心理学の交流　155
   1) 二つの探究に揺れ動くフロイト　155
   2) 統合システムとしての人体　156
      二つの「脳の三重構造」とは　157
      三つの「身体的な多重コミュニケーション・システム」とは　157
2. 神経システムと脳の構造　159
   1) シナプス結合：神経の可塑性　159
   2) 分割脳と脳梁　159
   3) 「ミクロ」な脳の三層構造　160
3. 「マクロ」な脳の三層構造　162
   1) 第二の脳：腸　163
   2) 第三の脳A：心臓　165
   3) 第三の脳B：皮膚　165
4. 心と流動性の身体システム　167
5. 「触れること」の心理生物学　170
   1) 身体接触とオキシトシン　171
   2) タッチと皮膚と人間の発達　177
   3) タッチと統合医療　178
6. 動作と記憶・共鳴・進化　182
   1) 動作と記憶システム　182
   2) 動作による社会性の構築　183
   3) 40ヘルツ振動と意識の統合　184
   4) 動作による意識の進化　185

第3部　ソマティック心理学の諸領域とアプローチ

第7章　ソマティックス（ボディワーク）
―― 身体技法の諸相 ……………… 190

1. ソマティックスとは何か　190
2. ソマティックスの歴史　192

1) 近代前史（19世紀前後）：ジムナスティック時代
　　──スウェーデン体操 VS. ドイツ体操　192
　　スウェーデン体操とスウェーデン・マッサージ　193
　　ドイツ体操　193
　☆ コラム 〈ソマティックス、ボディワーク、マッサージの違い〉　194
　　「ドイツ体操の父」と称されるヤーン　196
2) 黎明期（19世紀末〜20世紀前半）
　　──世紀末ウィーン文化からワイマール文化の時代の心身論　196
　　ジムナスティックからワンダーフォーゲルへ　197
　　身体の気づきと限界：エルザ・ギンドラーの神話と系譜　198
　　ギンドラー・ワークの影響　199　　ボディワークの長所と短所　200
3) エサレンの半世紀（20世紀後半から21世紀初頭）
　　──人間性回復運動（1960-70年代）　201

3. **ソマティック・スペクトル**　202

4. **身体的構造・機能に重点を置くメソッド**　204
　1) ロルフィング：筋膜に働きかける　204
　2) アレクサンダー・テクニーク：脊椎に働きかける　204
　3) フェルデンクライス・メソッド：新たな神経回路形成に
　　　働きかける　206
　　フェルデンクライス・メソッドの背景理論　208
　　意識の覚醒に導く4つの要素　209
　　ソマティック・エデュケーション　210
　4) コーエンとボディ-マインド・センタリング　210
　　「感じること」の身体面と感情面　211
　☆ コラム 〈フェルデンクライスと野口晴哉〉　212
　　タッチとBMC　214　　動作パターンについて：4つの基本形　215

5. **体験に重点を置くメソッド**　217
　1) センサリー・アウェアネス：日常生活でより意識的になる　217
　☆ コラム 〈BMCの発達動作の基本10パターン一覧〉　218
　2) ローゼン・メソッド：筋肉を通して感情に働きかける　220
　　ローゼン・メソッドの基本　221　　統合的なアプローチを　224

第8章　ダンス・ムーヴメント
——動くものとしての身体を知る　225

1. ダンス・ムーヴメント療法とは何か　225
2. 動作（ムーヴメント）の基礎理論　228
   1) ダーウィンの身体動作理論　228
   2) ラバンの動作分析理論　229
      エフォート理論　230　　シェイプ理論　231　　空間調和法　232
      ラバノーテーション　232　　動作分析の応用例　233
      コーエンと四肢動作の相関性　234
3. さまざまなダンス・ムーヴメント手法　235
      二つの潮流：米国の東海岸と西海岸　237
   1) エヴァンのダンス療法　237
   2) その他のダンスセラピスト　240
   3) オーセンティック・ムーヴメント　242
      アドラーによる５つの治療プロセス：ムーヴメント療法と心理療法の比較　244
   4) ハープリンとタマルパ研究所　246
   ☆ コラム 〈シークエンス１：変容のダンス（生に向かっての動き）〉　247
      〈シークエンス２：呼吸瞑想への導入〉　248
      〈シークエンス３：ビジュアル誘導と絵（生命力によって）〉　248
   5) ロスとファイヴリズム：５つの音楽で心身を統合　250
   6) コントラッドとコンティニュアム：流動体としての人間性の回復　251
4. 生命のダンス「ビオダンサ」　252
   1) ビオダンサ（生命のダンス）とは何か　252
   2) ビオダンサの基本構造と特徴　253
   3) 他のワークとの関連　255
      サイコドラマとの関連　255
      エンカウンター・グループとの関連　258
      ラバンの動作分析理論との関連　261
   4) ビオダンサの社会的側面と課題　261
      ダンスセラピーを受けるに当たって　262

第9章　最新ソマティック心理療法
── PTSDとトラウマからの回復 …………… 264

1. PTSDとは何か　264
2. トラウマのメカニズム　265
   防衛システム：HPA軸　265
3. 記憶と情動の科学　268
   顕在記憶と潜在記憶　268　　身体記憶と脳　270
   扁桃体と海馬：情動と記憶に関する脳内器官　270　　感情の知性　272
   ☆ コラム 〈チョウチラのスクールバス誘拐事件〉　274
4. トラウマのタイプを見分ける　275
5. トラウマ療法の「常識」　277
   1) 安全なトラウマ療法のための10の基本　278
   2) 二つの「前提」と二つの「対応」　279
   3) セルフ・ヘルプのための8つの鍵　282
6. さまざまなソマティック心理療法（SE、SP、EMDR）　288
   1) リヴァインのソマティック・エクスペリエンス　288
       トラウマを癒すための4つのグループと12のフェーズ　290
   2) オグデンのセンサリー・モーター心理療法　293
   ☆ コラム 〈「許容の窓」：三つの覚醒ゾーンとポリヴェイガル理論〉　297
       セラピストの役割　298　　治療における身体の使用の三段階　302
   3) 眼球運動による脱感作と再処理法（EMDR）　303
       EMDRの8フェーズの治療アプローチ　304
       トラウマからの変容：外傷後成長（PTG）　305

第4部　ソマティック心理学の可能性

第10章　「私たち」という奇跡の場をつくるメソッド ….. 310

1. ハコミ・メソッドの変容　311
   1) 二つのハコミとメソッドの構成要素　312
   2) ハコミ・メソッドの二つの変容　313
       ① 第一の変容：「マインドフルネス」の気づき　313
       ② マインドフルネスとノン・バイオレンスの結婚　314

③「触媒」としてのノン・バイオレンス 315
　　　④ 第二の変容「ラヴィング・プレゼンス」の存在 316
　　3) 一人称のセラピーから二人称のセラピーへ 318
　2. ローゼン・メソッドと存在感 319
　　1) シンプルなタッチ 320
　　2) 施術者とプレゼンス 321
　　3) 直感から直観へ 323
　3.「癒しの関係性」を探る──ハコミとローゼンの比較 323
　　1) 二人称の場でのコンタクト 324
　　2)「エスカレーター」としての心身アプローチ 327
　　3) 臨床における二つの二人称の統合の必要性 328

第11章　さらなる成長へのインテグラル・セラピー 331

　1. インテグラル理論とソマティック心理学 331
　2. 5つの要素から心身統合段階を探る 333
　　1) 意識段階（レベル／ステージ） 333
　　　ケンタウロス段階の心身統合 333　　退行（リグレッション）の意義 334
　　　ミノタウロ–ケンタウロス・プロセス（MCP） 337
　　2) 四象限（クワドラント） 340
　　　ブーバーによる関係性における意識段階 342
　　　「高位の経路」と「低位の経路」 344
　　　脳細胞の創生（ニューロ・ジェネシス） 345
　　3) 発達ライン 347
　　4) 類型（タイプ） 349
　　5) 意識状態（ステート） 350
　　　ビオダンサにおける退行と変容 351
　3. 究極的統合へのヴィジョン 354

おわりに　357
引用・参考文献　364
索引　375

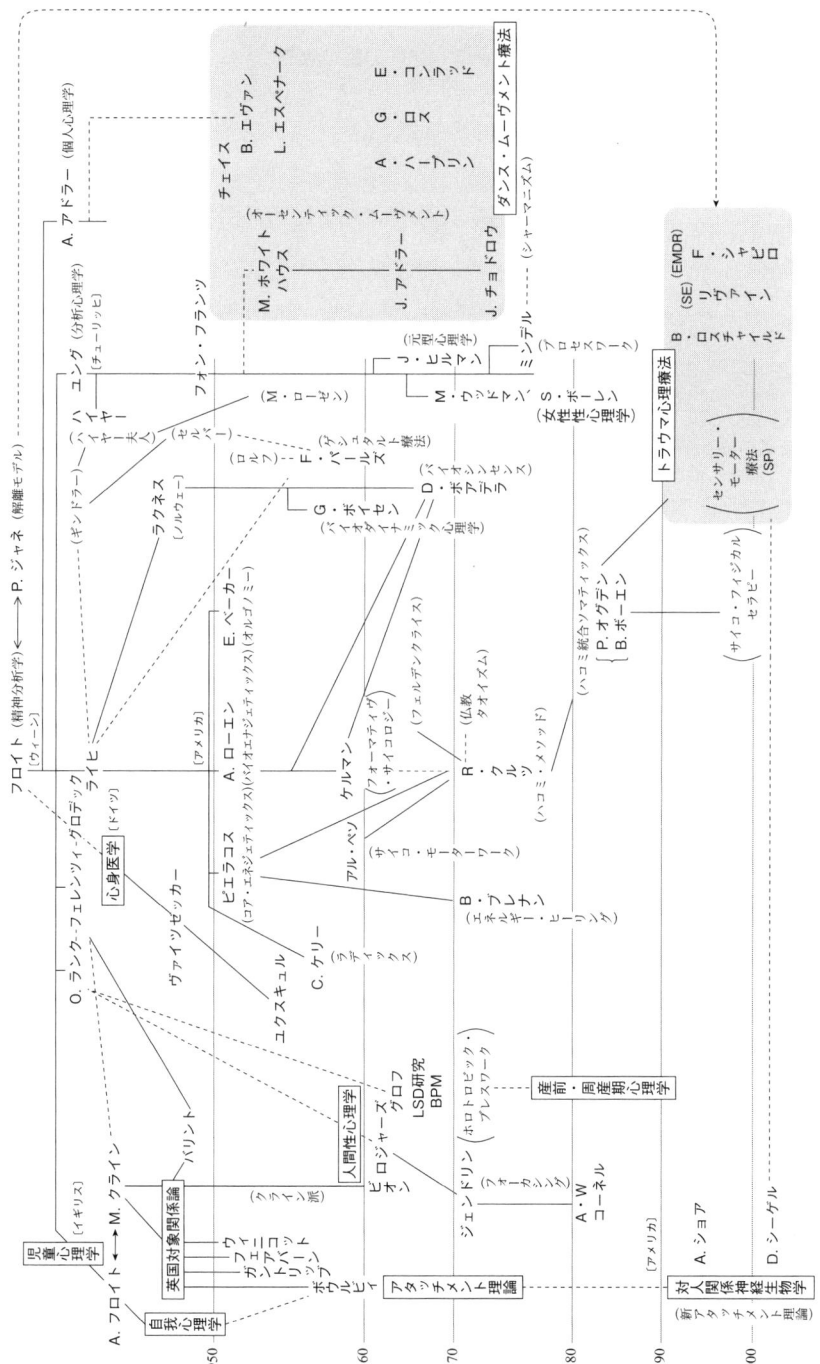

ソマティック心理学の系譜図（著者作成, 2012）

ソマティック心理学の主な流れ

ライヒ以前

20世紀初頭の「ヒューマン・ポテンシャル・ムーヴメント」の機運：オーストリア＝ハンガリー、ドイツ、スイスなどの中欧ドイツ語圏が中心。19世紀末からワイマール文化（1919-1933）の「黄金の20年代」を経て、1933年の終焉まで続く。ジャネ、フロイトなど。

ライヒの時代（1897-1957）

ウィーン（オーストリア）、ベルリン（1930）、オスロ（ノルウェー、1934）、ニューヨーク（アメリカ、1939）へと拠点を移す。性格分析、筋肉の鎧、ヴェジトセラピー、オルゴン・エネルギーの「発見」。

＊ライヒの死後、時代は、「抑圧の50年代」から「花開く60年代」へ

第2世代（1950年代～1970年代前半）

前期：ネオ・ライヒアンとオルゴノミスト：バイオエネジェティックス系（ローエン、ピエラコス）とオルゴン系（エルスワース・ベイカー）への分離。
・コア・エネジェティックス（ジョン・ピエラコス、よりスピリチュアルな方向性へ）
・ラディックス（チャールズ・ケリー）
後期（1960年代後半頃から）：フォーマティヴ心理学（スタンリー・ケルマン、1960年代末）や、バイオシンセシス（デイヴィッド・ボアデラ、1970年代初、英国）が生まれる。

＊ヒューマン・ポテンシャル・ムーヴメントの時代（1960～1970年代）：エサレン研究所

・人間性心理学の形成、トランスパーソナル心理学、ソマティック心理学の萌芽
・エンカウンター、ゲシュタルトから、ソマティックの概念へ。
・バイオエナジェティックスが注目を浴びる。
・ジェンドリン、クルツ、ルーベンフェルドら次世代が学ぶ。

第3世代（1970年後半～1990年代）

フォーカシング（ジェンドリン1978）、プロセスワーク（ミンデル1978）、ハコミ・メソッド（クルツ1980,1989）らの登場と発展。ルーベンフェルド・シナジー・メソッド（ルーベンフェルド）

第4世代（1990年代以降～現在）

脳・神経科学と心理療法との結婚。
アタッチメント理論（UCLAカンファレンス第1回2002）が始まる。
PTSD・トラウマ研究の隆盛。
EMDR（1989）、センサリーモーター心理療法（SP：旧ハコミ・ソマティックス）、ソマティック・エクスペリエンス（SE 1997）。

※以上、年代および分類はおよその目安です。

ソマティック心理学

第 1 部

ソマティック心理学の概要

第1章　ソマティック心理学とは何か

> 身体（物質）と魂（精神）の本質を定義することは、かなり大変な作業です。それと比べると、両者を統合・分離するものを知ることは簡単です。なぜなら、こうした統合・分離は体験的な事実だからです。
>
> アンリ・ベルクソン『精神のエネルギー』

1. 西洋版「身心一如」の心理学

　英国の哲学者**ホワイトヘッド**（Alfred N. Whitehead 1861-1947）の有名な言葉に「全ヨーロッパの哲学的伝統を、最も一般的に特徴づければ、それはプラトンにつけられた一連の脚注である」というものがあります。

　心理学を学ぶにつれて、つくづく臨床系の心理学とは、「フロイトにつけられた一連の脚注である」と言っても過言ではないと思えてきます。本書によって日本で初めて全体像を知っていただく**「ソマティック心理学」**も、その意味ではフロイトの脚注の一つであり、ある意味、フロイト（Sigmund Freud）が夢見た心理学といえるものかもしれません。

　本書は、「新しい」心理学・心理療法の世界を日本の皆さんに知ってもらうために書かれたものですが、いわゆる「教科書」ではありません。学術的に「既に証明された」ことだけを整理した本ではありません。すでに「正式」なものとして認定されている過去のことばかりの記述ではない、ということです。むしろ、「現在進行形で、証明されようとしていること」や「将来、証明されるかもしれないこと」や、「より冒険的な試論」なども含め、多種多様で豊饒な面白さに満ちたソマティック心理学の世界のさまざまな相や可能性を垣間見ていただくことに主眼を置いています。従来の臨床心理学に飽き足らなかった人や、何となく心理療法に実感や信頼を持てなかった人にも、何らかの新しい扉が開かれるきっかけの書、橋渡しの書になることを僭越ながら期待していま

す。

　さて、古代ギリシャ人は、人間は**身体**（ソーマ、ボディ）と**魂**（サイキ／プシューケー、精神、心）によって成り立っていると考えました。魂（サイキ）を研究するのが**心理学**（サイコロジー）であり、心理学とは本来的に「**魂の学**」という意味です。

　そして、心理療法（精神療法）について、フロイト（1905）は、次のような定義を提示します。

> プシューケーの治療とはむしろ魂からの治療、つまり、心身の障害を治療するに当たって、何はさておき、まず、しかもじかに人間の精神的なものに作用を及ぼすような手段を用いる治療を指して言っているのである。そういう手段としては、とりわけ言葉を用いる。言葉は、魂を治療するための本質的な工具でもあるのだ。（小此木啓吾訳, フロイト著作集9, 1983, 25頁）

　しかし、今日では、この根本を忘れていたり、無視しているような「心理学」も多いかと思われます。もちろん、それらも広い意味では心理学であり、心理の表層的、または基礎的な部分の探求においては多くの貢献ができるものですが、その多くは行動科学や認知科学などと呼ぶほうが適切かもしれません。それらの学問の重要性はいささかも変わりませんが、古来からの本質的な意味での「魂の学」としての心理学とはずいぶん違うものでもあります。

　一方、身体（ソーマ）を研究するのが**身体学**（ソマトロジー）です。ただし、ソマトロジーという英語は、米国の心理学者である**シェルドン**（John Sheldon）らの研究が有名なため体型論的なニュアンスが強くなってしまいます。よって、本書では身体学に対応する英語として**ソマティックス**（Somatics）と呼ぶことにします。これは、欧米の学術的な世界で通常、用いられている呼称です。

　そして、本書の主題は「**ソマティック・サイコロジー**（somatic psychology）」です。つまり、ソマティック心理学＝「ソーマ」＋「サイキ」＋「学」であり、ソーマとサイキの両方の統合的な存在としての人間、全存在的な人間を研究する学問分野を意味するのです。人間の身体と心とを別々に（二元論的に）捉えるのではなく、このような二つの側面があることを認めた上で、全き人として、二つの面の密接な関係性や、その統合について考える実践的、臨床的な学問なのです。**身体・感情・心・精神**（Body, Emotion, Mind, Spirit）の観点から、臨床

的なアプローチをする新しいホリスティックな心理分野であり、東洋的な見方とも非常に親和性があると言えます。西洋版「身心一如（しんしんいちにょ）」の学問とも言えるでしょう。

　実は、心理学自体がまだ百年少しの歴史しかないのですが、ソマティック心理学も比較的最近になってできた学問分野であり、一人の創始者や一つの学派によるものではありません。心理学において、身体性を重視している多種多様なアプローチの総称であり、心身関係を重視する心理学の一分野です。

　さまざまなソマティック心理学の間で共通する基本スタンスは、意識（または無意識）にアクセスするための効果的なルートとして、身体（または感覚）に焦点をあてるということです。通常のサイコセラピスト（心理カウンセラー、臨床心理士など）に要求される言語（ヴァーバル）による方法だけでなく、非言語的（ノンヴァーバル）な手法も統合的に使われます。

　一般的に、アメリカやオーストラリアでは「ソマティック心理学」として知られていますが、欧州では「**ボディ・サイコセラピー**（body psychotherapy）」と呼ばれ、「**身体心理療法、身体指向心理療法**」などの訳語で知られています。「ソマティック心理学」に対応する訳語として「**身体心理学・心理療法**」が当てられることもあります。ところで、日本では非臨床的で行動学系の学問に「身体心理学」の呼称が使用されるケースもあります。たとえば、『身体心理学』（春木豊編, 2002）という広範囲な領域をカバーする著作があり、ボディワークに関する記述も含まれていますが、その主な研究手法および対象は、行動科学などのいわゆる三人称の観点からのものです。ソマティック心理学が重視する一人称的な観点からの臨床心理学的な領域はメインの研究対象ではないようですが、補完的な役割を果たしあえれば広義のソマティック心理学の発展に大きく寄与できるでしょう。本書では、無用な混乱を避けるためにも「ソマティック心理学」という呼称を主に使用いたしますが、身体心理学・心理療法を使う場合もあることをご容赦ください。

　ところで、サイコセラピーの訳語として、日本の心理学では「心理療法」という訳語を、精神医学では「精神療法」という訳語を当てますが、筆者は心理学の背景を持ちますので、主に「心理療法」を使います。また、心理学とは広く学問分野を指し、心理療法とは心理学（または精神医学）にもとづく臨床的実践・手段であり、心理療法は心理学に含まれるとここでは捉えてください。

また、サイコセラピストとは、サイコセラピーに携わるセラピスト（治療者、癒し手）のことです。よって、広義のセラピストという言葉には、サイコセラピスト、ボディワーカー、マッサージ・セラピスト、アロマ・セラピストなどがすべて含まれることになります。ただし、サイコセラピストの地位が法的、職業的に確立している米国では、サイコセラピスト以外が、セラピストという呼称を使うことに対する反発も強く、サイコセラピストでない「セラピスト」は、プラクティショナー、ボディワーカー、ファシリテーター、ヒーラーなど、法的に問題がないと思われる呼称に変更される傾向にあります。

さて、欧米には、**欧州身体心理療法協会**（EABP）、**米国身体心理療法協会**（USABP）というソマティック心理学・心理療法の協会がありますので、この協会におけるソマティック心理療法の定義（www.eabp.org; www.usabp.org）を見てみましょう。

EABP、USABP による定義

・ソマティック心理療法は、心理療法の独立した一分野である。長い歴史を持ち、堅実な理論的立場に基づいた文献や知識の大きな集積領域である心理療法に属する。

・ソマティック心理療法は、身体と心との間の相互乗り入れ、相互作用の複雑性を考慮に入れた心身機能の異なった、系統立った理論を持つものである。身体は全人的であって、心身を統一する機能が存在するという共通した想定を持つものである。身体は精神から分離した物質的な身体だけを意味するのではない。他の多くの心理療法がこのような身体性に言及しているが、ソマティック心理療法では、このような身体性を根本的に重要なものと見なすのである。

・ソマティック心理療法は、発達理論や、人格理論、障害と変化の原因に関するさまざまな仮説、そして、心理療法的関係性の枠組み内における豊かで多様性に富んだ診断法や心理療法の技術を持つ。身体心理療法の領域においては、多くの異なる（時にはまったく違う）手法が存在する。実際、他の心理療法の分野に属していることもある。

・ソマティック心理療法もまた科学である。70年以上にわたる生物学、人類学、動物行動学、神経生理学、発達心理学、新生児学、周産期学やさらに多くの学問的研究の成果により、これまで発展してきたものである。

・ソマティック心理療法は、系統だった理論にもとづく豊かな科学的な基盤を持つ心理療法として存在している。ソマティック心理療法内で使用される技法には広範囲でさまざまなものがある。それらのいくつかは、タッチ（身体接触）、運動（身体動作）、呼吸と関わる身体に使用される。それゆえに、身体療法（ボディセラピー）、身体技法（ソマティックス）、そして代替医療ともリンクしている。しかしながら、これらの手法はタッチや運動に関わってはいるが、ソマティック心理療法とは区別されるものである。

・ソマティック心理療法は、すべての心身プロセスが、人の組織体において分け隔てなく働いている連続性や深い関係性をもっていることを認めるものである。精神と身体との間に上下関係はない。心身はともに、全体性の機能や相互作用の様相なのである。

日本とソマティック心理学

　ソマティック心理学は、いまだ日本では本格的には系統だった紹介がなされていない心理学のカテゴリー概念です。それゆえ、さまざまな個々の学派・流派・アプローチが部分的に、断片的に存在しているような現状です。よって、本書の目標の一つは、日本でも多くの方に、このソマティック心理学という、より大きなメタ・フレームワーク（括り・枠組み）を知っていただくことで、心と身体の問題への統合的な理解と実践の促進に、多少なりとも貢献することにあります。

　とはいえ、ソマティック心理学的な知が、実際にこれまで日本で実践されてこなかったわけではありません。部分的、断片的には日本にすでに入っているものや、または昔から日本にあるものも少なくないのです。ただ、全体的な一つの学問分野としての統一的な視野を持って導入・紹介されてこなかったため、実際に携わっているセラピストやカウンセラーでも、個別の「学派・流派」に関わる「技量」と「忠誠心」しか持ちえなかったのです。また、無節操に（よ

く言えばフレキシブルに）多様なものを断片的に取り入れたため、統合的に整理・理解されておらず、混乱状況にいる方も多いのではないでしょうか。残念ながら、これまで、「より大きな枠組み」に気づく機会がなかったということなのでしょう。

　さて、すでに日本に入ってきているソマティック・アプローチの例としては、たとえば、戦後の日本に心理カウンセリングを導入した立役者の一人であった**伊東博**の「**ニュー・カウンセリング**」があります。これは、**エサレン研究所**（Esalen Institute）などでの体験を通して、米国カリフォルニアのシャーロット・セルバー（Sharotte Selver）による**センサリー・アウェアネス**（Sensory Awareness）、南米チリのオスカー・イチャーゾ（Oscar Ichazo）によるアリカ・システム（Arica System）などに影響を受けた日本での先駆的なソマティック心理学の紹介例と言えます。また、近年、国際ボディ・サイコセラピー会議にも参加している日本の**臨床動作法**もソマティック療法の一つと見なせます。そして、心理学以外の分野においても、心身統一法の中村天風、野口整体で知られる野口晴哉、野口体操で知られる野口三千三、「禅指圧」で欧米にも知られている増永静人、「からだとことばのレッスン」の竹内敏晴、「ゆる体操」の高岡英夫、『身体感覚を取り戻す』の斎藤孝、哲学では身体論の市川浩、臨床哲学の鷲田清一など、その他にもさまざまな身体を主題にした思想や書籍が、語られ、出版されてきました。21世紀の日本では、以前にも増して心身関係のテーマに関心がもたれ、その関連手法は注目を浴びてきているようです。

　これらの動きのすべてが直接的にソマティック心理学・心理療法とつながるものではないでしょう。また、諸説のすべてが正しいというわけでもないでしょうが、日本人のソマティック（身体的）な意識の復権の現れを示しているとは言えるでしょう。また、深いレベルで心と身体とがつながっているという感覚は、歴史的、文化伝統的には、デカルトに代表されるような心身二元論がベースの欧米人より、「身心一如」と表現される東洋的な心身一元論をもつ日本人のほうが強く持っていると言えるかもしれません。

　そして、西暦2000年前後からの心理学における世界的な潮流は、近年、飛躍的に発展する脳科学、神経生理学などの諸学との連携にあります。心理と身体とを統合的にとらえようとするソマティック心理学的なアプローチが、心理学のメインストリームからも無視できない存在として認識されてきているので

す。その最も顕著な研究・応用分野の一つはトラウマ・PTSD療法の分野です。現在、このような米国で最新の脳科学と急速な融合化を進めているソマティック心理療法の分野は、残念ながら日本ではほとんど紹介されておらず、心理臨床関係者であっても知らない人がいまだ多くいるようです。

代表的なソマティック心理療法としては、たとえば、バイオエナジェティックス、バイオシンセシス、ハコミ・メソッド、プロセスワーク、ソマティック・エクスペリエンス（SE）、センサリーモーター心理療法（SP）などがあります。基本的には、ライヒ派（A. ローエン、D. ボアデラなど）、ユング派（M. ウッドマン、A. ミンデルなど）、人間性心理学（含む70年代のエサレンを中心とするヒューマン・ポテンシャル・ムーヴメント）などが複雑に絡み合いながら発展してきたホリスティックな心理学・心理療法が、ソマティック心理学なのです（第2章・第3章・xv頁の相関図などを参照）。

2．心身二元論から一元論へ

1）心身二元論とデカルト

今日、私たちが世界中で抱えている多くの問題は、その功罪を含めて、もとをたどると心と身体の二元論に端を発している部分も少なくない、と考える思想家、科学者は多くいます。いわゆる近代化という大きな運動の根本的な思想背景が二元論です。二元論によって、人間の神性とつながれるものは精神であり、身体は精神（人間の本質部分）の外部な所有物、道具であると見なすことが合理的な考えとして確立されたのです。唯一、神性とコンタクトできる精神を持った存在である人間には、下位の物質世界を自由に所有し、利用する所与の権利があるという考えが、人間中心の西洋近代主義であり、これが「科学的進歩」を推し進めて今日に至っているのだと言えるでしょう。そしてそれは、17世紀フランスの哲学者、**デカルト**（Rene Descartes 1596-1650）の影響が最も大きいと考えられています。

デカルトは、主著『**方法序説**』（1637初版）において、心、つまり精神（サイキ）と身体（ソーマ）はまったく別のものであると考えました。その思想の真髄を示す言葉として「我思うゆえに我あり（Cogito Ergo Sum）」がよく知られています。デカルト

は精神と意識を同一とみなし、人間だけが自分の行動を意識・思考で制御できるゆえに、行い次第で天国にいける可能性を持っていると考えました。また、無意識は、精神を持たない動物でも持っている自動的、反射的な機能であり、本能と同様に身体的なもので、精神とは別のものとして区分しました。そして、非物質的な精神と物質的な身体とはまったく異なる存在ではあるが、脳の中央に位置する松果体を「**精神の座**（魂のありか）」として、その器官を通じて相互にコミュニケーションをとっていると考えたのです。これは、もともとキリスト教の教えにあった精神の優位と身体の劣位という信条が、近代合理主義的思考によって担保されたという意味合いを持つものです。

　しかし、デカルト自身は、決して偏狭な二元論者ではありませんでした。その後、国を失ったボヘミア王女エリザベトとの往復書簡をきっかけに書かれた『**情念論**（*Les Passions de L'ame*）』（1649 初版）においてデカルトが展開した議論が、「**心身合一**」を（少なくとも部分的には）肯定するものだったことからも、それを知ることができます。

> 次のことを知っておく必要がある。精神が真に身体全体に結合していること、精神が身体のある部分にあって他の部分にないというのは正しくないこと。理由の一つは、身体は一つであり、ある意味で不可分であるからだ。身体の諸器官は、どれか一つが除かれると全身に欠陥をきたすほど、器官が相互に密接につながり、配備されているためである。もう一つの理由は、精神の本性が、身体をなしている物質の、広がり［延長］にも、次元にも、他の特性にも、まったく関わらず、ただ身体諸器官の総体にのみ関わるからだ。
> 　　　　　　　　　　　　　　　　　　　（デカルト, 1649/2008, 29 頁）

　このようにデカルトの記述の中に、今日のホリスティックな基本概念にも通じるような要素がすでに含まれていたことには驚かされます。米国の神経科学者ジョセフ・ルドゥー（Joseph LeDoux）が、「デカルトは、無意識的精神プロセスを身体的なものであるとした点では正しかったが、意識を非身体的なものとした点は誤っている」（2002/2004, 27 頁）と指摘しているように、デカルトは、心身合一の議論を十分に深めることはできませんでした。しかしそれでも、今日でも有益な議論への示唆が多く含まれているようです。

　そして、この心身の二元論と心身合一論との間の「デカルトの矛盾」は、近

代以降における**心身問題**の発端でもあり、精神と身体の関係性について（さまざまな二元論や一元論の提示によって）350年もの間、多くの哲学者を魅了し、悩ませ、今日の議論を豊饒なものとしているのです。ただ、一般的には、デカルトの「心身合一」の肯定面はほとんど知られておらず、もっぱら「心身二元論」の権化として認識され、非難されることが多いのもまた事実です。

2）一元論の復活と心身統合への潮流

　心（または精神）を優位とする二元論の考えは、現在においても依然として主流派です。科学の世界では、心を脳へ、脳を認知機能へと、還元的に理解する態度が今でも根強く残っています。しかしながら、特に、第二次世界大戦後、一元論への潮流が、米国を中心とする西洋先進国において顕著になっていったのです。つまり、**人間性回復運動**（human potential movement）、**人間性心理学**、**トランスパーソナル心理学**、**ホリスティック思想**など、人間の全体性、統合性に注目する思想や心理学が発展します。ソマティック心理学もまた、そのような文脈において育まれ、花開いてきたのです。

　ソマティック心理学の目標を簡潔に述べると、「**心身統合**」の実現ということで、究極的には心身一元論の立場にたちます。この「心身統合」というテーマは、心理学の範疇を含みながら、それを超えたものでもあります。心身論（または身体論）は、当然、デカルト以前の古代ギリシャ哲学の時代にまで遡れますし、ヨーガや瞑想などの宗教実践としても数千年前からのテーマです。東洋にも「身心一如」というよく知られた言葉があります。なかでも究極の心身統合状態を目指すのは真言密教でいうところの「即身成仏」でしょう。曹洞禅においては「身心脱落」と呼ばれるかもしれません。宗教的、神秘主義的な文脈で心身統合について考えることはとても重要で興味深いものですが、本書の範囲を超えるものです。そこで本書では、主として心理学的な文脈での心身統合について見ていくことにします。

　心身統合とは、ユング心理学においては**個体化**（または個性化 individuation）の段階であり、人間性心理学の立場からは、マズローの言う**自己実現の段階**です。トランスパーソナル心理学で言えば、**実存の段階**、またはケン・ウィルバーの言う**ケンタウロス段階**です。この段階では、心と体の分離、または解離状態が解消され、両者が統合されます。まさしく、心身統合の段階であり、ソマ

ティック心理学が活躍する最適の場(フィールド)なのです。

3. ソマティック心理学・心理療法の基本姿勢

次に、ソマティック心理学の専門家によるソマティック心理学・心理療法の代表的な姿勢を見てみましょう。

1) 人間の本性についての統一場理論を模索…コードウェル

ナローパ大学のソマティック心理学科教授であるコードウェル（Christine Caldwell）は、次のようにソマティック心理学をとらえています。

> ソマティック心理学は、心身のつながりの研究である。人間を癒し、変容させるために、哲学、医学、その他の科学も用いて、有機的全体性へと統合する一つの企てなのである。ソマティック心理学は、人間の本性についての統一場理論を模索していると言えるのだ。　　（Caldwell, 1996, p.13）

そして、ソマティック心理学が前提とする基本仮説として、次の7つを提示しています（Caldwell, 1996, ibid）。

① 身体的、感情的、認知的、スピリチュアル的に生じるすべての出来事は、私たち全存在に強い影響を与える。
② 人間である私たちは、エネルギー・システムである。
③ 私たちのエネルギーは、あまりにも基本的な生命機能であって、基本的に悪いものではない。
④ 感情や表現するエネルギーのループの周りに、私たちは組織化されている。
⑤ 私たちの身体は、動くことを愛しているし、動かないといけない。
⑥ 動作が引き止められると、エネルギーまたは生命の流れは滞り、私たちは病むことになる。また、動作が急に増えると、エネルギーまたは生の流れは歪み、私たちは病むことになる。
⑦ 身体はすべての体験を象徴するものである。

2) 体験的な方法によって無意識にアクセス…クルツ

ハコミ・メソッドの開発者である**ロン・クルツ**（Ron Kurtz）は、ソマティック心理療法の基本プロセスを次のような5つの項目に整理しています（2002）。

① セラピストは、クライエントの身体表現（ジェスチャー、声の調子、顔色や血色、顔の表情、雰囲気や感情など）に積極的に焦点を当て続ける。
② セラピストは、クライエントの身体表現から、無意識の構造が関わっていると推測される情報を集める。
③ セラピストは、無意識の構造の概念をもとに、無意識を意識化するための介入法をつくりだす。
④ 介入法をつくりだした場合、介入によって引き起こされる感情と記憶の取り扱いに細心の注意を払う。
⑤ 感情を解放し、意識化した素材（問題やテーマ）の長期間にわたる意味や衝撃を理解することで、深く、心理的な変化が始まる。

ソマティック心理学が効果的な理由は、「クライエントの直接的な行動や体験から、言葉だけでは得られない（無意識の表現である）情報を得ることができるという長所があるからだ」とクルツ（2002）は言います。感情のコミュニケーションは、意識化されていない無意識的な記憶や習性、つまりは**潜在記憶**（implicit memory）によってなされています。『EQ ──心の知能指数』（講談社 1996）で知られる**ゴールマン**（Daniel Goleman）は、感情的なコミュニケーションの90パーセントは非言語的になされると述べています。身体表現は、このような非言語的または潜在意識的なコミュニケーションの一部であり、この身体言語を理解することは、心理療法において決定的に重要です。この種類のコミュニケーションの共感的理解は、セラピストとクライエントとの間での高レベルの信頼関係を、短時間で構築することに効果的です。

また、ソマティック心理療法は、身体中心的であり、現在中心的であり、感情中心的であり、体験中心的なものです。会話を中心にするものではなく、身体感覚、感情的な反応、緊張のような「今・ここ」での体験に取り組むのです。筋肉に働きかけるものから、**マインドフルネス**（mindfulness）の瞑想状態（第3章を参照）を使うものまで、さまざまな技法が活用されますが、それらのすべ

ては体験的な方法によって無意識にアクセスするための手段です。動作や体験を通しての身体への働きかけによって、感情と結びついている無意識的な記憶を効果的に意識化すること、つまり、身体・感情・心理の統合を図ることが、療法の目的となるのです。

「体験は、通常、意識されることなく、習性にしたがってなされていく」とクルツ（2002）は言います。このような習性は無自覚的であり、また必ずしも常に抑圧されているわけでもありません。自動的に機能する必要性、利便性が私たち自身にあるから、そうなっている面もあるのです。しかし、苦痛をもたらすような習性は変化させる必要があります。習性がどのような役割で体験を創り出しているのかを知ることは容易ではありませんが、それゆえに効果的であり、心理療法や瞑想がアプローチとして適切なのです。

いくつかの幾度となく繰り返されるような体験パターンは、幼児期の初期の体験（の記憶）から形成されたもので、障害となるのは辛い体験（の記憶）からのものです。それらの身体的な記憶は、潜在記憶に深く刻み込まれていて、クライエントの日常生活の気分や思考や行動に大きな影響を与えています。ソマティック心理療法の目的は、その人にとって、もはや必要のない習性パターンを変化させることです。成長のための足かせになっているような体験から自由にすることです。クライエントには、セラピストと一緒に、体験を構成している習性と真摯に向き合い、取り組むことが要求されるのです（Kurtz, 2002）。

4. ソマティック系アプローチと「触れること」

1) ソマティック心理学とソマティックスの違い

　ソマティック心理学の関連分野として、**ソマティックス**（「身体学／身体技法」とも訳される）があります。両者はどう違うのでしょうか。

　簡単に述べると、ソマティックスは基本的に身体へのワークが目的で、直接的に心理的なものに働きかけることはありません（間接的にはありえます）。ソマティック心理学は、その名の通り心理学であり、心理療法の一分野です。よって、言葉を主要な手段として用いるわけですが、同時に、身体や感情を心へアクセスするための不可欠な窓口と見なし、非常に重視します。とはいえ、必

ずしも直接的な身体接触を伴う介入がなされるわけではなく、間接的であったり、まったくない場合もありえます。

ソマティック・サイコセラピストは、基本的にサイコセラピスト（臨床心理学者、臨床心理士、心理カウンセラーなど）なので、臨床心理学（clinical psychology）やカウンセリング心理学（counseling psychology）などの博士や修士の学位を持っている人がほとんどとなります。なお、ソマティックスについての詳細は、第7章を参照ください。また、ソマティック心理学、ソマティック

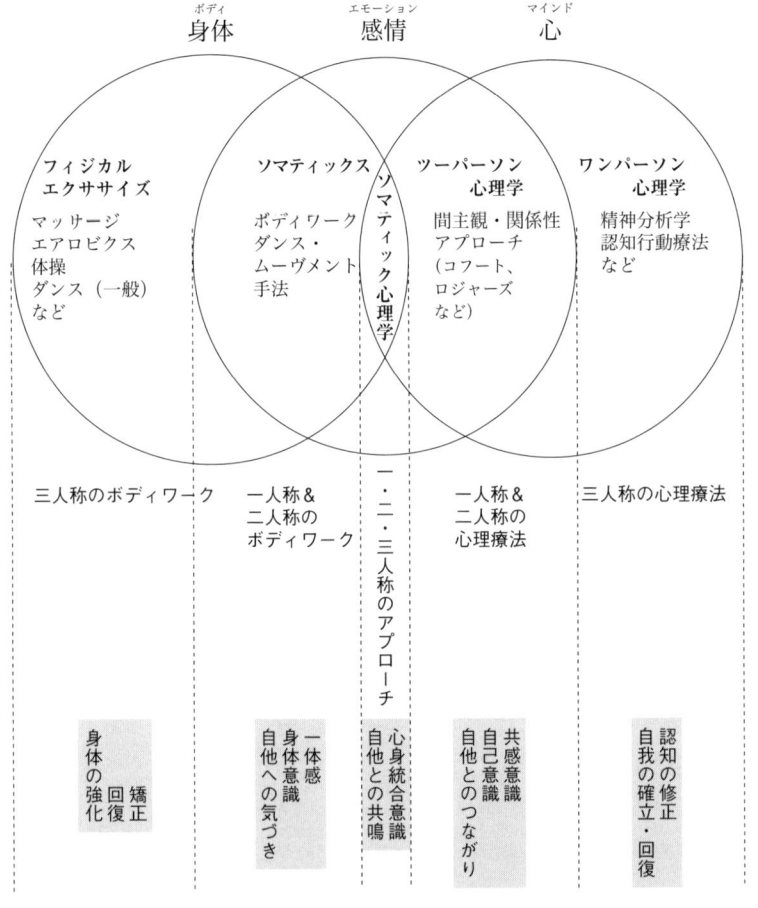

図1-1　各アプローチと身体・感情・心の関係図（著者作成）

ス、ボディワークなどといった名称は、それぞれの分野を総称する一般名詞であり、ある特定の手法を意味する固有名詞ではないことを念のため述べておきます（図1-1参照）。

なお、本書では、ソマティック心理学、ソマティックス（ボディワーク）、そしてダンス・ムーヴメント手法などのソマティック系アプローチの総称として、「広義のソマティック心理学」「広義の身体心理学」または「インテグラル・ソマティックス（統合的身体学）」という呼称を便宜上使うことがあります（図1-2を参照）。

2) タッチを巡る心理療法と手技療法のスタンス

タブー視された身体接触

心理療法におけるタッチ（身体接触, touch）の使用には多くの議論がありますが、米国では原則的に、サイコセラピスト（心理カウンセラー）がクライエントにタッチすることは禁じ手であり、タブー視されています。たとえば、カリフォルニア州の場合、法律による禁止こそありませんが、臨床的には、セッションを通じて、治療者とクライエントの間に生じる感情的な反応の関係性（いわゆる転移・逆転移）を複雑にしないためにも、また法的には裁判で訴えられる危険性を避ける意味でも、「李下に冠を正さず」で、身体接触は好ましくないとされます。同時に、多くの一般のサイコセラピストは、タッチの教育はまったく受けてもいないので、クライエントに怖くて触れようとも思いません（握手ぐらいはするでしょうが）。

しかしながら、直接的な身体接触は、ソマティック心理療法にとって避けることのできない（または避けるべきでない）テーマです。それが、ソマティック心理療法がメインストリームから長年にわたって受け入れられてこなかった大きな理由の一つとも考えられます。もちろん、ソマティック心理療法においても、クライエントの要望によっては、直接的な身体接触をせずに心身に働きかけることも可能です（ロスチャイルド, 2000/2009）。

西洋思想史的に見ると、心理療法と、ボディワークやマッサージなどの手技療法の二つが明確に分かれているのは、西欧のキリスト教やデカルトの流れをくむ心身二元論に基づいているものといえます。心と身体とは別のもので、心

〈統括アイデア体〉

インテグラル・ソマティックス（広義のソマティック心理学）

〈中分類〉

- ソマティックス（身体学／身体技法）
- ソマティック・サイコロジー（身体心理学・心理療法）
- ダンス・ムーヴメント（手法）

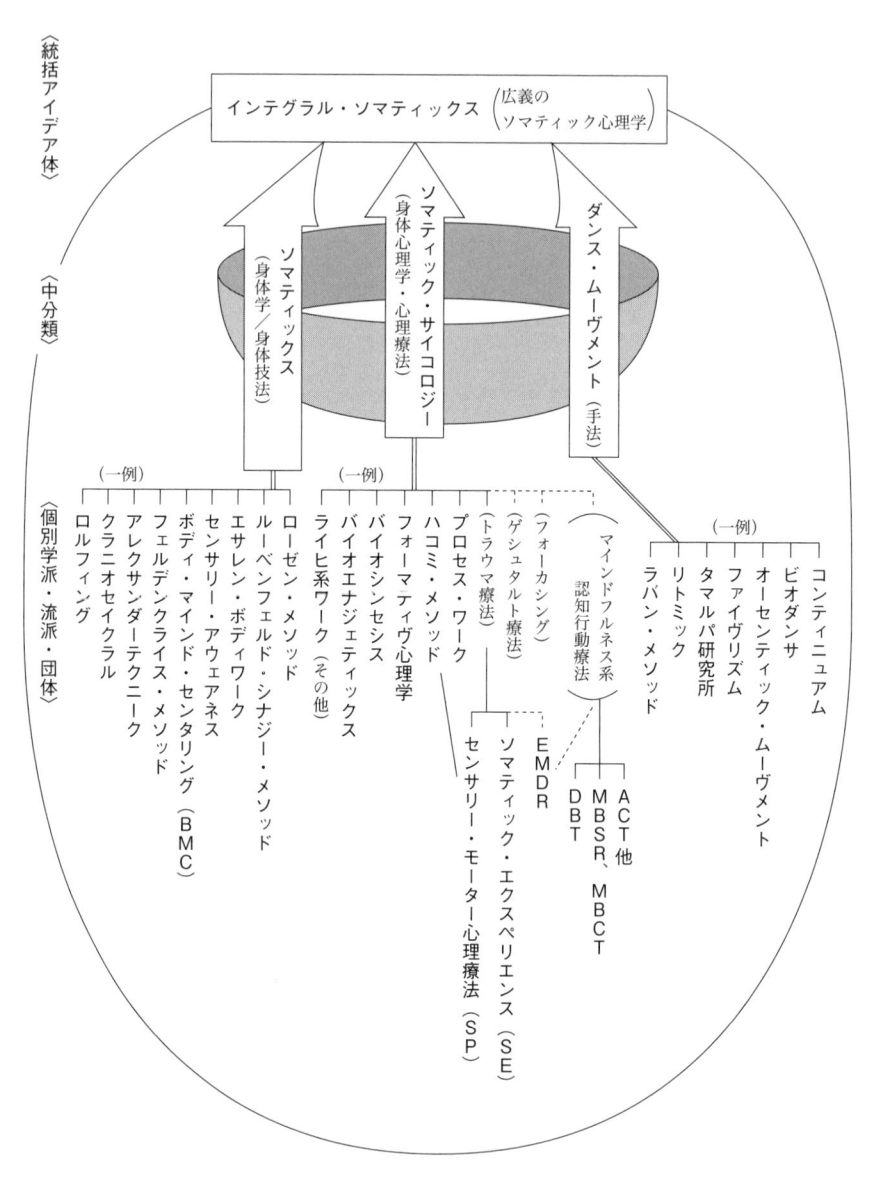

〈個別学派・流派・団体〉

（一例）
- ローゼン・メソッド
- ルーベンフェルド・シナジー・メソッド
- エサレン・ボディワーク
- センサリー・アウェアネス
- ボディ・マインド・センタリング（BMC）
- フェルデンクライス・メソッド
- アレクサンダーテクニーク
- クラニオセイクラル
- ロルフィング

（一例）
- ライヒ系ワーク（その他）
- バイオエナジェティクス
- バイオシンセシス
- フォーマティヴ心理学
- ハコミ・メソッド
- プロセス・ワーク
- （フォーカシング）
- （ゲシュタルト療法）
- （トラウマ療法）
  - EMDR
  - ソマティック・エクスペリエンス（SE）
  - センサリー・モーター心理療法（SP）
- マインドフルネス系認知行動療法
  - DBT
  - MBSR, MBCT
  - ACT 他

（一例）
- コンティニュアム
- ビオダンサ
- オーセンティック・ムーヴメント
- ファイヴリズム
- タマルパ研究所
- リトミック
- ラバン・メソッド

図1-2　ソマティック・アプローチの3本の矢（著者作成）

が身体をコントロールするというのが、その基本コンセプトです。大雑把に言うと、西洋文化のメインストリームでは、心、精神、魂は神に属するものであり、死後、天国に到ることができます。一方、身体は本能的、動物的であり、不浄なもの、下等なものであり、精神の下僕とされてきました。これがある意味、身体面をもっぱら扱う手技療法が、ともすれば心理療法側からは「劣ったもの」と見られる風潮の所以と言えるでしょう。

　伝統的に、サイコセラピストとクライエントとの間でのタッチに関わる禁忌は、欲求充足の問題と性的関係化の問題から生じるものと捉えられます。セッションの場での二者関係において、親密すぎる関係性に依存したり、性的に誘惑したり、あるいは攻撃的であることが、(特に、幼少時に身体的な虐待などのトラウマや、身体接触に関わるバウンダリーの問題を抱える) クライエントによって、また時にはセラピストによって行動化 $^{アクティング・アウト}$ されるといった事態が起きるリスクを最小限に抑えるための禁忌なのです。

　フロイトは、治療者は患者に対して、距離感を保ち、客観的で、裏方に徹し、欲求を充足させる存在にはならないようにと徹底して主張しました (Freud, 1914)。実は、精神分析の初期にはすでに、フロイトと弟子のフェレンツィとの間などで、タッチなどの身体接触に関する議論が持たれています。フェレンツィ (1953) は、優しいタッチは、患者を防御的にしている痛みを和らげることで、精神分析を促進する効果があると主張しました。しかし、フロイトは、身体接触は性的な行動化を招く可能性が非常に高いとして反対したのです。このようなフロイトの超自我的な姿勢は、タッチや親密性に対する禁忌として、精神分析学派内に留まらず、広く心理療法の分野でも影響力を維持してきたのです。基本的には、ソマティック心理療法を除くほとんどの心理療法は、フロイトの指導に従ってきました。

　ただし、たとえば精神分析にもいくつかの例外はあります。たとえば患者が深い退行 (regression) 状態を伴う期間 (Balint, 1952; Winnicott, 1975) や、精神病的な不安感や妄想的な転移を伴う場合 (Little, 1990)、またとても混乱している患者を扱う際 (Mintz, 1969) には、身体接触が必要とされます。また、患者との握手やハグなどの挨拶的な身体接触は日常的に行なっているという個人開業の精神分析家もいます (Hamilton, 1996)。そして近年は、タッチに関する神経生物学的な機能や心理学的な意味の実証的研究が数多く蓄積されてきたため、

精神分析学内でも再びタッチの使用について議論する機運も出てきており、タッチの有効性を認め、条件付きで認めてよい場合もあることに賛同する治療家もいます（Fosshage, 2000）。

もとより発達心理学の分野では、精神分析学の流れから生まれたアタッチメント理論（第5章参照）が、幼児と母との間のタッチを含む身体接触の重要性をことのほか強調するわけですが、今日でもその理論の裏づけを補強するさまざまな研究結果が発表されています（Shore, 1994; Siegel, 1999）。しかしながら、心理療法の世界においては、今日でも、このテーマが正面から議論されることはまだまだ稀なことなのです。

触れることの重要性

一方、ソマティックスとしてのボディワーク（特にハンズオン・ボディワーク）においては、タッチの質がすべてとも言えるでしょう。心理療法などと比べると、ボディワークの最大の特徴は**ハンズオン**（タッチ, hands-on）であり、直接肌に触れるところにあるといえるのです。それゆえ、手技が中心のボディワークにとって、タッチ（触れること）の質は、根本的な重要性を持っています。施術者の手によってクライエントとつながるのであり、施術者としての、プロフェッショナルとしての「手をつくること」の重要性は、多くのボディワーカーやマッサージ・セラピストにとって認識されていることです。そしてそれは、長年の地道な練習を通してのみ会得できる類のものです。一般的に、その習得において、理論的な理解はあまり必要ではありませんが、逆に、マニュアルがないという意味では、難しい作業であるといえるかもしれません（タッチに関しては第6章も参照）。

とりわけソマティックスにおいて、タッチは（無意識的、感情的な）身体記憶への有効な、主要なアクセスツールとして使われます。タッチは、身体的な緊張（body armor, 身体の鎧）の解消を促し、身体の核にある「強さ」と再びつながること、健全な自己イメージを獲得することなど、レジリエンス（回復力）にまつわるクライエントのプロセスを援助するために使われます。身体感覚、感情、心（認知的な心、マインド）、精神（スピリット）の間の分断を癒し、ボディ＝マインドが統合された意識は、米国の思想家**ケン・ウィルバー**（Ken Wilber）によっ

て、**ケンタウロス意識**（またはインテグラル段階の意識）と呼ばれるものでもあります（Hartley, 2004）。

　もちろん、ボディワークにおいても、身体接触に繊細なクライエントを扱う場合には、細心の注意を払わなければなりません。基本的には、ボディワークを受けに来るクライエントにとって身体接触は前提なので、心理療法での身体接触の場合のように問題となるケースは少ないと思われます。しかしながら、クライエントのプロセス次第（クライエントが、非常に感情的、精神的に混乱している時期など）では、時にはセッションをせず、途中で止めるなどの判断が必要な場合もあるでしょう。そのような際には、ボディ・セラピスト自身も混乱に巻き込まれないように、一呼吸おくなど、落ち着くことが大切です。クライエントによっては、ボディワークよりも心理療法が必要であるのに、クライエント自身がそのことに気づいていない場合もありえます。不測の事態に備えるためにも、ボディワーカーであっても、骨や筋肉の構造を知っているだけでは不十分です。密接な環境で人と対面する以上、心理学・心理療法に関わるある程度の知識と体験を持っている必要があるでしょう。

　また、セッション中に眠ってしまうクライエントもいるかもしれません。もちろん、リラクセーションのマッサージである場合は、それでよいでしょう。しかしながら、ソマティックスとしてのボディワークの場合は、いつもそれでは困ります。気づきの意識を得る手助けをするのがソマティックスの目的だからです。もちろん、眠ってしまうという状況自体に目くじらを立てる必要はありません。そのクライエントにとっては、まず安心して眠れるスペースと時間が必要だったのでしょう。しかし、いつもそのようであると、そのクライエントには何かの心的な防衛機制が働き、気づくことを感じなくさせている可能性があることも考慮しなければなりません。クライエントとの話し合いも含め、対応を考える必要があります。

5. ソマティック心理学の三つの顔

　ここで、本書を通じて必要な基本概念を紹介しておきます。私たちがソマティック心理学の全体像をより適切に理解するためには、ソマティック心理学の三つの顔（人称）を知ることが重要です。三つの顔とは、**一人称の顔**、**二人称**

の顔、三人称の顔を指します。

　一人称の顔とは、主観的な体験としての「私（I）」の視点から見える顔です。二人称の顔とは、間主観的な合意としての「私たち（We = I + you）」の視点から見える顔です。三人称の顔とは、客観的な事実としての「それ（It）」の視点から見える顔となります（図1-3を参照）。

　そして「顔」とは、それぞれの人称の視点から見ることのできる側面（領域）のことです。人称の重要性は、多くの日本人にとっては馴染みの薄いものだと思いますが、人称を示す人称代名詞を使うことで、この世界の互いに還元できない三つの根本的な見方の存在が顕在化され、私たちの理解を助けてくれるのです。この理解がないと、何事であれ、物事を（もちろんソマティック心理学も）、分析的かつ統合的に、つまりは適切に捉えることが難しくなってきます。余談ですが、一般的に、西洋の言語、たとえば英語によって構築される論理的思考（たとえばディベートや学術論文など）が、日本語で書かれたものよりも明解なのは、人称代名詞の活用法によるところが大きいと言えます。

　以上のような人称の考え方を導入することによって、ソマティック心理学とは、一人称、二人称、三人称の視点（ファースト・パーソン　セカンド・パーソン　サード・パーソン　パースペクティヴ）に基づき、身体と心理との関係性を統合的に探求する心理学分野の総称である、と定義できます。

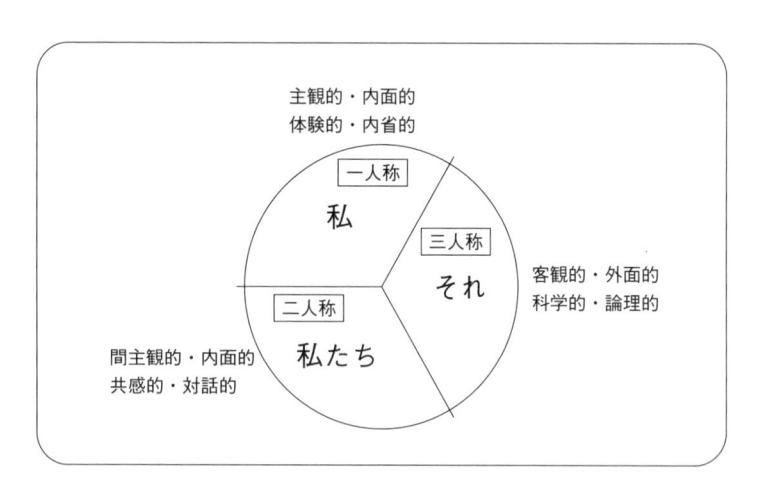

図1-3　3つの人称の視点

① **一人称の視点**（first-person perspective）
- 内面的で主観的な「私」からの見方です。
- 内省的、体験的、直観的。
- 一人称的アプローチとは、たとえば、セルフ・リラクセーション、マインドフルネス瞑想、ソマティックス（ボディワーク）などによる主観的体験を通じて探求できるものです。
- 主な学問的方法論は、現象学的、内省的なアプローチです。

② **二人称の視点**（second-person perspective）
- 内面的で間主観的な「私たち」からの見方です。
- 対話的、合意的、共感的。
- 二人称的アプローチとは、たとえば、共感を重視する心理療法や文化的儀礼、世界観など、間主観的体験を通じて探求できます。
- 主な学問的方法論は、他者との共感や関係性に基づく解釈学、間主観的な心理療法です。

③ **三人称の視点**（third-person perspective）
- 外面的で客観的な「それ（それら）」からの見方です。
- 科学的、事実的、論理思考的。
- 三人称的アプローチとは、客観的、科学的実証、還元主義的分析（原子論 atomism）、科学的統合（システム論）を通じて探求できます。
- 主な学問的方法論は、神経生理学、脳科学、認知科学、実験心理学などです。

　私たちにとって必要なのは、一人称のアプローチによる体験に浸り続けることではありません。二人称のアプローチによる共感的関係性に安住することでもありません。三人称のアプローチによる「事実」を絶対視することでもありません。私たちにとって必要なことは、それらすべての人称が統合されたアプローチなのです。ニーチェは「たとえ神ですら、同時に複数の視点は持てない」と言ったとされます。私たちは、一時には一つの視点しか取ることができません。一人称の視点が必要なときがあります。二人称の視点が必要なときがあります。三人称の視点が必要なときがあるのです。しかし一つの視点に固執

し、それを全体と勘違いしないように気をつける必要があります。それら複数の視点は、私たち一人ひとりにおいても一瞬一瞬変化していくものです。常に全体性、統合性の観点から多重な視点を適時取り、バランスのよい生命体となり、バランスのよい生き方をし、バランスのよい社会・文化・自然との関係性を築いていくことが私たちの目的だと言えるでしょう。

　現代科学の世界では、(デカルトの二元論を元とする) 三人称のアプローチが依然として主流ですが、これは当然で、科学的なアプローチとはそもそも三人称アプローチに属するものだからです。ただ、特に20世紀の終盤から、多くの優れた（特に意識・脳関係の）科学者たちが、従来無視されてきた一人称のアプローチに存在価値を見出し、それを尊重してきていることもまた事実です。

　たとえば、カリフォルニア工科大学の神経学者コッホ (Christof Koch 1956-) は、一人称の見方と三人称の見方を、次のように簡潔に説明しています。

　　・**一人称の見解**：世界で起きる出来事を経験したり知覚したりしている、その意識を持った当事者から見たユニークな見方。私［コッホ］が解きたい謎は、どのように一人称の見解は三人称の見解と互換性を持つことができるのか（同時に成り立つのか）、三人称の見解から一人称の見解を説明することは可能か、というものである。ある哲学者達は、普通の人々が意識経験を持っていると「思っている」ことは認める。しかし、彼らは、我々の主観はただの幻だと主張する。　　　　　（コッホ, 2004/2006, 巻末用語集, 8頁）

　　・**三人称の見解**：外部観察者から見たときの意識を持った人の状態。観察されている側の人の行動と脳の状態（たとえばニューロンの観察）にアクセスすることはできるが、観察者がその人の意識を経験することはできない。歴史上、生物学と心理学は、まったく一人称の見方を無視して三人称の見方を純粋に研究してきた（ウィーン学派や行動主義など）。　　(同, 12頁)

　ところで、一人称と三人称に比べ、二人称のアプローチは、間主観性を扱う哲学（たとえば、フッサール、ブーバー、共同体主義思想）などの一部の分野を除き、一般的にはまだあまり注目されていません。これには、個人主義、虚無主義、物質主義などの影響から、集団における内面性（＝間主観性）が軽視されてきた、さまざまな理由があるのでしょうが、これからは二人称のアプロー

チもますます注目されてくることでしょう（第10章を参照）。次に、これら三つの人称に基づいて、ソマティック心理学の利点をまとめてみましょう（図1−1を参照）。

三つの人称からソマティック心理学が貢献できること

① **一人称的な観点**から

　身体運動やマインドフルネスの体験を育むことによって、普段、時間に追われがちで、自己の感情や身体感覚と接することの少ない人たちに、それらと接する機会や、自己についての内省を深める機会が提供できます。自分という存在の重心（中心）を感じ（**センタリング**）、地に足の着いた基盤が形成されます（**グラウンディング**）。

② **二人称的な観点**から

　他者との共感であったり、集団との一体感の体験を持つことで、自分だけが孤立した存在ではないことを実感できるでしょう。他者とのつながりを感じ、他者の存在のすばらしさ、コミュニティとの関係性について考え、他者にとっての他者である自己のすばらしさを体験する機会が提供されます。

③ **三人称的な観点**から

　臨床系の心理学は主観的な手法であって、科学ではないと誤解している人もいるようです。また同時に、そう受け取られても仕方のない面が、心理学の側にあることも否定できません。しかし神経生理学・脳科学の進歩により、科学的にも裏付けを得ている心理手法も増えてきています。科学との統合的な観点の導入によって、セラピストも自信を深め、クライエントを受け入れやすい環境を作り出すことによって、相互の信頼感を高めるのにとても役立つでしょう。

　21世紀の前半に生きる私たちの意識と世界は、三つの人称からの観点が適切かつ統合的に扱われることによって、より明瞭なものへと変容していくでしょう。そして、三つの観点を備えたソマティック心理学をはじめとする諸学が、現在のような変革期に対する有効な学問として、実践的な役割を果たすことが期待されるのです。

第 2 章　ソマティック心理学の系譜

> 心理療法の実践には多くの道と手段がある。回復に導くものはすべてよいものである。
>
> ジークムント・フロイト『心理療法について』

　身体を持っていない人に対して心理療法はできないという事実からも、ある意味、すべての心理学・心理療法はソマティック心理学です。ここでは、狭義のソマティック心理学の分類に囚われることなく、広く身体性との関係性が深い心理療法家・心理学者について見ていきます。

1. 身体性をめぐる近代心理学史──フロイト、ユング、ライヒたちの貢献

1) フロイト以前：精神医学の源流

　近代における精神医学および心身医学の源流は、**メスメリズム**（mesmerism）に遡ることができます。メスメリズムとは、「**動物磁気**（magnetisme animal）」という体内のエネルギーの流れを活性化させることによる治療法です。オーストリア生まれの医師**メスメル**（Franz Anton Mesmer 1734-1815）が唱え、特に、18世紀後半のフランスで一世を風靡しました。

　メスメリズムは、その時代性や動物磁気説などから「オカルト」の類であると批判を受ける面もありますが、暗示、プラシーボ効果、それに関わる催眠療法、心身医学の先駆けとして評価できる面もあります。事実、その後の精神医学分野、特に、ヒステリー症状に対する治療法として**催眠療法**が脚光を浴びるのです。フランスはその中心地となり、パリでは、**シャルコー**（Jean-Martin Charcot 1825-1893）に代表される**サルペトリエール学派**が、南部の町ナンシーでは、**リエボー**（A.A. Liebault 1823-1904）、**ベルネーム**（H.M. Bernheim 1873-1919）らの**ナンシー学派**が知られています。前者は、催眠はヒステリーのような神経

疾患の病理を持つ人のみがかかる現象であると考えました。後者は、暗示を使った誘導で誰もが催眠状態になるのであり、治療法としても有効であると考え、両者は対立していました。シャルコーやベルネームの影響を受けたフロイトを初めとして、その後、多くの精神科医が、現代的な精神療法を発展させるようになります。

そもそも身体症状と心理との関係は、古代から考えられていたものであり、19世紀末の近代心理学においても、心身の有機的なつながりから考える見方が普通でした。精神分析学が確立される以前は、フロイト自身が熱心に催眠療法を学んだように、精神医学的なアプローチとは、身体的、物理的なものがメインだったのです。フロイトの大学研究者時代の専門は、当時の最先端の神経生理学であり、ザリガニやヤツメウナギの神経組織、ニューロンの研究をしていたのです。しかし、DNAの概念もなく、神経伝達物質の発見もなく、fMRI（機能的磁気共鳴診断装置）などの脳の内部活動を観測できる精密機器の発明もない19世紀末の当時の科学技術レベルでは、心や脳のメカニズムを解明するには時代的な限界があったのです。

2）ジャネ：忘れられたフロイトのライバル

フランスの精神科医である**ピエール・ジャネ**（Pierre Janet 1859-1947）は、フロイトと**ブロイアー**（Josef Breuer 1842-1925）の論文に先んじて、シャルコーの元、パリのサルペトール病院での神経症の精神物理学の観点からの研究を発表しました。それは**横隔膜**でのブロックの研究で、呼吸のリズムの乱れが神経症における感情表現の混乱に伴うことを観察したものです。ジャネは患者の制約された動作に気づき、マッサージをし、運動性を向上させるための訓練を取り入れました。

ジャネは、心（感受性）と身体（運動性）は本来的に相互作用しており、切り離すことのできない統合的な生命体のプロセスであると考えたのです。トラウマと「**解離**（dissociation）」（そして関連するいわゆる多重人格）についての研究をおこない、「**外傷性記憶**」や「**下意識**」、「**心的緊張**」などの概念を導入し、現代に通じるトラウマ治療の基本理論を打ち立てました。それゆえ、今日、「**解離の父**」とも呼ばれます。PTSD研究が盛んになっている近年になって、ジャネの業績はようやく見直され、非常に高い再評価をされてきています。

1900年あたりには、「無意識の発見」を巡ってフロイトと「ライバル関係」にもありましたが、フロイトの「抑圧」の概念をベースとする精神分析学の勢力が席巻するにしたがい、ジャネの「解離」の概念は圧倒的に劣勢となります。そしてその後、ジャネの考えは、心理療法の表舞台から100年近く忘れ去られることになるのです。

3）フロイト：意識の考古学者

　今日の精神療法または心理療法（サイコセラピー）は、19世紀末のウィーン（オーストリア）における精神科医**ジークムント・フロイト**（Sigmund Freud 1856-1939）の精神分析学をもって、本格的に発展しはじめることになります。ほとんどすべての心理療法は、多かれ少なかれ、賛同するにしろ、反発するにしろ、フロイトの考えの影響を受けてつくられたといっても過言ではありません。少なくとも欧米においては、ほとんどの心理の専門家が、過去の体験や生育環境が現在の心理的な問題を作り出しているというフロイトの精神力動モデルを心理学的理解のための前提的な基礎知識として知っています。

　精神分析は、ヒステリーの症状（神経症）に対応するためにフロイトが編み出したものです。ヒステリーはヴィクトリア朝文化の時代である19世紀末の欧州で最も注目されていた精神疾患ですが、その特徴は、顕著な身体症状にあります。そして精神療法の使命とは、身体症状を心理的なアプローチによって解消することでした。つまり、精神分析の成立以前からあった催眠療法の時代から、心と身体の密接な関係性は、いわば自明のことだったのです。また、先に述べたようにフロイト自身も、当時の最先端医学の研究テーマであった神経生理学の研究者であり、科学的、生物学的立場から、身体と心の関係性を究明することを志していたのです。

　しかしながら、フロイトが精神分析を理論的に純化するに伴って、そしてそのことで名声を得るにしたがって、もっぱら心（意識と無意識）の構造や心的エネルギー（リビドー）に焦点が当てられ、その領域におけるさまざまな可能性が検討されました。その半面、当時のヨーロッパで広く受け入れられていた心身二元論の影響も受け、身体に対する配慮は無視されるか、非常に小さくなっていったのです。それはフロイトの臨床手法の変遷からも看取できます。

　フロイトが注力したのは時代的にも脚光を浴びていたヒステリーの研究とそ

の治療でした。ヒステリーは、身体器質的な問題がないにもかかわらず、突如、声が出なくなったり、目が見えなくなったり、動けなくなったり、と身体症状になって現れる心の病であり、心と身体との間に強い関係性があることは明白でした。フロイトは生活費を稼ぐため、研究職から開業医に路線変更しますが、その際に熱心に勉強したのが催眠療法でした。フロイトは、フランスに研修旅行に出かけ、当時名声を得ていたシャルコーの元などで催眠療法を学びました。よってフロイトの治療は、初期の催眠法から**カタルシス（浄化）法**へ、そして精神分析の中心的な手法となる**自由連想法**（free association）へと変遷していきます。精神分析の代表的な技法である自由連想法に至るまでには、さまざまな療法を試みていました。たとえば、患者の足を押さえたり、揉んだり、抓ったり、身体中をマッサージしたり、頭を押さえたり（ナンシー学派系の前額法）、さまざまな身体的なアプローチを、フロイト自身がたくさん試みてきたのです。

　ヒステリーに関して、フロイトはすべてのヒステリーの背後に性的虐待やトラウマがあると考えるに至り（誘惑説、またはトラウマ説）、論文「ヒステリーの病因について」（1895年）を発表します。このトラウマ記憶を「発見」した画期的な論文は当時の学会から無視され、フロイトは孤立し、誘惑説を事実上、放棄せざるを得なくなったのです。その後、**フリース**（Wilhelm Fliess 1858-1928）との往復書簡（『フロイト―フリース書簡 1887-1904』）という形を取った自己分析の過程を通して、フロイトは、「**誘惑説**」にかわる「**エディプス・コンプレックス**」の考えの形成に至ります。ちなみに、フリースは、ウィーンの高名な耳鼻咽喉科医であり、鼻と生殖器の関係性やバイオリズムの発見者ともされています。

　さて、精神分析の根幹となる発達論は、身体性を中心概念として構成されています。精神療法の身体性への軽視に拘らず、精神分析は、すべての人間は生まれてから**口唇期、肛門期、男根期、（潜伏期）、性器期**と、生得的な**リビドー**（libido）が身体の各部分と強い関係性を保ちながら自我を発達形成させていくという基本の発達段階理論を一貫して維持してきました。リビドー（欲動または性のエネルギー）とは、性衝動や攻撃性に関わる生理学的なプロセスの背景にある欲動（衝動）です。リビドーは特定の身体部分（口唇、肛門、男根、性器などの性的に敏感な部分）にエネルギーを与える興奮の流れです。そのリビドーの流れは、誕生からの生物学的な身体の発達段階とともに、心理的発達とし

ては自分の身体部分に対する自体愛の時期、つまり、口唇期（0 歳〜1.5 歳ごろ）→肛門期（1.5 歳〜3 歳ごろ）→男根期（3 歳〜6 歳ごろ）→潜伏期（6 歳〜12 歳ごろ）→性器期（12 歳ごろ〜）と移ろっていくわけですが、特定の成長期に問題があると、リビドーはそこで**固着**（fixation, 停滞・囚われ）してしまい、成人後も性格や精神的な病理の原因となるとしています。そして人間は、自体愛の時期を経て、自己愛、そして他人愛へと発達していくと、フロイトは考えたのです。

　1923 年、フロイトは、『**自我とエス**』を著します。ここで初めて人間の心の基本構造は、**自我**（ego）、**エス**（es、または id）、**超自我**（superego）の三つの領域の力動的な関係構造から成り立っているという、今日よく知られている心的構造論を明らかにしたのです。グロデック（本書 38 頁）の考えからフロイトが取り入れたエス（イド）は、心理エネルギーの本能の源で、欲動の有機的基盤に根があるものであり、カタルシスにおいて発散されるものです。またフロイトのエゴ（自我）の概念は、まず**身体自我**（bodily ego）と理解されていたのであり、もともとは身体的な概念のようです。フロイトはこう述べています。

　　自我とはとりわけ、身体的自我［身体を通して自らを意識する自我］なのであって、たんに表面に位置するものであるだけでなく、それ自体が表面の投影ともなっている。

　　　　　　　　　　　　　　　　　　　　　　（フロイト全集 18, 2007, 21 頁）

以下は、これに対する（フロイト公認の）注釈で英語版のみにあるものです。

　　言い換えれば、自我は、究極的には、身体的感覚、とりわけ身体の表面から発する感覚から出ている。自我は、このように、身体の表面の心的な投影とみなしてよいかもしれず、それどころか、すでに見たように、心的装置の表面に相当しているとみなしてよいかもしれない。　　（前掲書 347 頁）

ちなみに、フロイトの身体自我（身体に基づいたエゴ）という概念は、後に、バイオエナジェティクスの創始者である**アレクサンダー・ローエン**（Alexander Lowen 1910-2008）によって拡張されました。ローエンは、エゴの二つの主要機能として、運動性の調整（随意運動の組織化）と知覚の調整（意味あるパターンへの感覚情報の落とし込み）をあげています。

さて、当初、意識と葛藤する無意識の探求に注目していた精神分析学派の趨勢は、フロイト以後、次第に人間の自我（エゴ）や人間関係性をその中心テーマとして探求するようになっていきます。たとえば、自我形成の基本となる他者との関係性は、フロイトが重視した父子関係から、母子関係へと重心を大きく転換していきます。とはいえ、フロイト自身も乳児における心的発達が、つねに母親の関与を媒介として成立する事実を、たとえば、『夢判断』（1900）での不快原則から快感原則への発達過程の説明などで、精神分析理論を誕生させた当初から認識はしていたのです。そしてこの面が、フェレンツィ、スピッツ、マーラー、ウィニコット、ビオンらのフロイト以後の精神分析学派の主流となる母子関係（対象関係）の理論的展開の源泉になったのです（小此木啓吾『現代の精神分析』講談社、2002, 本書42頁参照）。

　そして、セラピストとクライエントとの間に起こる転移・逆転移という関係性を伴う特殊な感情概念は、フロイトの時代でも注目されていましたが、フロイト没後の精神分析学派内の主流派であった自我心理学派、そして英国を中心とする対象関係論派において、心理療法における関係性の理解がより重視されていったのです。今日、セラピストとクライエント間のラポール（相互の信頼関係）と適切な治療同盟の構築は、心理療法の基本となっています。それらは、原初の母子の関係性が基本モデルとなっています。しかし、そこには最も重要な要素である「身体」への配慮が欠落していました（「子どもセラピー」などを除く）。母子関係の根本は、論理や言葉ではなく、非言語的な身体と身体のつながりに基礎があるという根本原理を、多くの才気に富んだ臨床心理学者・心理療法家は軽視していたようです。

4) ユング：魂の考古学者

　カール・ユング（Carl.G.Jung 1875-1961）は、**統合失調症**（スキゾフレニア schizophrenia）という概念を提唱したスイスの高名な精神科医**ブロイラー**（Eugen Bleuler 1857-1939）の元で学び、ブロイラーの紹介でフロイトと出会いました（1906年）。一時はフロイトに期待され、精神分析学派のプリンスとして扱われました。しかし、「リビドー」をあくまで性エネルギーと見るフロイトと、広く心的エネルギーととらえるユングとの解釈の違いや、神経症レベルを基盤にするフロイトと重度の精神病レベルを基盤とするユングとの根本的な観

点の違いなどもあり、フロイトと決別します（1913年）。その後、「**魂の暗い夜**
（Dark Night of the Soul）」の時期を経て、**集合無意識**、**元型**（アーキタイプ）、**個体化**（または個性化 individuation）といった概念を前面に打ち出した独自の**分析心理学**（analytical psychology）を確立するに至ったのです。ユングは、感情（情動）や本能、そしてそれらと密接に関係する身体には非常に高い関心を持っていました。このことを、ダンス・ムーヴメント療法家のチョドロウ（Joan Chodorow）は、「フロイトが人間の動機の源となる衝動を強調する一方で、ユングは情動を第一に考えた」（1991/1997, 10頁）と評しています。

ユングと心身スペクトル

　一般的には、集合無意識までを包括した夢の分析（分析心理学）で知られるユングですが、ともすれば、ユング心理学は、豊かな元型イメージに彩られた空想的な夢物語と誤解されています。しかし、そのような認識はユングの本意に反するものです。元来、ユング心理学は非常に身体的・生理学的な基盤の上に築かれているのです。ユングが一貫して心身の問題・関係性に強い関心を持っていたことは、その著作からもわかります。

　ユングは「精神（psyche）と身体（matter）は、一つの同じ世界に入れられているのであり、一つの同じものの異なる二局面である」（Jung, 1947, 1960/2009）と考えていました。心的エネルギー（リビドー）を生物学的なもの（身体的エネルギー）に還元することに反対する一方、それらの間の密接な相互作用には注意を払い、基本的に心身は統合体を形成していると見ていました。心的エネルギーは前進や退行をします。前進期において、心的エネルギーは肯定的な生への適応エネルギーの流れとして働き、感じられます。その最高の心理状態が、たとえばチクセントミハイによってフローと呼ばれるものでしょう（第4章参照）。退行期において、心的エネルギーの流れは逆転し、否定的に内面化（無意識化、または身体化）され、コンプレックスの活性化につながり、内的葛藤に引き裂かれます。しかし同時に、意識を内面世界に向けることは、前進期では見過ごされる自身のシャドー（影）に直面し、取り組まざるをえない機会（個体化につながるプロセス）が与えられることを意味します。つまり、心的エネルギーの前進はこの世界に対する適応を促進し、その退行は、内的世界を活

性化し、新たな発展（前進）の可能性を産み出すのです（スタイン, 1998/1999）。

　より詳細には、ユングは人間を、心身のスペクトル（連続体）として包括的に捉えていました（図2-1a参照）。彼の著書 On the Nature of the Psyche（『精神の本性について』1946/2009 未邦訳）において、虹のシンボルカラーを用いて、そのスペクトルを説明しています。人間は対極的な心身の二面性を持つが、それらの境界は明確に区分されるようなものではなく、交じり合いながらの一つの連続体・虹であることを、よく認識していたのです。「〔生物学的〕本能のダイナミズムはスペクトルの赤外線に位置し、本能のイメージ〔元型〕は紫外線の部分にあるのです」（同書, 143頁）。

　ユングによると、元型は紫外線に相当し、そのほか精神的（スピリチュアル）なものは青から紫の領域に相当します。特に青は、空気や空の色であり、精神的な内容を表わすのに適しているのです。本能は赤外線に相当し、赤色は、感情や情動を表わすのに適しています。そして紫は元型の領域である紫外線のすぐ隣ですが、青と赤という両極が混じることによって生成されるのが紫色であることから、両義性や神秘性の元型の影響を強く受ける心的領域であるとユングは考えます。

　ユングは心と身体とを分ける二元論は取らず、「類心的（psychoid）領域（サイコイド）」の存在を提唱しました。心と身体に介在する不思議な境界面を類心的レベルと呼び、無意識の深層における身体と精神、直観とイメージを、情動を介してつなげる機能のレベルと捉えたのです（スタイン, 1998/1999）。この境界に位置しているのが情動で、本能と元型、身体と精神（サイキ）の架け橋であり、価値感や想像性や、エネルギーや新しい意識の源泉です（Jung, 1947, 1960/2009）。身体的な部分は、神経支配と表現行動から成り、精神的な部分は、イメージと観念から成っています。精神病理では、精神的部分と身体的部分が分離する傾向を示しますが、健全な情動は心身一体の、相補的な関係を維持しているものです。喜び・興奮・悲しみ・恐れ・怒り・軽蔑・羞恥・驚きという基本的情動は、人間誰もが生まれつき持っている表現形式なのです（チョドロウ, 1991/1997）。

　ユング心理学では、本能と元型は、無意識の中で「心化（psychization）」されると考えられます。「心化」とは、非心的領域の「不可知なもの」が、類心的領域を経由して、心的領域の無意識で「未知のもの」に変化し、それから意識において「知られるもの」に移行するプロセスを意味します。臨床実践や現実体験においては、無意識の中で本能と元型が独立して現れることは決して無

33

く、両者は常に混じりあい、戦い、結合することで、エネルギーのまとまりを形成していくのです。そして、衝動、奮闘、概念、イメージなどとして、意識の中に現れてくることになります（スタイン, 1998/1999）。

ユングの類心的情動説

　臨床心理学において情動はどのように考えられているのでしょうか。ここでは情動の研究を重視したユングを例にみていきます。
　ユング心理学の基盤は、さまざまな感情の結びつきによって形成されるコンプレックス（心的複合 feeling-toned complex）の研究です。ジェームズ＝ランゲ説（本書 101 頁）は身体的な神経の作用が情動（emotion）の原因となるという考えをとりますが、ユングは、サイキとソーマの間の弁証法的な相互作用のようなダイナミックな橋渡しの機能を、情動が担っていると考えたのです。ユングの『心理学的類型』(1921) によると、情動は心的な感じることの状態と、生理学的・身体的な神経作用の状態の双方の性質を持っていて、相互に影響を与え合っているのです。ユングは、affect と emotion とを互換的に考えていますので、日本語では「情動」とすればよいでしょう。しかし、感情（feeling）とはつながりがあるものの、明確に区別すべきだとユングは主張します。なぜなら感情は、「快 - 不快」の価値判断を伴い、意志による統制もできますが、情動は通常できません。また感情は、身体的な作用が欠落するか微弱であり、外面からはわかりづらいが、情動は身体的な症状が際立つなどの違いがあるからです。また、ユングは心の四つの基本機能として、「思考」「感情」「感覚」「直観」を定義していますが、情動は感情機能の領域である場合もあれば、身体的・神経生理学的現象が明白な場合には、感覚機能の領域に分類されるとしています（情動と感情に関する他の見方・研究は、第 4 章を参照）。

「ディオニュソス的」と「アポロ的」

　さて、1920 年、30 年代にオーストリア・ドイツで活躍したグロデック、フェレンツィ（そしてランク）、ライヒは、今日の多くのソマティック心理学の基礎をつくった直接的な先駆者だといえます。

コラム 〈ユングの全体性のモデルとマンダラ〉

　心は閉鎖システムではなく、身体(ボディ)や神霊(スピリット)を通して、世界に開かれています。ユング（1960/2009）は、このような洞察を直観（もしくは霊感）によって得たといわれています。『ユング自伝 —— 思い出・夢・思想』（1961/1973）によると、1916年の夏、3年目の隠遁生活を迎えていた41歳のユングに、「霊たち（または無意識）との対決」が始まります。玄関のベルがなりだし、異常現象が次々と起こり始めたのです。多くの霊的存在によってユングの家は充満されたと言います。その状況で、ユングが、霊たちの言葉を3日3晩にわたって自動書記的に書き留めた著述が、いわゆる『死者への七つの説教（Septem Sermones ad Mortuos）』です。これは心の全体性の在り様を示す神秘的な著作であり、グノーシス思想やキリスト教の影響が背景にあるもので、その内容から長らく秘されていました。重要なことは、ユングがこの体験が当時の情動の状態に関係していると述べたことであり、ここで初めて「個体化の原理」が開示されたことです。書き終えるとユングは生まれて初めて（それとは知らずに）マンダラを描きました（図2-1b）。ユングはこのマンダラの象徴的な意味を知るのに、さらに2、3年の年月を必要としたと言われています。

　ユング心理学では、プロセスの初期に見る夢をイニシャル・ドリームとして尊重します。特に、最も古い記憶の夢は、人生のイニシャル・ドリームであり、重要です。最も原初的で純粋なその人の本質（真髄、エネルギー）が込められていると考えるからです。マンダラも同様です。ユングが隠遁生活（魂の暗い夜）からの再生に際し、初めて描いたマンダラには、ユングやユング心理学の本質（真髄）が込められているのでしょう。

　図2-1cは、そのマンダラと、心身のスペクトル（図2-1a）とを組み合わせることで、個体化モデルの3D化を試みたものです。マンダラの解釈は多義的です。皆さんもイマジネーションの翼を働かせ、独自にマンダラの解釈を試みるのも楽しいかもしれません。

〈スピリット（神霊ヌース）〉
☆
「元型」の極（喩えとしての紫外線）

非心的領域：純粋にスピリチュアルなプロセス

「上位部分」

◎自己(セルフ)

類心的領域(サイコイド・エリア)（魂ソウル・元型イメージの領域）：アニマ・アニムス

（変容の領域＝超言語）

〈心化〉

言語中心心理療法の分野(ヴァーバル)

心 的 領 域　　〈意識化〉　　　　　　⇒〈個体化〉
集合無意識 ▷ 個人無意識 → （自我）意識　　　（自己実現）
（コンプレックスの形成と成長→副次的（断片的）人格の発達）

ソマティック心理療法の分野

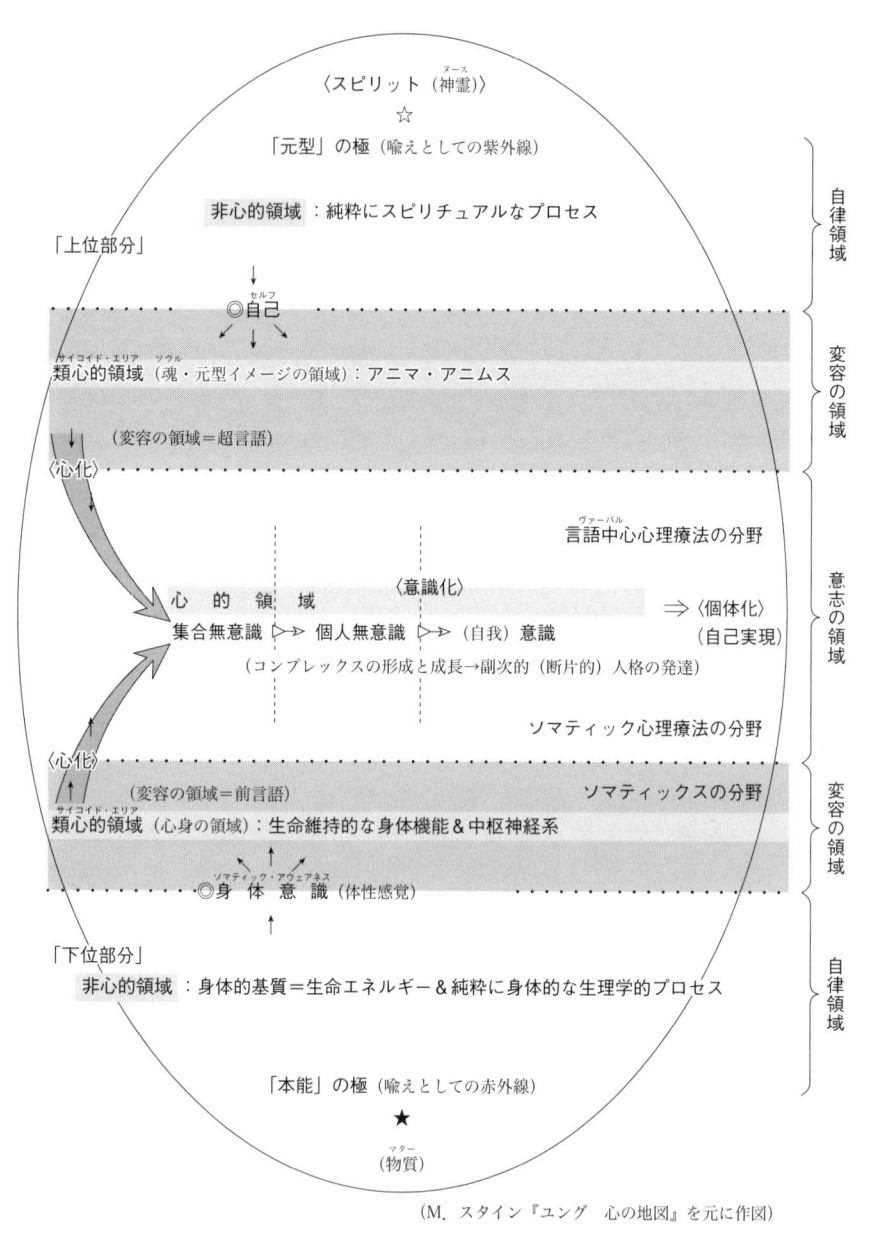

〈心化〉

（変容の領域＝前言語）　　　　　　ソマティックスの分野
類心的領域(サイコイド・エリア)（心身の領域）：生命維持的な身体機能＆中枢神経系

◎身 体 意 識(ソマティック・アウェアネス)（体性感覚）

「下位部分」

非心的領域：身体的基質＝生命エネルギー＆純粋に身体的な生理学的プロセス

「本能」の極（喩えとしての赤外線）
★
（物質マター）

自律領域
変容の領域
意志の領域
変容の領域
自律領域

（M. スタイン『ユング 心の地図』を元に作図）

図2-1a　ユングの心身のスペクトル

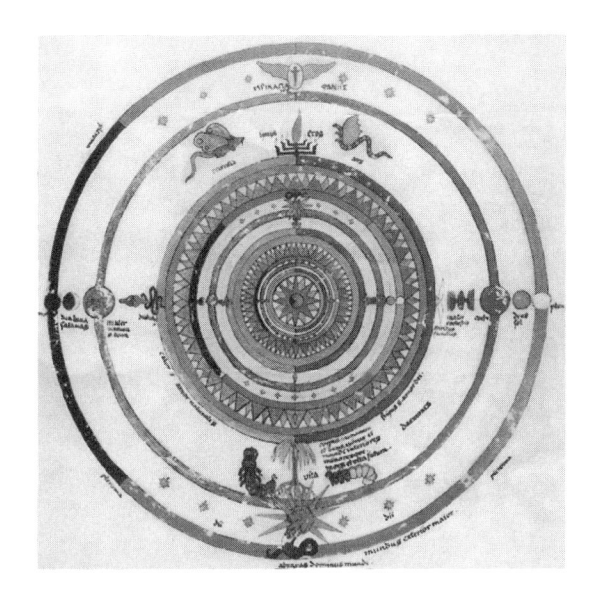

図2-1b　ユングの初めてのマンダラ（1916）

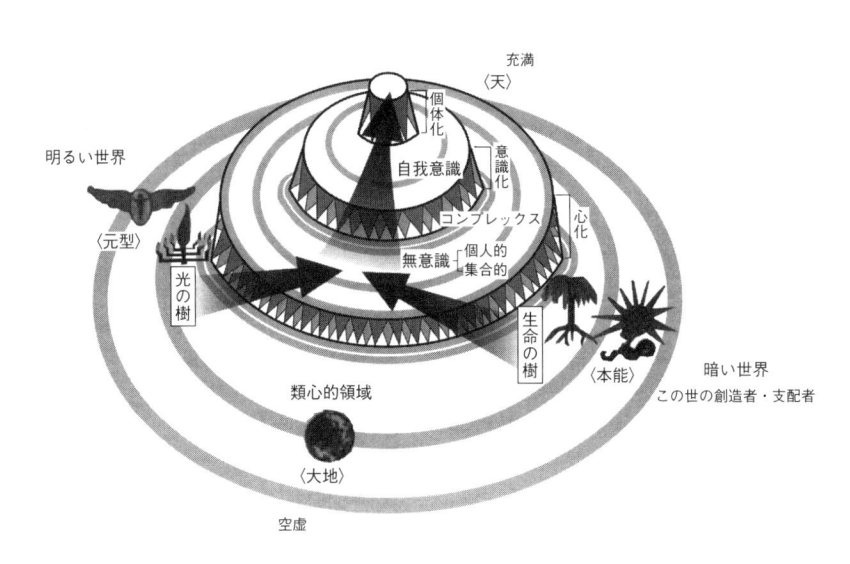

図2-1c　ユングの3Dマンダラ（著者作成　作図協力：中島幸恵）

1913年5月25日、フェレンツィは、フロイトから精神分析学派を守る6人の秘密委員会の一員として選ばれ、ギリシャ神話の神ディオニュソスが刻まれた金の指輪を贈られました。エメリー（1995）は、フィレンツィの中にディオニュソス的態度を見て取り、「**ディオニュソス的心理療法家**」とみなす一方、フロイトの中のアポロ的態度に注目しています。

　「ディオニュソス的」「アポロ的」とは、ニーチェが『悲劇の誕生』で紹介した人間の実存や芸術にとって根本的な衝動の二つのタイプを示す形容概念です。

　・**アポロ的**…夢の原理：〈個を生み出す〉

> 太陽神（美と調和の神）、合理的、秩序、静寂、理性、調和と均整、理想的人間。

↕

　・**ディオニュソス的**…陶酔の原理：〈個の境界を揺るがす〉

> バッカス（酒と快楽の神）、非合理的、混沌、興奮、煩悩、破壊と創造、本来的人間。

　そして、このディオニュソス的態度は、グロデック、フェレンツィ、ライヒの三者に共通しているとします。ニーチェの用語で表現すれば、フェレンツィおよびライヒは、アポロ的ギリシャ人であるフロイトを超える「ディオニュソス的ギリシャ人」たらんとして「ディオニュソス的野蛮人」の要素に引きずられた、といえるのかもしれません（拙著『インテグラル理論入門Ⅰ』参照）。

5）グロデック：「エス」の発見者

　ゲオルク・グロデック（George Groddeck 1866-1934）は、「**心身医学の父**」ともいわれるドイツの内科医・精神科医です。グロデックは、1900年にサナトリウムを開き、食事療法、温泉療法、マッサージ療法を通じてさまざまな疾患の治療に取り組んでいました。フロイトの仕事を知ってからは、身体的な療法を精神分析と組み合わせることで、「身体の精神療法」に取り組みました。また、グロデックは、人間ならびに自然界全体を動かす名状しがたい力を「エス」と名づけたのです。1917年の手紙で「**エス**」（ES、または、イド id）の概

念をフロイトに伝えました（編注（18）フロイト全集 18, 2007, 346 頁）。

フロイトは、『自我とエス』(1923) に次のように書き、エスを精神分析の理論に取り入れることを認めました。

> 彼（グロデック）がくり返し強調しているところによると、われわれがわれわれの自我と呼んでいるものは、生において本質的に受動的な振舞いをしており、彼の言い方を借りれば、われわれは、見知らぬ統御しがたい力によって「生きられて」いる。…(中略)…私としては、知覚系に発し、まずは前意識的であるものを自我と呼び、それに対して、この自我と地続きでありながら、無意識的な振舞いをするこれとは別の心的なものを、グロデックの用語を借りて、エスと呼ぶことにしたいと思う。

（フロイト全集 18, 2007, 18 頁）

精神分析では、いわば脳が無意識としてのエスを持つとされますが、グロデックのエスは、無意識に限定されない始原の力のようなものです。「エスは人間を生かすものであり、人間をして行動させ、考えさせ、成長させ、健康にまたは病気にならされる力である。まとめて言えば、人間を生かしている力」なのです（クロデック, 1923/1991）。それぞれの細胞や身体器官も各レベルに対応する独自のエスを持ち、それらがつながり、互いにコミュニケーションをとっていると考えました。脳のエスを分析することで、身体の他のエスにもよい影響を与えるとします。得体の知れない個人意識・無意識の根源的存在であるばかりか、個人を超え、世代を超え、この世界を顕在化している生命の源そのものであるエスが、心身の統合体としての人間全体に与える大きな影響を説きました。エスは、心と身体の双方の存在の基底にあるものなのです。医学の分野に限定しても、彼の「エス根本主義」からの心因的アプローチ、つまり「心から身体」へのプロセスへの注目は、心身医学研究の道を切り開いたと言えるでしょう。

フロイトは、グロデックのエスの概念を、個人の心の一部分である無意識（または快楽原則に従う、特に性的な、本能）に当てはめることで、いわば矮小化して、精神分析に取り入れたといわれています。実際、グロデックは、フロイトの用いる「エス」の概念が、自身のものよりはるかに狭いことに対してフロイトに抗議したそうです（前掲、編注（18））。グロデックは、前エディップス

コラム〈グロデックとの対話〉

　米国のソマティック心理学者スタンリー・ケルマンは、スイス留学中に現存在分析（Daseinanalysis）で知られる精神分析医メダルド・ボスと話す機会があり、最初のソマティック心理学者とも言うべきグロデックについての話を聞きます。若き日のボスは、老いたグロデックとサナトリウム（療養所）で対面したことがあったのです。

　「私（ボス）に、グロデックはエス（すなわち身体）によって生かされてきた体験についての話をした。グロデックが言うには、彼のエスは、死に方を知っているのだ。グロデックは、そのサナトリウムに死を迎えるためにいた。グロデックは、死に瀕した人は、そばに誰かが一緒にいると死を恐れることはないと言っていた。自分より強い誰かがその場にいると感じる限り、自分の衰弱を恐れることはないのだと。若い医師として、私は、死に瀕した人を恐れない訓練を受けていた。グロデックがどのように自分の死と向き合っているのか、どのように彼の中にある古く、内的なプロセスによって死に導かれているのかを理解した。私は死にゆくグロデックに共感し、彼のプレゼンス（存在）に感動した。人が衰弱していることは、その人の存在感が消滅するのではなく、ただどれくらいの時間そこに留まっているのかを意味するだけであることを学んだ。死のプロセスとは神秘だ。この世界に存在するようになった人が、今度は戻ってくるように呼ばれる神秘なのだ。死ぬことがどのような影響を与えているのかをグロテックに尋ねた。死のプロセスとは、死自体の存在の在り方であると彼は答えた。私はこの体験から一つの教訓を得た。つまり、いくら情報や訓練を受けたとしても、身体を持った人として、一緒にその場にいるという単純な行為に代用できるものはないということを学んだのさ」

　ケルマンはボスに質問します。80歳を超えるような患者さんを診るのはどうですか？　グロデックのときと同様に、高齢の患者さんのほうが一緒にいて受け入れやすいとボスは答えます。治療状況において、他人が一緒にいることの大切さに念を押したのです。存在するということは、身体的に存在することを意味するのであり、それには外見やしぐさや顔の表情や姿勢などのすべてが含まれているのです。

（www.centerpress.com/dasein.html より）

期、前言語期の母子の関係性の重要性に注目していたとも言われ、アタッチメント理論の先駆的なものを考えていたとも思われますが、具体的な臨床研究には至りませんでした。また、グロデックは、フロイトの愛弟子フェレンツィに影響を与え、非常に懇意にしていたことでも知られています。

　ちなみに、精神分析学の発展とともに、二つの異なる心身医学が誕生しました。まず、**アレクサンダー**（Franz Alexander）によるもので、身体への言語的なアプローチです。そこでは、心身症状は精神分析的な文脈で理解されます。身体を見て、解釈して、理解して、分析するといった「**心からのアプローチ**」です。

　もう一つは、グロデックの友人であるドイツの神経内科医**ヴァイツゼッカー**（Viktor von Weiszacker）によるもので、よりホリスティックな心身統合、心身一元論の理解に基づくものです。医学的人間学の創設者であり、ドイツでは医師のバイブルである *Psychosomatische Medizin*（『心身医学』）の著者として知られ、「**現代ホリスティック心身医学の父**」と呼ばれる**ユクスキュル**（Thure von Uexküll 1908-2004）は、ヴァイツゼッカーの影響を受けています。身体を体験し、感じ、知覚し、新しい身体的な学習プロセスを通じてエネルギーや問題の精神力動を把握するといった「**身体からのアプローチ**」です。

6）フェレンツィ：フロイトの愛弟子

　シャーンドル・フェレンツィ（Sandor Ferenczi 1873-1933）は、死の前年のフロイトとの訣別にもかかわらず、「あなたは誰からも愛されていた」とフロイトから弔辞で評された人物です。フェレンツィは、初期には、身体を静かにすることによって、邪魔されずに精神分析の主題が現れると考え、**積極技法**（たとえば、性交やアルコール摂取などの「快」の禁止や「不快」なことの実行）を採用し、患者の身体的な活動を制限しました。

　フェレンツィは、その後、カウチでの自由連想法は患者を縛り付けているので、精神分析を補完するものとして、もっと動作や姿勢など身体的な部分に注目すべきであると方向を転換しました。自身の患者に積極的に身体表現を推奨したのです。セッションで自分に自信がない患者を歌わせるなどの身体動作・行動的な要素も取り入れ、身体表現を積極的に評価するようになるのですが、その背景に、グロデックと知り合ったことがあるとも言われています。その後、

盟友の**オットー・ランク**とともに進めた**リラクセーション技法**の導入は、セラピストと患者の間の緊密な関係性や共感を第一の基盤と考える「**今・ここ**(here and now)」に注目する療法の先駆けとなるものでした。しかしこれは、フロイトが主張する「禁欲原則」や「中立性」に基づき、「**あのとき・そこ**(there and then)」に注目する精神分析の療法には反するものだったのです。

　フェレンツィは、自身の幼児期の虐待体験もあり、子どもの虐待の問題について焦点を当てていきます。それには言語による手法には限界があり、患者の言語能力が発達する前に体験した原初の幼児期の記憶や愛情の関係性に迫るために、身体やセラピストと患者との関係性を扱う必要があることが次第に明確になってきます。その成果は、論文『**大人と子供の間で起きる言葉の混乱**』(1932) となって結実します。

　しかし、その主張は、師のフロイトが苦渋の結果に放棄した（と受け取られている）「**誘惑説（トラウマ説）**」の復活であり、フロイトが採用している「エディップス・コンプレックス説」の否定にもつながるものだったので、フェレンツィはその後、精神分析の主流からはじき出されることになります。フェレンツィは、重度の患者に対して、クライエントがキスをすることを容認したり（キス療法）、クライエントとセラピストの役割を交換したりすること（相互分析）も認めるようになりますが、フロイトから見ると、患者とのバウンダリー（境界）があまりに混乱していて危険な手法でした。またフロイト自身が、誘惑説を唱えることで、孤立した過去の体験を思い出したのかもしれませんが、ついにフロイトは、フェレンツィと訣別するに至るのです。その後まもなく、「最愛の弟子」フェレンツィは亡くなりますが、フロイトはその死を大いに悲しんだといいます。フェレンツィ自身は失敗も多いですが、試みたさまざまな革新的な手法には、今日のセラピーの基本となっているものも少なくありません。直接的にライヒのワークの先駆けにもなったのです。

対象関係論への影響

　フェレンツィの業績の一つは、精神分析学における二者間（特に母子）の関係性の研究である**対象関係論**（object relations theory）の先駆的なものとして評価することができます。生後、18ヶ月ほどは、幼児がとれるコミュニケーショ

ンは非言語的なものが中心です。

　フロイトの末娘**アンナ・フロイト**と双璧をなす児童分析の先駆者であり、英国対象関係論への道を開いた**メラニー・クライン**（Melanie Klein1882-1960）は、最初にフェレンツィの個人分析を受けたことが分析家になる最初のきっかけでした。英国対象関係論の**フェアバーン**（Fairbairn）や**ガントリップ**（Guntrip）らは、最初の関係性である母子間の非言語的な対話の大切さを主張しました。またクライン派のビオン（Bion）の仕事も、フェレンツィとつながっているとの評価があります（森茂起, 2007）。

　フェレンツィと同じハンガリー人で後継者とされる**バリント**（Michael Balint）は、セラピストには、言語と非言語の間の翻訳能力が必要であることを強調しています。その原形は、母子関係に見られます。共感的な母親は、「身体的な言語」も使うことで、子どもとの密接なコミュニケーションを維持しようとします。米国の人類学者ベイトソン（Gregory Bateson）の研究でも知られますが、もし母親がこれに失敗すると、母親の言葉と行動の矛盾から、身動きできなくなる**ダブル・バインド**（double bind, 二重拘束）状況に子どもは苦しみ、精神疾患の原因となる恐れもあるのです。また、小児科医であり、対象関係論の流れの精神分析医である**ウィニコット**（Donald Winnicott）は、「**グラウンディング**（grounding）」という今日のソマティック心理学やボディワークの世界でよく使われる語を、クライエントが身体と再びつながることの大切さを強調する意味で使用した心理学者だといわれています。「遊び」の重要性を唱えるウィニコットは、チャイルド・セラピーにおいて、**スクイグル**（殴り書き）などの身体を使う非言語的なプレイセラピーを積極的に導入しました。

　「**アタッチメント理論の父**」と呼ばれる**ボウルビィ**（John Bowlby）は、母子の関係性を理解するために、動物学の知見なども参照しながら愛着理論をつくりあげました。動物は言葉を話しませんが、特に高等哺乳類においては、母子間の密接な関係性が観察できています。まさしく非言語的なコミュニケーションが、関係性において根源的な重要性を持っていることを示そうとしたのです。

　オットー・ランクとともに、人間性心理学の父として、また近年、精神分析学派の中枢に属しながらも解離現象や幼児の虐待によるトラウマ説を支持したトラウマ療法の先駆者として、フェレンツィ再評価の機運が米国などでも高まっているようです。次に、フェレンツィの盟友ランクについて述べておきます。

7) ランク：フロイトのもう一人の愛弟子

オットー・ランク（Otto Rank 1884-1939）は、フロイトのもう一人の愛弟子である心理学者です。貧しい家庭に育ちましたが、その優秀さが認められ、フロイトに生活費や学費の援助を受けながら心理学者になりました。フロイトは、ランクに神話や象徴研究など人文系のエキスパートになることを期待し、医師になることは勧めませんでしたが、それにはその分野に優れていた「スイス学派」（ユングのグループ）に対抗する理由もあったと考えられています。

ランクは**出生外傷説**（バース・トラウマ）（birth trauma theory）を唱え、人は、羊水の中で胎児として体験していたであろう大洋感覚への回帰の欲求を持っていると考えました。そして、神経症の発生は、出生によって子宮から追い出される（＝母親から分離する）という原初的トラウマによる根源的な不安の再現の結果であると考えたのです。この根源的な不安の解消のために、心理療法は、セラピストと患者の間で擬似的な母子関係を構築し、安全な環境で分離する（セッションを収束させる）成功体験を患者にさせることが必要であると考えました。このためには、それまで期限が決められていなかった精神療法において、（妊娠期間と同じ）10ヶ月という治療期限を定めようとしたのです。それゆえ、**ブリーフ・セラピー**（短期療法）の先駆けともいわれています。

また、父子関係を重視したフロイトから、母子関係を重視するというフロイト以後の精神分析学派の主流となる方向性の先駆けの意味も持っていました（小此木啓吾, 2002）。ランクはフェレンツィとともに積極技法を推進し、セラピストと患者との間の共感を重視し、結果的にフロイトと訣別することになります。その後、米国をたびたび訪れ、ポジティヴ（肯定的）で、「今・ここ」に注目し、患者との積極的な二者の関係性を重視する「**意志療法**（will therapy）」というアプローチを提唱しました。この基本姿勢に、**カール・ロジャーズ**は強く影響を受け、来談者中心療法への道を開きました。これが、1960年代、70年代の人間性心理学の隆盛へと結びついていったのです。

また、ランクの出生外傷説は、後に胎児体験と変性意識の研究をしたチェコ出身の精神科医であり、トランスパーソナル心理学者である**スタニスラフ・グロフ**（Stanislav Grof 1931-）の **BPM仮説**（Basic Perinatal Matrix　基本的分娩前後のマトリックスで四期に分類される。コラム参照）にもつながっていきます。

グロフは、薬物（使用禁止前のLSD）や呼吸法を用いた変性意識状態の数千におよぶ臨床例研究の結果、産前・周産期の各段階での体験が、その後の人の基本性格の形成に影響すると結論づけました。そして、セラピー的な身体技法（たとえば、グロフが考案したホロトロピック・ブレスワーク）を使うことで、産前・周産期を再体験することにより、成人してからでも性格の問題の原因を探求したり、修正したりできるとします。これは、トランスパーソナル心理学の世界だけでなく、ソマティック心理学の関連分野である**産前・周産期心理学**（pre/perinatal psychology）、または**誕生心理学**（birth psychology）の中でも学ばれています。

　たとえば、BPMの各段階が大きな障害なしに、十分に体験され、受容されて経過した場合は問題ないのですが、もしそうでない場合は、固着した各段階に特有のトラウマが形成されることになります。そのような子供は、この世に生まれた時点ですでにトラウマを抱えているのであり、性格形成や行動パターンの面において、その後の人生に多大な影響を与えると、グロフらは考えます。この問題を解消するためには、大きくなってから「**生まれ（育て）なおし的**」な意義を持つ心理療法が必要とされるのです。

　グロフは、1924年の心的外傷と性の系統発生に関するフェレンツィの論文「**タラッサ**（Thalassa：ギリシャ語で海）」（邦題『性理論の試み』）に触れています。そこでフェレンツィは、もともと海から上陸した脊椎動物は、海に対する郷愁を捨てきれず、陸上生活になってからも、子宮の中で水中生活の名残りを保ち続けていると言います。つまり、フェレンツィは、出生トラウマを解消するために、母の子宮に戻ろうとする無意識的な傾向があるとする、いわば**個体発生**（ontogenesis）的なランクの考えに賛同するとともに、その退行の背後にはさらに深い「原始の海」に存在していた状態に戻ろうとするより深い**系統発生**（phylogenesis）的衝動があることを認めていたのです。この点においてランクより急進的であると、グロフはフェレンツィを評価しています（グロフ, 1988）。

　さて、米国のコロラド、ノースカロライナなど一部の州では、「育てなおし療法」、いわゆるアタッチメント（愛着）療法や前世療法が州法で禁止されています。これは杜撰な擬似心理療法のために、過去に何人も死者が出たからです（例、ノースカロライナ州の10歳の児童［Candace］死亡事件, 2000）。なお、アタッチメント理論は発達心理学の基礎理論であり、アタッチメント療法とは直

コラム 〈胎児が体験する四段階の出産プロセス〉

① BPM Ⅰ（母親との原初の融合）
基本体験：ワンネス（一体感）の大洋（羊水的宇宙）感覚、全能感、調和、信頼感など、前意識的な宇宙との結合を胎児は体験します。
固着の問題点：世界には常に調和があり、苦痛や紛争もないという神秘的な欲求を発達させます。すべてはつながっていて一つなので、自分という個の意志の自覚が希薄、無意識的になります。子宮での否定的な体験が成されたときは、この世のすべての根本は悪や不信で構成されていると受けとられるのです。どちらの場合も、バランスのとれた現実感が持てないという問題を生むでしょう。

② BPM Ⅱ（母親との拮抗作用）
基本体験：子宮の収縮が始まります。胎児は自分の世界が壁に囲まれていて、その壁が狭くなっていることを受身的に体験します。後半では、自分の無力性、絶望感、苦痛などの体験も起こります。
固着の問題点：自分が犠牲者であるという感情を育てます。限界や分離に直面し、前段階にあった安全、調和、一体感が、もはや存在しない現実を受容できません。自分の意志の存在を感じられるのですが、無力であり、閉塞感を体験します。乗り越えるためには、限界と苦痛を受け入れ、プロセスの根底にある信頼感や愛を持つことが必要なのですが、それが上手くできない場合、信頼感や愛に関する問題を持つでしょう。

③ BPM Ⅲ（母親との相互作用）
基本体験：他者（母親）による押し出そうとする子宮のリズムに合わせたり、反発したりしながら、胎児は自分の力で、状況から脱出しようと積極的に誕生プロセスに関与します。
固着の問題点：自分の意志を持ち、積極的に状況を変えようとするのですが、他者の大きな力と協力すること無しに、もっぱら反発を感じ、抵抗する場合、権力に対する態度や自己肯定に関わる問題が生まれるでしょう。

④ BPM Ⅳ（母親からの分離）
基本体験：誕生のプロセスのクライマックスです。母親から分離し、新生児としてこの世に現われます。死と再生。

（グロフ，1988より）

接的な関係はありません。それでは最後にライヒについてみていきましょう。

8）ライヒ：ソマティック心理学の父

　ソマティック心理学の父を一人だけ選ぶとすれば、**ウィルヘルム・ライヒ**（Wilhelm Reich 1897-1957）ということになるでしょう。ライヒはフロイトの有能な弟子で、いわゆる「**アンファンテレブル**（enfant terrible）」の一人である精神科医です。アンファンテレブルとは「才能に溢れていて、末おそろしい子供達」という意味で、他には、フェレンツィ、ランク、**カレン・ホーナイ、アンナ・フロイト**らの錚々たる名が挙げられます。

　ライヒは20代から頭角を現わし、今日の精神分析学派でも依然として高く評価されている「**性格分析**（character analysis）」や、それに関連する「**性格の鎧**（character armor）」などの概念を導入し、フロイトも一目置く、精神分析学会の若手のホープとなりました。ライヒは性的な能力およびエネルギーの探究を重視しました。当初のフロイトのリビドー説は、物理的エネルギーとして想定されましたが、多くの弟子からもそのまま受け入れられることはなく、心的エネルギーとして形而上学的に受け取られる傾向があったのです。しかし、ライヒはリビドー説を強力に支持するだけでなく、リビドーは生物エネルギーであり、計器によって測定可能な物理的な存在と考えました。ある意味、フロイト以上にリビドーを重視したのです。

　長年にわたって、ライヒは患者の性的興奮について研究し、性的なエネルギーの抑圧など不健全な対処が神経症の原因であると考え、**オーガズム能力**（orgastic potency）の概念に至ります。オーガズム能力とは、生命エネルギーの流れに身を委ね、すべての禁忌から自由になる能力です。不随意的で、快感的な身体の震えを通じて、性的な興奮を完全に解放する能力です（Reich, 1983）。性的なオーガズムの機能を十全に発揮することによって、全人的な表現がなされ、「**性器性格**（genital character）」の人間となるのです。性器性格者はリビドーが順調に性器段階まで達している健康体であり、性エネルギーのバランス、自律神経系（当時の名称で「植物神経系」）のバランス、心身のバランスが実現されるのです。

　同様のことを、ライヒの後継者の一人アレクサンダー・ローエンは次のように説明しています（図2-2参照）。「ライヒは心と身体の分裂をエネルギー概念

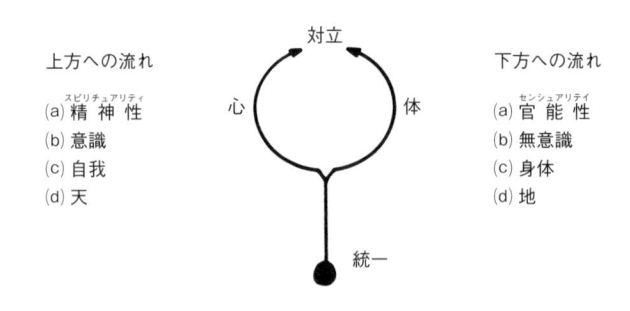

```
         対立
上方への流れ    ○      下方への流れ
     スピリチュアリティ 心  体    センシュアリティ
  (a) 精 神 性            (a) 官 能 性
  (b) 意 識               (b) 無意識
  (c) 自 我               (c) 身 体
  (d) 天                  (d) 地
         │
         ●
         統一

   心臓と太陽神経叢のエネルギーの核
```

図2-2　心と体に対するライヒの（弁証法的）観点
〔エネルギーは深部では統一されているが表面では対立している。〕
(ローエン，1990/1994 および Boadella, 1987 をもとに作成)

（リビドー）を用いることで結びつけたのです。心理的葛藤は心身の両方で同時に起きているものであり、ライヒは心と身体が一つの統合過程の二つの側面であることを見抜いていました。つまり、心と身体は生命体の深層レベルでは統合されているのですが、現象のレベルでは対立関係にもあります。そして現象レベルの対立は弁証法的に再統合されると考えられるのです」(1990)。

筋肉の鎧とヴェジトセラピー

　ライヒは、性格の鎧の分析によって、患者の性格のパターン（習性）をつかみ出し、それを患者が客観的に見ることができ、痛ましい症状であると身をもって知るまで、繰り返し直面させました。そうすることで、性格のパターンは、患者が取り除きたい異物や問題として体験され始めるのです。しかし、洞察には、必ずしも性格分析に基づく直面化が必要でないことも次第にわかってきました。ライヒは、直面化によって、外から見て取れる身体的、生理的な反応が生じることを観察します。

　精神と身体の関係性にいち早く注目したライヒは、「性格の鎧」の概念を発展させ、「**筋肉の鎧**（muscular armor）」の概念へと至ります。心理的な「性格の鎧」と身体的な「筋肉の鎧」は同じ根から形成されている異なる二つの表現で、密接に相互につながっていることを理解したのです。筋肉の鎧においては、感

情や運動のパターンが患者の意思にかかわらず、つまりは自律神経系（植物神経系）の働きで身体的なパターンとして外に表現されます。具体的には、筋肉の緊張によって、全身は水平的に**7つの輪**（鎧）で分断され、他の部分との間の（植物神経系による）エネルギーの流れがブロックされてしまうのです（本書 p.62, 図 2-5 参照）。性的、感情的体験における快楽と不安との間の生理学的な関係性に興味を持っていたライヒにとって、この筋肉の鎧および植物神経系の働きは非常に重要な発見でした。

　ライヒは、精神分析の古典的な自由連想法や転移の解釈などに加えて、患者が身体的、感情的な表現の吐露を強めるために、身体に直接働きかけることを始めたのでした。ライヒは、性格抵抗の分析を離れ、身体的な防衛機制の分析に移りましたが、そちらの方がより自律神経系（植物神経系）のバランスに効果的な影響を与えることができるからです。1934 年から、ライヒは自分の手法を、**ヴェジトセラピー**（植物神経療法 vegetotherapy）と呼ぶようになります。**植物神経系**とは、今日の自律神経系（交感神経系と副交感神経系）を意味し、その機能に注目したネーミングです。また、ライヒは次のように言っています。

> 性格的な抵抗は、話の内容によってではなく、話し方、歩き方、ジェスチャーなどのその人の典型的な振舞い方によって表現されます。どのように微笑み、どのように嘲笑うのか、話しの筋が通っているのか、通っていないのか、どのように丁寧なのか、または攻撃的なのかなど、性格的な癖として表現されるのです。
> 　　　　　　　　　　　　　　　　　　　　（Reich, 1945/1990, pp.51-52）

　ライヒは、患者の話の内容そのものよりも、呼吸、姿勢、目の動き、顔色、体温、声の調子など、身体的なパターンに注意し、その人の生きている部分と死んでいる部分を分析したのです。

ライヒと社会変革

　ライヒは、神経症とは、生理的、性的、経済的、社会的理由から発症するものであると考え、旧来の診療室における個人向けの精神分析の治療構造に限界を感じていきます。精神障害を根絶するために、性的、公衆衛生的な観点を重視し、政治・社会運動と積極的に関わりました。具体的には、避妊・堕胎・離

婚を認め、青年への性教育、女性の経済的自立の推進のための活動などに精力を傾けました。ライヒが推進しようとしたさまざまな概念には、今日の公衆衛生・医療では当たり前のものも多くあります。しかし、1920、30年代におけるこのような活動は非常に先鋭的で危険視されたのです。古きよきビクトリア朝文化の影響下に生きたフロイトにとって、精神分析医が直接的に社会変革に関わることは好ましいことではなく、ライヒはやがて疎ましい存在と思われていきます。

ライヒは、精神分析医かつドイツ共産党員であり、当時の先鋭的な二つの思想である精神分析とマルクス主義を結び付けることで、人間および人間社会を、性エネルギーにもとづく健全なものへ変革しようと試みました。しかし、結局どちらの枠内にも収まることはなく、1933年には共産党を、1934年には精神分析協会を除名されます。その後、ユダヤ系オーストリア人であるライヒは、ナチス・ドイツの迫害を逃れて、デンマーク経由でノルウェーのオスロに5年間滞在した後、米国に亡命することになります。

ライヒはその間も生物学的な研究を続け、心理的な成長の原動力であるリビドー（欲動）は、フロイトの言うような単なる性的なエネルギーではなく、宇宙に充満する根源的なエネルギーのオルゴンであるという考えを発展させました。そして「**オルゴン・セラピー**（orgone therapy）」を唱え、有名な「**オルゴン・ボックス**」の開発へと至ったのです。特に、オルゴン・エネルギーに至ると、当時の正当な精神医学・心理学の世界からは相手にされなくなり、被害妄想の症状もひどくなったといわれています。

ライヒは**米国食品医薬品局**（FDA）によって、オルゴン・ボックスを使った医療行為の違法性を問われました。自己の正当性を覆さなかったライヒは有罪判決を受け、コネチカット刑務所に収監され、1957年、そこで心臓発作のために亡くなりました。ライヒは死後も安らかに眠ることはできませんでした。「自由の国アメリカ」において、FDAはライヒの著書を焼き払ってしまったのです。

1960年代になって、アメリカの社会情勢も変化し、ライヒの先進的な考えは、心理療法的には人間性回復運動によって再評価される機運が出てきました。より一般的にもヒッピー文化において、自由なセックスを重視する思想的基盤の一つとして注目を浴びましたが、性の礼賛の側面が過度に強調されたため、

新たな誤解を生んだ可能性も否定できません。今日でも、娘のエヴァ・ライヒの名前を筆頭に、連邦政府への名誉回復の嘆願書は出され続けているのですが、ライヒの名誉は公的にはまだ回復されていません。また遺言により、死後50年は、膨大な遺稿を公表しないことになっていましたが、2007年に、その50年目を迎えました。今後の資料の整理および研究成果の発表が待ち望まれるところです。ライヒの人生はまさに波乱万丈でした。ライヒの半生の詳細は、『ウィルヘルム・ライヒ』（シャラフ著　新水社, 1996）に述べられています。

　ライヒの今日的な意義はいくつかあります。たとえば、精神分析という西洋文化独自の流れから、飛躍もありますが、普遍的な生命エネルギーであり、性エネルギーであるオルゴンと呼ぶところの東洋でいう"気"に該当するものの発見に到ったことは、東洋思想も浸透しつつある今日の欧米では評価されています。オルゴン・エネルギーそのものを認めるかどうかは別にして、根源的な生命力、生命エネルギーに注目し、それを活用することで人間が本来的に持つ心身統合による全人的な達成の実現を図ろうという考えは、さまざまに形を変えながらも、今日のソマティック心理学の中に引き継がれています。

　また、心理の専門家がただ診療室でクライエントを待つのではなく、積極的に外の社会での活動を行い、不十分な場合は社会変革の運動にまで関わったことは、サイコセラピストの今日的なあり方を問う意味でも、重要な問題提起だと言えます。

　なお今日ではフーコーの影響を受けた**ホワイト**（Michael White）らが、オーストラリアなどで始めた**ナラティヴ・セラピー**（narrative therapy）の流れが、特に家族療法の分野に大きな影響を与えました。

　ナラティヴとは「語り」を意味し、会話分析を重視する療法です。問題を抱えている人が問題なのではなく、問題は問題自体であるとし、問題を「外在化（externalization）」することによって、その人のアイデンティティから引き離す戦略がとられます。セラピストは、「脱構築的リスニング」と呼ばれる態度で、クライエントが取り込まれている現実、社会環境、世間の常識などを根本から見直す機会を与え、新たな文脈において、新たな意味を見出す援助をしていきます。コミュニティや政治などへの社会的関与を心理療法にとって不可避なものと見なしているのです。

　ライヒのさまざまな逆境を通じてのソマティック心理学の「第一世代」とし

ての努力は、今日、欧米でソマティック心理学（ボディ・サイコセラピー、または身体心理学）と総称される心理療法の一分野の形成へと導き、結実したのです。以下、ライヒ以後に形成されたソマティック心理学の流れを見ていきましょう。

2. ソマティック心理学の形成——ライヒ以後

1) 第二世代（1950年代-1970年代）

個別の療法・学派としては、**ベーカー**（Baker）の**オルゴノミー**（orgonomy）、**ローエン**の**バイオエナジェティックス**（bioenergetics）、**ピエラコス**（Pierakos）の**コア・エナジェティックス**（core energetics）、**ケリー**（Kelley）の**ラディックス**（Radix）、**ケルマン**（Keleman）の**フォーマティヴ心理学**（formative psychology）、**ボアデラ**（Boadella）の**バイオシンセシス**（biosynthesis）などが知られています。

それぞれの学派は共通して、身体に直接的に働きかけることで、深い感情的な表現を外在化するというライヒの基本手法を重視し、また心理学的な構造と性格学的な防衛機制の働きとして身体を見ているのです。たとえば、ライヒアン（ライヒの流れ）は、心的な抑圧・緊張が、身体症状の形（たとえば、胃の痛みや肩こりなど）をとって現れるので、身体的な緊張を呼吸や肉体に物理的（および言語的も含む）に働きかけることで解放するという基本スタンスをとります。

バイオエナジェティックスの強さと弱さ

1940年代にライヒから指導を受けた米国の医師たち、ピエラコス、ローエンらは、1956年に、ヴェジトセラピーに新しい要素を付け加え、バイオエナジェティックスを創設することになります。

まず最初に、ライヒはフロイトの流儀に従ってカウチに患者を寝かす姿勢でセッションをしていましたが、ローエンらは立位の姿を付け加えることにしました。立ち姿は、緊張や震えなどの身体現象や体型などを観察するに優れているもので、患者と大地や自己の基本的現実とのつながり・関係性を意味するグ

ラウンディングの考えが基盤にあります。二番目に、自我機能の重要性が強調されました。クライエントが自宅でできるストレスのエクササイズを使い、自己責任の感覚を増させました。三番目に、ライヒの性格分析を採用し、性格構造と身体的な構造や機能との関係性についての考察をより深めることで、性格に対する洞察を深めることを図ったのです（図2-3参照）。

また、ローエン（1990/1994）は、物議をかもすオルゴン・エネルギーという名称や急進性を避け、「生命を維持するためには何らかのエネルギーが必要である」という同意を得やすいところから、**生命エネルギー**（bioenergy）という言葉を選び、その治療の基礎を身体のエネルギー過程の理解に置きました。

ライヒ系アプローチであるバイオエナジェティックスは、心と身体は同時に働いており、性格を変えるには身体の機能を変える必要があると考え、特に、呼吸と身体動作を重視します。感情は、呼吸や身体の動きがあるから発生します。人はそれぞれの生育歴における心理的葛藤から慢性的な緊張を伴う独自の**身体構造**（＝**性格構造**）を形成しており、それによって呼吸と動作も制約を受けています。身体的緊張を解放し、心理的葛藤を解決し、性格的な問題を解消し、そして心身ともに豊かな生活を送るためには、まず呼吸と動作を取り戻す必要があると考えるのです（ローエン、2005/2008）。

伝統的なライヒ系のソマティック心理学（身体心理療法）は、三人称の観点からの観察を重視します。もちろん、一人称的な直感や直観を育てることも重要ですが、三人称的な身体構造にもとづく理論的な観察を第一に考えます。ライヒ系のワークは、身体の観察によって、筋肉の鎧、そして性格の鎧を理解し、それらの鎧を壊すためのワークをするので、セラピストは指示的になる傾向があります。そのことが繊細な感受性を持つクライエントにとっては、攻撃的、侵入的に受け取られることもありえますので、セラピストは細心の注意が必要です。

たとえば、バイオエナジェティックスは、米国のオルゴノミスト（ライヒ派のオルゴンを重視する分派）と同じく、カタルシス（浄化）のワークの価値を強調します。セラピストはクライエントの鎧を破ろうとするあまりに負荷の高いエクササイズをさせる傾向や、ライヒが強調していたクライエントに直接触れることの重要性を軽視する傾向があるとも言われています。そのことで、バイオエナジェティックスのセッションが、セラピストによっては関係性の面や二

年齢(固着)	子宮内 →	6ヶ月 →	18ヶ月 →	3年 →	7年 →	12年 思春期	成人期
S.フロイトのリビドーの発達	口唇期 →	→	肛門期 →	男根期 →	潜在期	思春期	性器期
S.ジョンソンのモデル		分裂型 共生型 →	自己愛型 → マゾヒスト型 →	リジット(硬直)型 →			
ライヒ/ローエンの5つの性格構造		分裂型 口唇型 補償口唇型	マゾヒスト型 サイコパスⅠ型	リジット(硬直・男根)型 リジット・ヒステリー型 サイコパスⅡ型			
S.ケルマンの4つの感情解剖構造		崩壊型	凝縮型 (膨張型)	硬直型			
R.クルツの8つの性格戦略	敏感・孤独型	依存・親愛型 自己依存型	受動・忍耐型 誘示・寛大型 魅力・誘惑型	勤勉・過剰型 表現・愛着型			
D.スターンの4つの自己感		新生自己感(0~2ヶ月) 生気情動 → 中核自己感(2~6ヶ月) 主観自己感(7~9ヶ月)	言語自己感(15~18ヶ月) →				
J.ピアジェの認知発達の4段階		感覚運動期	前操作期 →	→	具体的操作期 →	形式的操作期 →	
L.コールバーグの7つの道徳性発達段階		罰と服従志向 (前-慣習的水準)	道具的互恵・ 快楽志向 (慣習的水準)	他者への同調・よい子志向 (慣習的水準)	法と秩序の維持への志向	社会契約遵守への志向 (後-慣習的水準)	普遍性の志向 → (後-慣習的水準)	(宇宙性への志向) (後・後-慣習的水準)
E.エリクソンの8つの発達課題段階		信頼 vs. 不信	信頼 vs. 不信	自律性 vs. 恥・疑惑	積極性 vs. 罪悪感	生産性 vs. 劣等感	同一性 vs. 同一性拡散	親密性 vs. 孤立 生成性 vs. 自己停滞 統合性 vs. 絶望

* 各分類は大まかに対応することを意味します。

図2-3 発達段階と性格モデルの対照表

(Staunton (Ed.), 2002, Judith, 1996 などを参考に作成)

コラム 〈ローエンの5つの性格構造〉

ライヒからローエンが引き継ぎ、発展させた性格構造の分類には5つのタイプがあります。ほとんどの人は、この5つの性格のどれかに属すると考えられています。

① スキゾイド型（分裂質性格）
　自己の感情表現や他人との付き合いを苦手とします。「頭」が過度に発達しており、心と身体が分裂しています。自分の存在に対する不安を持っています。創造的で知的な人も多くいますが、思考や空想に囚われる傾向もあります。存在する権利が中心課題となります。体型は痩せがちで、緊張が見られます。

② オーラル型（口唇期性格）
　人との感情的な交流を強く求めます。育つための栄養摂取の依存時期に、愛情などが充たされなかった体験が原因となります。無力であるように振舞うことで、人からの援助を得ようとします。要求する権利が中心課題となります。体型は痩せていて柔らかく、緊張はあまりありません。

③ マゾヒスト型（自虐的性格）
　強く、忠実で、困難にも耐えることができます。行動を遅らせることで、他人からの支配に抵抗します。対立するものもすべて自分の内部に抱え込む傾向がありますが、それらを内的なエネルギーに変換できます。肯定的でいる権利が中心課題です。体型は、背が低くがっちりしています。

④ リジッド型（硬直的・男根期性格）
　努力をします。認められないという傷を持っているので、自分のエネルギーを何かを成し遂げることに向ける傾向があります。有能であっても、人との関わりあいや親密な感情を恐れる気持ちを持っています。性的に愛する権利が中心課題です。体型は、筋肉質で強く見えます。

　リジッド型Ⅱ（ヒステリック型）
　人からの関心を得ようと努力します。リジッドの一種で、女性に多い性格構造です。基本構造はリジッドと同じです。最初は感情を抑えていますが、その後、強く表出されます。体型は、女性の場合、肉付きがよく、

女性的な魅力を持っています。

⑤ サイコパス型（精神病・反社会的性格）
自分を実際以上に大きく見せたり、人を操作しようとします。過剰に力に対して反応する傾向があります。弱者を守り、強者に反抗する人もいます。エネルギーは、首や肩などの身体上部で維持されます。自立、独立している権利が中心課題です。体型は、大きく強く見えたり、魅力的であったりして、人目を引きます。

※タイプの呼び名に関して
類型論（タイプ論）は、今日でも一定の意味があると考えられます。しかしながら、上記のようなフロイトから、ライヒ、ローエンへと至る流れで受け継がれてきた精神病理的な名称は、類型論の対象を多くの「健常者」とする現状において、適切でないと考える心理学者やセラピストが今では多くいます。たとえば、ハコミ・メソッドのクルツなどは別の名称を提案しています（図2-3を参照）。

者の場の共感を怠たるものとなったり、独りよがりのものになる可能性も高いともいわれます。これらの批判は、バイオエナジェティックスのシニア・トレーナーであった米国のケルマンや、英国のボアデラ、そして米国のクルツらに受けとめられ、一方的な指示的アプローチではなく、クライエントの内的なプロセス（体験）を尊重するなどして、この件に関して気を配っていくことになります。このようにして、ソマティック心理学の第二世代後期や第三世代が形成されていくのです。

ケルマンのフォーマティヴ心理学

スタンリー・ケルマン（Stanley Keleman）は、20世紀を代表する米国の独創的なソマティック心理学者の一人です。ケルマンは、1957年からローエンのもとでバイオエナジェティックスを学びます。平行して、アドラー心理学を学んだり、スイス・チューリッヒの**ボス**（Medard Boss）の学校で現存在分析［ハイデガーの存在論などを基盤に、ありのままの存在として人間を捉えようとする精神医学の学派］を学んだりもしました。帰国後はエサレン研究所に移りますが、1970年前後にバイオエナジェティックスから離れ、フォーマティヴ心理学（形成心理学）と称される独自の手法を始めます。著名な神話学者**ジョセフ・キ**

ャンベル（Joseph Campbell 1904-1987）とも深い親交を結び、『神話と身体──ジョセフ・キャンベルとの対話』（Myth & The Body - A colloquy with Joseph Campbell, 1999）を著しています。

　ケルマンの手法の第一の特徴は、人と人との関係性における生物学的、エネルギー的な核心部分を源とする反応的なラポールの機能を**ソマティック・リゾナンス**（somatic resonance 身体共鳴）と名づけ、治療ワークの中心に据えたことです。私たちは通常、無意識的にでも他人からソマティックなメッセージを常に受け取っています。そして私たちの身体は無意識に感じたり、知覚したことに、適応したり、ミラーリング（ものまね）をしたり、内在化したり、防御的になったりと反応しているのです。他人のソマティックな表現を感じ、それに反応することで、その人の核心部分の体験に触れることができるようになり、ソマティック・リゾナンスの発生が可能となるのです。ソマティック・リゾナンスの概念を導入した結果、セラピストとクライエントの間に起きる転移と真の関係性の理解が深められることになったのです。

　二番目の特徴として、感情の解放というカタルシス技法に対する過度の依存から離れ、感情を制御して封じ込めることの大切さや、パルセーション（脈動）の微細な形態や、エネルギー・レベルの低負荷などの価値を強調します。ケルマンは、バイオエナジェティックスのようにエネルギーの放出される量に注目するのではなく、単細胞から人体が形成されるまでの、繰り返される分裂と生成の自己組織化のプロセスに注目しました。彼の手法は、古典的なバイオエナジェティックス派のように感情を乱すようなタッチ（身体接触）による外部からのアプローチではなく、深く相互作用的であり、運動的な志向性のパターンを明らかにし、内部から有機的に開いていくことを目指したものだったのです。

　多くの伝統的な身体技法と同じく、ソマティック心理学の中には、人間は頭、胸、腹の三つのセンターを持っていると仮定するものがあります。頭は思考センターであり、胸は感情センターであり、腹は本能センターと見なされ、これらの身体的起源は三つの胚葉に求められることがあります。次に述べるバイオシンセシスは、ケルマンからそのような形成プロセスを学んだボアデラによってつくられたソマティック心理学であり、特に欧州ではよく知られています。

コラム 〈胎生学と三つのタイプ〉

　発生学的に、人間の有機体システムは、胚葉と呼ばれる三層の原初的な胎生期の細胞から発達していきます。受精後の数時間で、これらの三つの層がはっきりと現われ、**外胚葉**、**中胚葉**、**内胚葉**となり、それぞれがさまざまな器官や組織に分化して人間の身体を作っていくのです（ガザニガ『脳の中の倫理』2005/2006）。

　　外胚葉は、脳、神経系、皮膚、毛髪、爪などを形成します。
　　中胚葉は、脊椎、骨、筋肉、結合組織などを形成します。
　　内胚葉は、内臓器官、肺などを形成します。

　米国の心理学者**シェルドン**（William H. Sheldon 1898-1977）は、科学統計的観点から、体型と性格との関係性を調査しました。シェルドンは基本的な三つの身体タイプを見つけ出し、その三つのタイプの度合いによって、すべての人間の特徴を記述できると考えました。つまり、発生学（embryology, 胎生学）と性格を結びつけ、三つの基本的な身体タイプを、それぞれ、外胚葉型、中胚葉型、内胚葉型と呼んだのです。

　なお高名な指圧師の増永静人（1987）は、東洋医学における主要な経路（十二経脈）の起源が、この三つの胚葉にあるとします。すなわち、外胚葉由来（肺・大腸・心包・三焦）、中胚葉由来（肝・胆・脾・胃）、内胚葉由来（心・腎・膀胱）です。

① **外胚葉型の基本体型と気質**
　外胚葉から発生する皮膚組織、感覚器官、神経系統が発達していて、細長く弱々しい体型。内向的で心配性なタイプ。**頭脳緊張型**。

② **中胚葉型の基本体型と気質**
　中胚葉から発生する骨や筋肉が発達していて、直線的でがっしりした体型。活動的で支配的なタイプ。**身体緊張型**。

③ **内胚葉型の基本体型と気質**
　内胚葉から発生する消化器官が発達していて、柔らかく丸い体型。外向的で快楽的なタイプ。**内臓緊張型**。

生命の流れ（ライフ・ストリーム）の統合：バイオシンセシス

　バイオシンセシス（biosynthesis）は、1970年代の初めに、**デイヴィッド・ボアデラ**（David Boadella 1931-）によって作られた、成立時期としては、「第二世代と第三世代の端境期」に属するライヒ系のソマティック心理療法です。ボアデラは英国人ですが、ノルウェーのオスロで、ライヒの弟子でヴェジトセラピストの**ラクネス**（Ola Raknes 1887-1975）や、バイオダイナミック心理学（Biodynamics Psychology）の創始者**ボイセン**（Gerda Boyesen 1922-2005）の指導を受け、ライヒ系の身体心理学を学んだのです。

　ボアデラは、**三つのセンター説**と**三つの胚葉説**（胎生学）を結びつけ、代表的なソマティック心理療法の一つであるバイオシンセシスをつくりました。

　ボアデラ（1987）によると、フロイトの精神分析学で言うところのイド（エス）は、内胚葉の臓器システムと結びついた感情的なエネルギーの発動に対応するとします。エゴ（自我）は、二つの部分である感覚エゴと運動エゴを持っています。感覚エゴは外胚葉に対応し、運動エゴは中胚葉に対応します。しかしながら、ボアデラによると、超自我（スーパーエゴ）は、社会的な概念なので、胎生学の三層とは直接的な関係は持たないとされます。

　ボアデラ（1987）は、胎生学の三層の胚葉が三つの主要なセンターを発達させたと考えます。つまり、外胚葉が頭センターを、中胚葉が胸／背骨センターを、内胚葉が腹センターを成長させるのです。三つの胚葉についてよく知ることは、三つのセンター間の統合を図る上でも非常に重要です。ボアデラは、それら身体における三つの接合エリア（ブロック）について探求を深めました。

　最初の接合エリアは「**首**（ネック）」です。首は外肺葉（頭／思考センター）と中胚葉（心臓／活動センター）が出会う場です。首の緊張を緩めることは、エネルギーを頭から心臓までスムーズに流すことを意味します。思考と動作が、効果的な動作の機能を通じて統合されるのです。二番目の接合エリアは、「**咽喉部**（のど）」です。外胚葉（頭センター）と内胚葉（腹・本能センター）が出会う場です。思考と感情が、声の効果的な機能を通じて統合されます。三番目の接合エリアは「**横隔膜**」です。中胚葉（心臓／活動）と内胚葉（腹／ガッツ・センター）が出会う場です。動作と感情が、呼吸の効果的な機能によって統合されます（図2-4）。

性格構造を理解するもう一つの観点は、7つのチャクラの機能から7つの鎧の輪を見ることであると主張するボアデラ（1987）は、三つのセンターをさらに7つの機能へと細分化し、チャクラや鎧の輪に関連づけています。グラウンディング（grounding：心身に根ざして自立）の機能が根（尾骶骨）のチャクラ、センタリング（centering：人との（性的）関係性を構築）の機能が仙骨（腹）のチャクラ、バウンディング（bounding：自他の境界を適切に認識）の機能が太陽神経叢のチャクラ、ボンディング（bonding：慈愛を持って人との絆を結ぶ）の機能が心臓のチャクラ、サウンディング（sounding：声や言葉を通じて深く意思疎通）の機能が咽喉のチャクラ、フェイシング（facing：互いの眼を通じて感情を通じ合う）の機能が眉間のチャクラ、スペーシング（spacing：自己を超越した大いなる存在と交流）の機能が冠のチャクラにそれぞれ対応するとします（図2-5参照）。

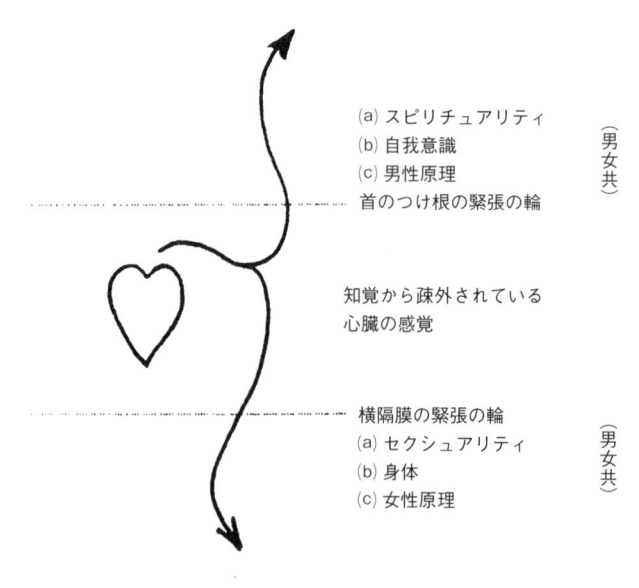

(a) スピリチュアリティ
(b) 自我意識
(c) 男性原理
（男女共）

首のつけ根の緊張の輪

知覚から疎外されている心臓の感覚

横隔膜の緊張の輪
(a) セクシュアリティ
(b) 身体
(c) 女性原理
（男女共）

図2-4　身体の3分割
（Boadella, 1987をもとに作成。図2-2を別の形で表現したもの）

ボアデラ自身によると、バイオシンセシスには以下のような特徴があります。

① 横臥や立位だけでなく、さまざまな身体の姿勢を使う。

② 痛みを伴うようなストレスを感じる姿勢は使わない。なぜなら痛みは収縮を生み出し、クライエントに限界を超えさせてしまうからである。

③ 「構造的ワーク」と呼ばれる多様な姿勢と表現的なエクササイズは、クライエントに新しい体験を与えるものである。一方、クライエント自身のプロセス内における微細な運動を認識し、サポートし、現象として外部に現わすことは非常に重要であると考える。

④ プロセスが満たされ、性格に問題がない場合、カタルシス（浄化）が起こる可能性があるが、それと同程度に重要なことは、封じ込める機能と形成のプロセスである。

⑤ 退行は、穏やかなもので、良好な治療的ラポールが存在するときに限って認められる。退行の機能は、物事が未完了であった過去の時間に戻って、完了を促進することと考える。

⑥ フランスの外科医・生化学者**アンリ・ラボリ**（Henri Laborit1914-1995）の考えにしたがって、神経症は活動の抑制として理解する。クライエントが適切な活動を認め、発達させ、開いていくことを援助することは、セラピーにおける重要な動機である。

⑦ 心理治療の場において起きるすべてのことは、関係性の機能である。転移と逆転移は、認識される必要のある非常に重要なプロセスである。それらは、クライエントとセラピストとの間におけるソマティック・リゾナンス（身体共鳴）の補完的な役割を果たすのである。セラピストとクライエント間の本当の関係性（神経症的なものとなる可能性はない）は、転移関係（神経症的な状況に支配されている）とは区別され、別物とされなければならない。

⑧ 性格のパターンは、痛みの色として考えられる。バイオエナジェティックスのように、基本となる体型（身体的性格）の違いによる5つのタ

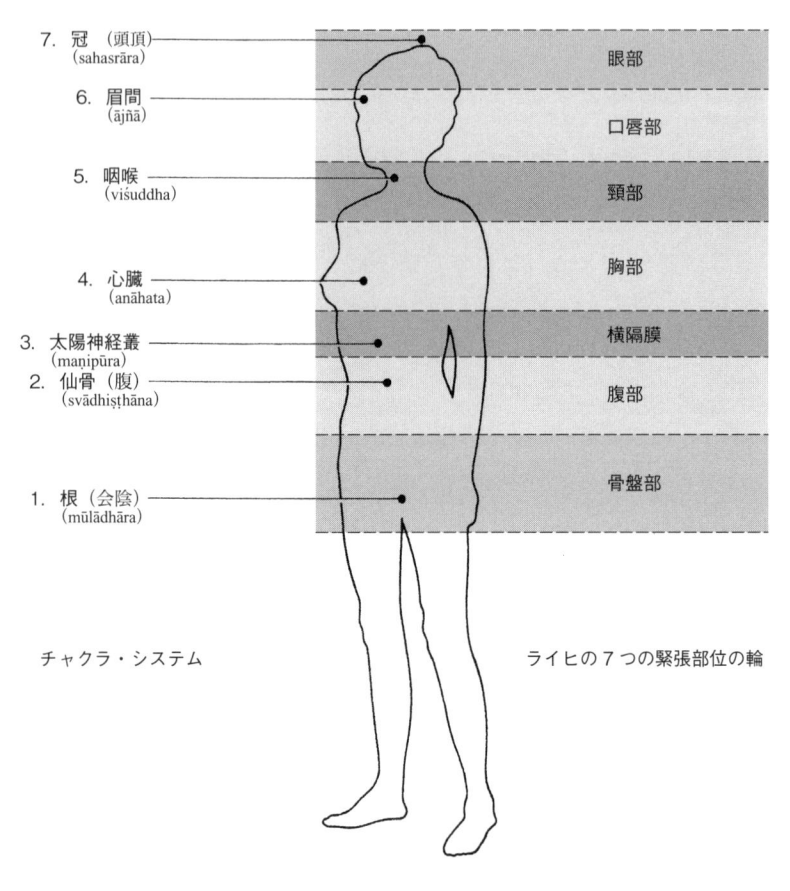

7. 冠（頭頂） （sahasrāra）	眼部
6. 眉間 （ājñā）	口唇部
5. 咽喉 （viśuddha）	頸部
4. 心臓 （anāhata）	胸部
3. 太陽神経叢 （maṇipūra）	横隔膜
2. 仙骨（腹） （svādhiṣṭhāna）	腹部
1. 根（会陰） （mūlādhāra）	骨盤部

チャクラ・システム　　　　ライヒの7つの緊張部位の輪

図 2-5（Boadella, 1987 をもとに作成）

イプへの分類（コラム参照）は単純化しすぎているのであり、クライエントの多様なプロセスの理解を発達させる障害となる。

⑨ クライエントの健康への潜在能力は、性格的な病理学の下に認識されなければならない。クライエントのリソースと不可欠な性質は、内部から生じる癒しの可能性をうまく高める。そして、クライエントは、自分自身のセラピーのプロセスを歩むのであり、セラピストが理想と考えている健康に合わせる必要はないということを認識すべきである。

小原仁（2006）によると、ライヒの性格分析的なヴェジトセラピーの系統は、心と身体をつなぐ自律神経に焦点を当て、感情・筋肉・思考に対してそれぞれのワークをしてきましたが、バイオシンセシスに至って、発生学・胎生学・形態学の導入により、感情・筋肉・思考を身体に明確に基礎づけることに成功したのです。

体験主義とソマティック心理学の停滞

カリフォルニア州ビッグ・サーにある**エサレン研究所**は、**人間性回復運動**の中心地となりました。まず1960年代に人間性心理学、それから1970年代にトランスパーソナル心理学、ソマティック心理学、ソマティックスの発展の母体になったといえます。しかし、よく知られるようになるにつれて、エサレンでは学問的な理論よりも、体験型ワークショップのようなクラスが開かれるようになりました。理論や議論より直接体験がもっぱら人気を獲得することは、心理学としては学問的後退につながる面も否定できません。

1970年代にはこのような傾向に対する反発も起きてきたのです。ソマティックス自体は、一人称的な体験がその本来の目的であり、「学問であること」に対するこだわりを持つ人がそれほど多くないので問題は大きくないといえるのかもしれません。しかし、ソマティック心理学の立場としては、問題はもう少し微妙かつ複雑です。心理学的な面が減少すると、ソマティックスとの違いが少なくなります。「心理学」としての三人称的な学問的な部分もしっかりと研究し、理論づけられることが要求されるのです。したがって、この時期は、ソマティック心理学としては停滞の時期であると考える人もいます。しかし、そのような「停滞期」も、次なるステップが生まれるために必要性だったのかもしれません。事実、その後、ソマティック心理学には、大きな転機（好期）がやってきました。それが、たとえば、マインドフルネスの導入であり、トラウマ・PTSD研究との結びつきでした。

2）第三世代（1970年代後半-1990年代）

第三世代の代表的な療法には、**クルツ**（Ron Kurtz）の**ハコミ・メソッド**（Hakomi Method）や、**ミンデル**（Arnold Mindell）の**プロセスワーク**（Process

Work）などがあります。

ただ、日本に入っている第三世代の療法も、米国と比べるとトレーニングの対象が、心理の専門家より、一般的に心理分野に興味を持っている人が多いせいか、近年の神経科学の成果の心理療法への導入は結構遅れている印象は否定できません。第四世代への移行に力を入れている米国とは事情が違うようです。

3） 第四世代（1990年代以降）：ソマティック心理学の新たな潮流

多かれ少なかれ、以上のようなライヒの流れを汲むソマティック心理療法（本書の分類では、第一世代および第二世代、そして第三世代の一部）は、今でも欧米を中心に行われています。

現代では、それらとは大きく異なる、新しいソマティック心理学の学派が影響力を持ってきています。近年、急速に存在感を増してきているソマティック心理療法の理論モデルは、（新）アタッチメント理論に関連する母子の関係性、トラウマ、脳・神経科学の知見の結びつきから生まれてきているのです。第二世代までは、心理学・心理療法の「主流」からは、ともすれば「異端」的な手法と見られている部分もありましたが、ラジカルな第三世代ソマティック心理学、そして21世紀の心理学主流派の急先鋒として踊りでてきた感すらある第四世代のソマティック心理学およびソマティック心理療法の今後の展開が楽しみであり、筆者もさらなる可能性に期待しています。

次章では、ソマティック心理学と関係のあるさまざまな学問・学派・手法を概観していきます。

第3章　ソマティック心理学と関連分野

> 自然や、文化世界、社会の諸形態をもった人間世界、等々が存在するとは、それに対応する経験の可能性が私にとって成り立っていることを意味している。
>
> エドムント・フッサール『デカルト的省察』

1．人間性心理学との関連

1）パールズとゲシュタルト療法

　精神分析医の**フリッツ・パールズ**（Fritz Perls 1893-1970）は、1940年代に**ゲシュタルト療法**（Gestalt therapy）を構築しました。個人の問題に対して、原因を過去の履歴に求めるのではなく、むしろ「**今・ここ**」に焦点を当てる心理療法です。

　ゲシュタルト療法のセッションにおいては、身体意識を含むあらゆる意識の変化を観察することに注意を払います。最も広く知られているゲシュタルト療法の技法は、「**エンプティ・チェア**（空の椅子）」です。一種のロールプレイですが、役割に応じて座る椅子（場所）を変えていきます。内的な葛藤と対話を具体化するのに有効な基礎技法であり、さまざまな流派のサイコセラピストによって今日でもよく使われています。

　1960年代に、パールズは、エサレン研究所内に住居を定めました。セッション自体の形式も、当初は個人セッションでしたが、エサレンではもっぱら集団の中において行われる集団療法的な要素を増していきます。セッションの映像は広まり、彼のワークは世界的に知られるようになりました。

　パールズと身体技法との関係には深いものがあります。彼は早い時期より、身体に関心を持ち続けていました。戦前のドイツ時代には、妻のローラ経由で**エルザ・ギンドラー**（第7章参照）などの身体技法の情報を得ていたといわれ

ます。米国では、ロルフィング、センサリー・アウェアネスなどのボディワークを受けていましたが、エサレン移住後、それらのセッションを受けることがまさに日課となったのです。亡くなる直前の米国でのワークショップ時にも当時アレクサンダー・テクニークのボディワーカーであった**イラナ・ルーベンフェルド**（ルーベンフェルド・シナジー・メソッド開発者）と会っており、またサンフランシスコでの葬送ミサでは、ダンス・セラピストの**アンナ・ハープリン**が、生前のパールズの希望に沿って、グスタフ・マーラーの交響曲に合わせて、参列者も巻き込んで講堂内を踊りまわったそうです（アンダーソン, 1983）。

パールズが**ライヒ**に教育分析を受けていたこともよく知られていますし、ライヒの考えから多くの影響を受けています。ゲシュタルト療法は、ソマティック心理療法の先駆的なものの一つとしてとらえられているのです。

2) ロジャーズと身体性

米国の心理学者**カール・ロジャーズ**（Carl Rogers 1902-1987）は、クライエントとセラピストとの二者関係に注目し、対等な人と人との間において生じる共感を媒介とした間主観性にもとづく心理療法の構築に取り組みました。その手法は、クライエント中心療法、パーソン中心療法として知られています。

ロジャーズが提示した、クライエントに対する治療者の三つの態度条件（「共感的な理解と伝達」「無条件の肯定的尊重」「純粋性」）は、今日では、学派を問わず、すべて心理療法に関わる者にとっての基本として広く受け入れられています。これは心理カウンセラーのみならず、ボディワーカーにも共通の原則ではないかと、サイコセラピスト兼ボディワーカーである筆者は実感しています。

なかでも、ロジャーズの考えの中で最も注目されてきた「**共感**（empathy）」は、二つの（グループ・エンカウンターにおいては、それ以上の）異なる身体を持つ存在である主体間に生じる身体的な感覚を伴う現象（または身体的共鳴）であると考えられるので、ロジャーズの手法において身体性の問題は根本的に大きな意味を持つと思われます。ロジャーズは、できる限り自発的な身体運動を取り入れて自分を表現するようにしていること、また、身体接触で人に応対することを少しずつ学んできていて、真実で、自然で、適切と思われるときには、身体接触を厭わないことを明言しています。たとえば、エンカウンター・グループの場においてですが、ロジャーズは、グループの誰それが自分を愛し

てくれない夢を見たと涙を流している参加者の女性の肩を抱き、キスをして慰めた経験などを報告しています（ロジャーズ, 1970/2007）。

ロジャーズの主著 Client-Centered Therapy（1951）には、「内臓的・生理的体験」とロジャーズが呼ぶ身体感覚についての記述が多くあります。たとえば、「意識的には認められないが、内臓的・生理的体験である態度や情動を自分の中に発見することは、セラピーの最も深く、重要な現象である」とのロジャーズの言説は、ジェンドリンに先んじて、ロジャーズが、フェルトセンスやフォーカシングに相当するものの意義に気づいていたことを示すものである、との評価もあります（池見, 2005）。

3）ジェンドリンとフォーカシング

シカゴ大学の哲学者・心理学者**ユージン・ジェンドリン**（Eugene T. Gendlin 1926-2017）は、ロジャーズのもとで心理療法を学び、独自の**フォーカシング**（focusing）という体系を作り上げました。

ジェンドリンは、ディルタイ、フッサール、ハイデガー、ブーバー、サルトル、メルロ＝ポンティらの実存主義哲学や、ランク、ロジャーズの人間性心理学、ビンスワンガー（L. Binswanger）、ボス（Medard Boss）らの現存在分析、メイ（Rollo May）、フランクルらの実存主義的心理学の流れをもとに**体験的哲学**（experiential philosophy）を提唱する哲学者です（1973/1999）。

「人はどのように自分の実存に接近できるのであろうか」「人はどのように自分の実存に取り組み、そこから生きることができるのだろうか」という実存的な問いを立て、それに対する答えは、「実存は身体で感じられる（bodily felt）」である、とジェンドリンは言い、心身の関係性について次のように述べます。

> 体験過程的な観点では、こころ（psyche）とからだ（body）はひとつであるということは単なる抽象的な真実ではない。こうしたうえで肉体を表わす言葉と心理学的な言葉を使い分けようとはしないのである。その代わりに、言葉はからだで感じられ、心理的に意味のある過程、「体験過程」（"experiencing"）を指すために用いられている。それはどんな人にも気持ちのように感受でき、肉体的であるがたいへん多くの認知的・状況的・観察的側面をも含んでいる。
> （ジェンドリン, 1999, 87-88 頁）

さて、フォーカシングは、微妙な身体感覚の気づきに焦点を当てる手法です。ロジャーズは身体性には注目しながらも、具体的な方法を開発することはなかったわけですが、ジェンドリンは身体性を中心に据えたマニュアル化（または、体験プロセスのエッセンスの抽出）を、明確な研究の目標としたのです。

フォーカシング手法の中心は「**フェルトセンス（felt sense）**」という概念の導入です。ジェンドリン（1978）によれば、フェルトセンスとは、「外的な問題に対する身体感覚のことではなく、内面的な意味に対する身体感覚」です。

フェルトセンスとは、純粋に身体的なもので、生きることの意味と関係がないような身体感覚を感じるのなら、それをただ手放し、自分の人生がどのように進んでいるのかを自問するように指示します。そうすることによって、すぐに何らかの身体的なフェルトセンスに気づくといいます（Gendlin, 1978）。

コラム 〈フォーカシングのエクササイズ〉

以下は、ジェンドリンが提示している簡単なフェルトセンスのエクササイズの手順です（Gendlin, focusing, 1978）。

① 静かに、あなた自身の内面へと向かい、何か好きなものや美しいものを取り上げてください。それは、物であったり、ペットの動物であったり、場所であったりするかもしれません。何かの意味で、あなたにとって非常に特別なものです。1、2分の時間を取りましょう。

② 一つのことに留まってください。そうして、「どうして私は［　］を好きなのだろう？」とか、「なぜ美しいと思うのだろうか？」と自問してください。

③ 特別であることや、愛することに対する全体的な感覚を、そのまま感じるにまかせます。そのような状態で何か一つか二つの言葉を見つけることができるかどうかを見ていきましょう。

④ 見つけることのできた言葉が意味することを感じるがままに委ねます。全体のフェルトセンスに対して、そして新しい言葉や感情が浮き上がってくるかどうかを見ていきましょう。

2. ユング心理学との関連

ミンデル、ウッドマン、ヒルマン

　ユング自身に関してはすでに述べましたが、ここではユング系の心理学との関係性についてみていきます。ユンギアン（ユングの流れ）は、一般的には「夢」を無意識の表れとして分析の中心としますが、肉体、身体症状も、もう一つの無意識が現れるチャネルだと考える人たちもいます。この流れにある**プロセスワーク**（Process Work, またはプロセス指向心理学）の創始者**アーノルド・ミンデル**（Arnold Mindell 1940-）は、夢を通じて表現されることもあり、また身体症状・動作を通じて顕れることもある無意識を「**ドリームボディ（dreambody）**」という統合体としてとらえる概念を提案しています。これは、アクティヴ・イマジネーションの実践手法の一つです（シュピーゲルマン, 1984/1994）。欧米の心理療法の世界では、日本ほどミンデルやプロセスワークは知られていませんが、ソマティック心理学の分野で受け入れられています。もともと物理学者であったミンデルはユンギアンとして出発しましたが、今では心理療法の範疇を越えて、独自のシャーマニズム的な世界観と結びついた興味深い手法へとプロセスワークを展開させています。

　日本ではあまり知られていないようですが、**マリオン・ウッドマン**（Marion Woodman 1928-2018）は、身体に注目している世界的なユング派セラピストです。ウッドマンは、神経性無食欲症（拒食症）、過食症、肥満症、そして、虐げられた原初の女性性・母性の象徴、または元型である「**黒聖母**（Black Madonna）」（後述）なども含んだ抑圧されてきた女性性など、特に女性の身体性に観点から心身問題を主たるテーマに素晴らしい研究をしています。また、女性の体の無意識の声を聞くために、音楽とダンスを強力で現実的な媒体として使うことを提案しています（Woodman, 1980）。

　フェミニズムとも強く結びついたウッドマンのユング心理学の世界での存在感は、『魂のコード』などの著書で知られる元型心理学者**ジェームズ・ヒルマン**（James Hillman 1926-2011）と並ぶ大きなものがあります。そのヒルマン（1976）も、「分析では身体にも細心の注意を払い、体験としての身体を観察し、

その声に耳を傾けます。身体は乗り物であり、その内で変容のプロセスが起こるのです。分析家は、身体に影響を与えることなしに永続的な変化はありえないことを知っているのです。感情は常に身体的に荒々しく表現されるものです。そして、意識という光には、感情という熱が必要なのです」と心理療法における心身関係の重要性を述べています（Hillman, 1976）。

　また、ユング心理学とソマティックス（≒ボディワーク）との関連では、1920-30年代のドイツでも、マッサージとの組み合わせによって精神・心理療法の効率アップをはかろうとする探求がユング派の人たちによっても行なわれていました（Rosen, 2003）。

無意識と対話する「能動的想像法」

　ダンス・ムーヴメントとの関連では、**オーセンティック・ムーヴメント**（Authentic Movement）がユング心理学の**アクティヴ・イマジネーション**（能動的想像法, active imagination）を理論的基礎としています。アクティヴ・イマジネーションとは、ユングが自分の知る限り最も有効と述べた「無意識との対話」の心理技法です。1947年のユングの手紙によると、能動的想像法は、まずイメージすることから始めます。たとえば、夢で見た黄色い塊から始めます。それを熟視し、そのイメージがどう展開するのか注意深く見つめるのです。内的イメージを浮かべていると、次第に自発的な連想によってそれが変化してきます。イメージする対象を性急に変更してはいけません。選んだ一つのイメージをしっかりと描き、自然に変化するまで待ちます。すべての変化を心にとめておきます。そして最終的にはそのイメージの中に入っていきます。もしそれが人物なら、話したいことを言いましょう。その人物が何かを言いたいのなら、耳を傾けましょう。これは、自分の無意識を分析するだけでなく、無意識に自分を分析する機会を与えることにもなります。そうして、意識と無意識の統一体が次第に創られていきます。このプロセスなしに個体化（個性化）はありえません（シュピーゲルマン, 1979/1994）。

　老松（2006）によると、無意識には自立性があり、そこから出てくるイメージもまた自立的にふるまうのですが、それらは基本的に自我（意識）の一面性を補償するように働きます。この性質を利用して、意識と無意識との間で「や

りとり」をキャッチボールのように行なうことで、心の全体性の回復を図る技法が、アクティヴ・イマジネーションです。

フォン・フランツ（Marie-Louise von Franz）によると、アクティヴ・イマジネーションのプロセスは、以下の4つの段階に要約できます（シュピーゲルマン, 1994）。①自分の意識を空にする、②情動や空想を湧き上がらせる、③無意識と対話（対決）する、④実生活の中で対話の結果を実行し、統合する。フォン・フランツによると、多くの心理療法では、③と④のステップが欠けているそうです。

以上からもわかるように、アクティヴ・イマジネーションは非常に重要な技法なのですが、実際には、ユング派のセラピストにもあまり使われていないようです。クライエントが、空想世界に耽り無意識の中に落ちてしまう危険性があるためと言われています。ユングは東洋的な「無我」を尊重しつつも自我の関与を強調し、確固たる自我の存在が前提と考えていました。「想像法」は決して退行的で受け身なものではなく、能動的（アクティブ）であるべきですが、一般的にうまく対応できるクライエントは多くいないようです。しかしながら、絵画、彫刻、ダンス、箱庭療法のような非言語的な設定におけるこの技法の活用は、無意識の中に落ちる危険性もなく、子どもセラピーでは一般的に利用されているそうです（シュピーゲルマン, 1994）。

老松（2006）は、アクティヴ・イマジネーションにおける作業のほとんどが集合無意識と［心理的なものと身体的なものとがもはや区別できない］類心的レベルを扱うので、自ずと直接的に身体を扱うことになる、と述べ、アクティヴ・イマジネーションは極めて身体的な分析技法であり、心身症の早期改善がみられることも少なくないとしています。その一つの具体例が、類心的領域と関わり「ドリームボディ」を窓口とするミンデルの手法です。ゲシュタルト療法などの身体意識手法とユング的な夢分析を組み合わせたところに新しさがあるのです（シュピーゲルマン, 1984/1994）。

3. トランスパーソナル心理学との関連

ソマティック心理学には、トランスパーナル心理学とも深く重なり合っている部分があります。たとえば、**グロフのBPM仮説**は、赤ん坊が出産の過程

によって生じる最初のトラウマ生成の説明として興味惹かれるもので、周産期心理学の課題なのです（第 2 章参照）。

シャーマニズムと結びついたミンデルのプロセスワークやマインドフルネスなどの東洋思想を取り入れたクルツのハコミ・メソッドなど、第三世代のソマティック心理療法では、一般的な意味での心理療法の枠組みに留まらず（もちろん、そこで留まってもよいのですが）、スピリチュアル性の発達という、より高次で包括的、統合的な目標にまで視野を広げています。

インテグラル理論（拙著『インテグラル理論入門 I・II』を参照）を唱える米国の思想家ケン・ウィルバーは、トランスパーソナル（超個の）領域に至るための必要不可欠な入り口として、いわゆるケンタウロス（人馬一体、心身の統合）段階の領域に注目しています。私見では、その身心一如の領域までを担えるのがソマティック心理学と考えているので、現在、肉体（グロス・ボディ）と最も強く結びついている私たち人間の成長にとっては、最も身近に必要とされている統合的な心理学・心理療法であると言えるでしょう（第 11 章参照）。

4. マインドフルネスとの関連

受容的アプローチの隆盛

アメリカでは 1980 年代に入り、人間性回復運動で注目された東洋的思想（禅や、チベット仏教、道教などを中心とする）が、より多くのアメリカ人の生活の中にもより広範に浸透、定着していきました。その結果、西洋的な心理療法との融合も見られるようになってきます。

特に**マインドフルネス**（mindfulness；「今・ここ」の意識の気づきで満たされている心の状態）や、**コンパッション**（compassion, 慈悲, 慈しみ）という仏教に由来する概念は、現在では瞑想などの精神文化に親しむ人々のみならず、いくつかの心理療法の核となる受容的アプローチとして積極的に導入されてきています。

また、マインドフルネス的な手法は、当初はどちらかというと、セラピストがより効果的にセッションを進めるための理想的な基本態度として捉えられていましたが、とりわけ、行動療法におけるリラクセーションの技法としてのマインドフルネスの導入を契機に、クライエントが効果を得るための基本的態度

でもある、と見なされてきたのです。つまり、セラピストとクライエントの双方にとって、心理療法を根本レベルからより効果的なものにするために、マインドフルネスな状態を必要不可欠なものと見なすことは、今日の欧米の心理療法の世界の主流であるといっても過言ではないでしょう。

フロイトとマインドフルネス

　一般的にはあまり知られていないと思いますが、マインドフルネスを心理療法へ導入する最初の探求は、驚くべきことに、およそ100年前の心理療法の歴史の初期において、すでにフロイトによってその根本的な重要性が指摘されていました。それは、フロイト（1912）の「**均等に留保されている注意**（**平等に漂える注意** Evenly-suspended/hovering attention）」という概念です。

　フロイトの「均等に留保されている注意」とは、**物事に囚われずに**（価値判断せずに）**すべてに注意を払う**（意識が開かれている, bare attention）ことです（Epstein, 1984）。フロイトは、1914年の論稿『想起、反復、徹底操作』において、精神分析の治療セッションにおいて、「自由連想法」を、精神の流れを知るための根本的な精神分析のルールとすると同時に、この「均等に留保されている注意」を患者に対するセラピストの最高の基本態度であると定義したのです（フロイト著作集 6, 1970）。一般的にはあまり知られていない、このフロイトの基本概念・態度は、今日のマインドフルネスにも共通するものであると考えられます。フロイトは言います。

> われわれ［分析医］は自己の注意能力からすべての意識的影響作用を遠ざけ、引き離し、完全に「無意識的記憶」に身を委ねる、あるいは、純粋に技法論的に言い表せば、われわれはただ耳を傾けてさえいればよい、何に注意したらよいかということには気をつかう必要はない。
>
> （フロイト著作集 9, 1983）

　Thoughts Without A Thinker（『ブッダのサイコセラピー』）の著者であり、仏教にも造詣の深い精神科医**エプスタイン**（Mark Epstein, 1999）によれば、フロイトの大きな躍進の源となったのは、思考がする精神の「批判的能力」を停止できることの発見です。この停止こそは、患者の**自由連想**と、治療者の「均等に

留保されている注意」の両方のプロセスを促進するための鍵だったのです。『ヨーガ・スートラ』にも、「ヨーガとは心の作用を止滅すること（nirodha）である。心の作用が止滅されてしまった時には、純粋観照者である真我は自己本来の状態にとどまることになる（1-2,3）」（佐保田鶴治, 1976）とあります。これは、まさに東洋の瞑想者たちが数千年にわたって実践してきた意識の基本姿勢であることを、知らずに会得したフロイトの偉業だったとの評価もあります。

　以上の記述から垣間見ることのできるフロイトの炯眼には、ただ驚くばかりです。

人間性心理学とマンドフルネス：プレゼンスとロジャーズ

　ロジャーズの受容的態度に基づく心理手法は、セラピスト（治療者）の三原則（三つの態度条件, 66頁参照）によってよく知られていますが、**第四の原則（条件）** として、**プレゼンス**（presence）が取り上げられることもあります。

　ロジャーズは晩年の1979年、セッション中に直観的自己に限りなく近いところにいるとき、または内なる未知と触れ合っているとき、または変性意識状態にあるときに、超越的なプレゼンスとして、クライエントやグループの面前に自己が存在し、ただそれだけで癒しとなる、という体験を告白しています（ロジャーズ、1984）。このような一種、神秘的な特徴をセラピストの四番目の原理、すなわち「プレゼンス」として、ロジャーズは述べているのです。

　ロジャーズは長らく神秘的なことや宗教的なことを避けてきたこともあり、このプレゼンスに関しては、ロジャーズ派の人たちの間でも賛否や当惑があるようです（岡村・保坂, 2004）。さらに、ロジャーズはインタビューで、「ひょっとすると、それらの条件（治療者の三つの基礎条件）の辺縁にある何かこそが、治療の最も重要な要素なのではないか―（それは）治療者の自己が非常にくっきりと目に見えるかたちで〈いま―ここに―いること（プレゼンス）〉です」（前掲書 pp.74-75）と語っています。筆者も、このプレゼンスこそ、心理療法をはじめとする二者関係において、最も根本的なものとして扱われるべきものと捉えたいと思います（第10章参照）。

　そのほか、ゲシュタルト療法のパールズや、フォーカシングのジェンドリンもマインドフルネスに相当するエクササイズを導入していることはよく知られ

ているところです。以下では、認知行動療法との関係を簡単に見てみましょう。

マインドフルネスと認知行動療法（第三世代）

　90年代前後には、**第三世代**と呼ばれる**認知行動療法**（Cognitive Behavior Therapy；CBT）が次々と生まれました。たとえば、**シーガル**（Segal）らの**マインドフルネス認知療法**（Mindfulness-Based Cognitive Therapy；MBCT）、**ヘイズ**（Steven C. Hayes）らの**アクセプタンス・コミットメント療法**（Acceptance Commitment Therapy；ACT）、そして**リネハン**（Marsha M. Linehan 1943-）の**弁証法的行動療法**（Dialectic Behavior Therapy；DBT）などです。

　第三世代の特徴は、瞑想（ヴィパッサナーや禅など）を積極的に組み合わせる点にあります。特にマインドフルネスや**アクセプタンス**（受容性）という概念は、1977年から行動療法における介入として認識され始め、マサチューセッツ大学医学校の**カバット・ジン**（Jon Kabat-Zinn 1944-）による、ストレス低減のための外来患者へのマインドフルネス瞑想導入を扱った1982年の論文などから広がり始めました。これは、今や、第三世代認知行動療法には不可欠な中軸概念となっています。

　ただし、これらも認知行動療法であるので、基本的に指示的な性格は維持していること、またマインドフルネス自体に対しても、仏教的な素養のないアメリカのサイコセラピストやクライエントの中には、当初の仏教的なものとは違ったものとして理解している部分もあるでしょう。

　ここでは一例として、ワシントン大学教授のリネハンによって80年代後半から開発された**弁証法的行動療法**（DBT）について少し見てみます。**リネハン**は、認知行動療法の創始者の一人である**マイケンバウム**（Donald Meichenbaum）の指導も受けてきた「主流派」の背景を持っている学者です。DBTは、従来のCBTでは効果が無いとされていた（特に自殺願望を持つ）**境界性パーソナリティ障害**（BPD）への有効性で注目を浴びている第三世代CBTの代表的な心理療法です。

　リネハン自身も、禅などの瞑想の熱心な実践者ですが、DBTにおいても、クライエントに対して、以下のような基本理解に基づいて、マインドフルネス状態になるための訓練を実践しています（Linehan, 2009/12）。

① マインドフルネスとは、「今・ここ」のありのままを体験しそれを観察すること、描写すること、自然体でフロー（場の流れ）に入り込むことである。
② 善悪の無評価の態度で、この瞬間をすべてであると捉え、この世の道理に沿った行動をとることによって、マインドフルネスは成就される。
③ 現実を受容すること。つまり、徹底的な「今・ここ」の現実経験を受容すること、自発的にすべてを肯定すること、その受容を常に行い続けることである。

マインドフルネスとラヴィング・プレゼンス（ハコミ・メソッド）

　認知行動療法の学派に属しない**仏教心理療法**（Buddhist Psychotherapy）の系譜も存在します。これらは人間性心理学やトランスパーソナル心理学とも関わりながら発展してきた側面も持ち、第三世代認知行動療法に先んじてマインドフルネスなどの概念を心理療法に組み込んでいったものです。

　仏教セラピーは、特定の仏教宗派に属するものではなく、マインドフルネスの概念を中心に、慈悲や、菩提心、如来蔵（仏性）、帰依の精神など、仏教に広く共通する特徴を取り入れた心理療法の総称であり、たとえば、キリスト教徒であろうが、宗派に関係なく提供される心理療法なのです。仏教的要素やタオイズムを基盤として取り入れたホリスティックな心理療法の代表的なものに、**ロン・クルツ**による**ハコミ・メソッド**（Hakomi Method）があります。

　セラピストは、普段、まず自分を磨くことが必要とされます。日々の自分の心の修行、成長なくしてクライエントを援助することはできないということを意味します。どのようなクライエントに対しても**ラヴィング・プレゼンス**（loving presence, すべてに先行する愛に満ちた存在感）を感じる訓練を行ないます（Kurtz, 2004）。それは相手を前にして、すべてを肯定的に受け止め、"必ずある"その人の美しいところを見つけ出し、感謝し、それをその相手に伝えてあげることでもあります。

　実際のセラピーでは、まずセラピストがラヴィング・プレゼンスを体現、具現し、それによってクライエントを包み込むことで、クライエントは何の心配もなくマインドフルネス状態にいることができるようになるのです。このよう

なセラピーにおける無評価の肯定の環境においては、普段の意識状態では耐えられないことや苦しいこと、恥ずかしいことであっても、クライエントは安心して話したり、気持ちを表現したりすることができます。

　仏教の一部には、一切衆生に本来備わっているすばらしい性質（仏性）を発見し、発掘し、磨き上げていくことが仏教の本質である、という考え（如来蔵説）があります。この定義に従うと、このような欧米の一部の心理療法は、仏教と呼んでもよいような性質をすでに身につけるに至っていると言えるかもしれません。クルツ（2004）は、心理療法とスピリチュアルな（宗教的、霊的）修行とは、本来別物ではなく、同根であると考えており、セラピストにとってもクライエントにとっても、ハコミ・セラピーを行なうことは、即スピリチュアルな訓練であるとしています。

　マインドフルネスのアプローチの探求は、研究及び実践の両面において、現在進行形で多くの実績が積み重ねられているところです。21世紀の心理療法の世界においては、マインドフルネスは、精神分析学派であろうが、認知行動学派であろうが、人間性心理学、ナラティヴ・セラピーであろうが、また、折衷派、ホリスティック、ソマティック、トランスパーソナルであろうが、すべての心理療法における基本的なサイコセラピストのあるべき根本的な心理状態として位置づけられる方向に大きく流れているのです。

5. トラウマ研究との関連

　スタンフォード大学にいた**フランシーン・シャピロ**の**EMDR**（eye movement desensitization and reprocessing）は、文字通り「眼球の動き」を利用した手法で、アメリカではトラウマ療法として非常に評価の高いソマティックなアプローチです（第9章参照）。最近、日本でも多少は知られてきましたが、セッションでの言語介入の基本など、他のソマティック・アプローチとも共通部分が多く、ソマティック心理学に分類する考え方もあります。

　また発達心理学的には、特に（イギリスのボウルビィに始まる）アタッチメント理論がソマティック心理学の学術的基礎の一つを担っており、ライヒに遡る性格（構造）分析とともに大切な一分野を形成しています。

　近年、ソマティック心理療法と最新の脳科学、神経生理学との対話が緊密に

なってきており、特に身体症状を伴うことが多いトラウマ、PTSD などに対して効果的と考えられます。実際、1990 年代の「脳の 10 年（the Decade of the Brain)」を経て、飛躍的に革新的な進歩を遂げたアメリカの脳・神経生理学から得られる知見とソマティック心理療法との間に、親和性が非常に高いことが明らかとなっています。非常に有効な心理療法として、米国ではサイコセラピストのみならず、多くの脳神経学者、精神科医などの間でも注目されており、臨床心理学の分野において、フロイト以来の革命的な転換が進行していると、多くの学者たちも考えているようです。

　たとえば、PTSD・トラウマ研究の第一人者であるボストン大学医学校精神科の**ベセル・ヴァンダーコーク**も、EMDR や、ソマティック・エクスペリエンス、センサリー・モーター心理療法などのソマティック・アプローチが非常に有効であると述べています。アタッチメント理論との絡みでは、UCLA 医学校の**アラン・ショア**や、**ダニエル・シーゲル**の貢献は今後も大きいでしょう。またカリフォルニア大学サンフランシスコ校精神科のルイス準教授なども、「精神（心理）療法とは、実のところ生理学であることが明らかになった」と宣言しています（Lewis, 2000）。個人的には言い過ぎかと思いますが、日本ではもっとこのことが強調されるべきかもしれません。イリノイ大学教授である**ポルゲスのポリヴェイガル理論**（第 5 章参照）なども、広く認知されてきています。

6. 哲学との関連

現象学：フッサールとメルロ＝ポンティ

　心理学以外の哲学分野では、ドイツの**フッサール**（Edmund Husserl 1859-1938）の、特に後期の発生現象学や、その流れを継承したフランスの**メルロ＝ポンティ**（Maurice Merleau-Ponty 1908-1961）の**現象学・身体論**などの視点が不可欠です。意識とは何かを根本から探求するためには、ある程度の哲学的な基礎知識も必要です。特に受動的綜合（統合）、能動的綜合などは、意識、無意識、身体意識などと密接に関わる概念であり、ある程度の理解はすべての心理学・心理療法の研究と実践において必須でしょう。

フッサールによる現象学（phenomenology）は、哲学のみならず、心理学、社会学など様々な分野に大きな影響を与えてきた 20 世紀を代表する思想です。現象学は決して主観性、個人的な内面意識の領域の研究にとどまるものでなく、間主観性、集団的な内面意識の領域の研究に対しても直接的に関わってきます。

　フッサール現象学（特に発生的現象学）の研究を専門とする東洋大学の山口一郎は、主著『文化を生きる身体』（2004）において、主客の「三段階の移相」として、受動的綜合（心身、主客の未分化段階）、能動的綜合（思考と身体、主客の分離による発達、意識段階）、そして統合的段階（心身統合、身心一如の段階）という垂直的な三層の領域について、厳密な現象学の研究に基づく探求を行っています（第 11 章参照）。たとえば、山口（2004）は次のように述べています。

> いわゆる「身心一如」という事態ですが、注意しなければならないのは、この場合の主客分離性は、先述定的で先反省的な体験や、受動的綜合の場合の心身未分化ということとは、次元を異にしていることです。先反省的な受動的綜合の次元を前提して、通常の心身関係の領域が形成されていきますが、そこで形成された能動的志向性の世界そのものが、突き抜けられるとき、身心一如の世界が成立するのです。　　　（前掲書, p.76）

　山口の言説は、プレパーソナル（≒受動的綜合の場合の心身未分化）段階とトランスパーソナル段階（≒突き抜けられた身心一如の世界）とは、パーソナルの領域（≒能動的志向性の世界）とは違うという意味では共通するが、両者は出発地点と到着地点であり、本質的に全く異なる段階であって、混同してはいけないということです。さらに山口は「フッサール後期現象学の中心テーマである発生的現象学、受動的綜合、生活世界、並びにメルロ＝ポンティの間身体性と『肉』という概念が、従来の主観─客観の分離と心身二元論をその根底から解明し、それに変わる新たな次元を開拓しえた」（前掲書, p.355）と述べていますが、これは、フッサール後期現象学の探求の主題が、ケン・ウィルバーのいうところのインテグラル段階（第二層＝心身統合＝ケンタウロス段階）への変容と重なる部分を多く持っていることを示しているものです（第 11 章参照）。幼児期の心身融合（受動的綜合）と認知能力の発達（能動的綜合）を経た後の心身統合とを明確に区別する「三段階の移相」という山口の洞察は、純粋に哲学的な探求から得られた明証であることに大きな意義があります。

身体性と間主観性とをその哲学の中心に据えた現象学者が、フランスのメルロ＝ポンティです。主著『知覚の現象学』の序文において、メルロ＝ポンティは、「現象学が獲得した最も重要な成果とは、極端な主観主義と極端な客観主義とを、世界もしくは合理性の枠組みの中で統合させたことである」と述べています。この概念的な枠組みの中においては、顕わになるさまざまな経験と正確に見合うレベルの合理性が実現されているのです。合理性があるということは、さまざまな視点が交差し、さまざまな知覚が検証しあい、一つの統合的な意味としての現象学的世界を出現させるということです。現象学的世界とは、絶対的精神やら実在論的意味やらの純粋な存在や既に実在しているものの世界のことではありません。私（主観）のさまざまな経験の交点に、私（主観）の経験と他人（別の主観）の経験との交点に、間主観性の関係性を通して常に現れる意味世界であり、存在自体の終わりなき創造のプロセスなのです。私たちはこの諸体験の関係性の創造という奇跡の立会人であると同時に、その奇跡そのものなのです。メルロ＝ポンティによると、「真の哲学とは世界を見ることを改めて学ぶこと」なので、常に世界創造をしている私たちは、常に哲学の学びの場に直面しているといえるでしょう。

　また、現象学以外の二者以上の間主観的な関係性の哲学としては、「我と汝」の関係性で知られる**ブーバー**（Martin Buber 1878-1965）の宗教哲学的二者関係の理解も欠かせません（第11章参照）。「**二人称のものの見方**（2nd-person perspective）」は現代の心理療法の共通した基盤であり、間主観的哲学は、その理解に大いに役立ちます。

　フッサールの現象学から出発したメルロ＝ポンティの哲学は、さらに**身体化**（embodiment）の問題に焦点を絞っていきます。メルロ＝ポンティは、「意識の現象学を身体性の現象学へと転位」したのです（鷲田 2003）。**オートポイエーシス**で知られるチリ出身の生物学者・神経現象学者の**ヴァレラ**（Francisco Varela 1946-2001）らは、著書『身体化された心』の序論において、「新しい心の科学」への出発点としてメルロ＝ポンティを高く評価し、こう述べています。

　　西欧の科学文化は、物理的な身体観だけでなく生きられる身体観、つまり、
　　「外側」と「内側」を合わせもつ、生物学的であると同時に現象学的な身
　　体観に至るべきだというメルロ＝ポンティの考えにわれわれは賛成する。

この身体としてあること（embodiment）の両面が対立するものではないのは明らかだ。むしろ、われわれは絶えず両面を行きつ戻りつするのである。メルロ＝ポンティは、この循環を理解するにはその基本軸を詳細に研究すること、つまり、知識、認知、経験を身体化しなければならないことを認めていた。メルロ＝ポンティだけでなく、われわれにとっても、「身体としてあること」にはこの二つの意味がある、つまり、生の経験の担い手としての身体と認知機構のコンテキストまたは環境としての身体である。

（ヴァレラ, 2001, 13 頁）

　以上のように、「身体としてあること（身体化）」の二重の意味の明確化、つまり「**身体図式**（body schema）」の解明に取り組むことが、認知科学と人間経験の循環の認識につながるとヴァレラも考えます。「この循環の認識は、自己と世界、内側と外側との間に存在する空間の可能性を開いた」（同書 23 頁）のであり、そのことによって、**中道**または「**間**（entre-deux）」の存在が明らかになるのです。ヴァレラによれば、西洋の伝統において、科学と経験、経験と世界の根源的な「間」の探求に傾倒し、生の直接体験の現象学と心理学や神経生理学の相互的な啓発を論じた数少ない哲学者の一人がメルロ＝ポンティでした。この文脈において、ソマティック心理学はメルロ＝ポンティの思想と実践を継ぐものといえるでしょう。

身体化の基礎概念：身体図式（運動性）と身体イメージ（境界性）

　身体図式について、ここで簡単に触れておきます。身体図式という言葉は、メルロ＝ポンティ以外にもさまざまな解釈があります。ここではわかりやすく、狭義の身体図式とは、遺伝的および獲得的な動作の調整や姿勢などの空間的認識の無意識的なパターンに関係し、生理学的な基盤を持つものを意味する、としておきます。一方、身体図式の類似概念である**身体イメージ**（身体像, body image）とは、身体に対する意識的な気づきや信念、感情に関係するもので、心理学的な基盤を持つ概念であるとします。そして、広義の身体図式を、身体イメージも含めた概念であるとしておきます。

　心理的な身体イメージは、生理的な（狭義の）身体図式に基づいています。

よって、身体図式が変化すると、身体イメージも変化します。つまり、すべての心理学的な障害は、生理学的な障害の面を伴っていると言えるかもしれません。ライヒの言葉で言うと、「すべての精神的な神経症は、生理学的な筋肉の痙攣や呼吸の乱れに根ざしている」のです。

そもそも身体図式の概念は、英国の神経学者**ヘッド**（Henry Head）とアイルランドの神経学者**ホームズ**（Gordon Holmes）による**体位図式**（postural schema）の研究（1911）から発展した知覚的、生理学的なものです。さらに、オーストリアの精神分析医**シルダー**（Paul Schilder 1886-1940）は、**フッサール**が提唱した**ソマトロジー**（身体学）や精神分析学の影響を受けながら、視覚を重視し、無意識的な情動の働きも絡めた身体イメージへと身体図式の概念を展開しました。

シルダー（1923/1983）は、各個人が自己についてもつ空間イメージのことを身体図式と呼び、身体図式と外部環境からの知覚（たとえば、他人からの視線）との間には相互作用があるとします。シルダーの身体イメージ（または身体図式）は、生理学的な領域に留まらず、心理的、社会的な領域も含む概念なのです。

その後、**メルロ＝ポンティ**が、外部環境と身体との知覚的相互作用の観点から、身体図式の概念に注目します。意識の知覚と認知は、身体図式の部分を構成する意識されていない運動性や姿勢のパターン、筋肉の強度、呼吸のリズムなどに依存しているという身体化された全体性の実存モデルとしての身体図式を提示しました。そのような身体は、現象的身体と呼ぶことができ、この身体図式による現象的身体は、一人称的（心理的）身体と三人称的（生理的）身体とを媒介する役割を果たしているのです（田中・湯浅, 2001, pp.21-29）。

身体図式は、環境と身体間の相互作用による新しい身体の使い方の学びであり、一瞬一瞬変化し、発展していく運動性がその本質なのです。そして、身体イメージは主観と客観や、意識と無意識の境界性にその本質があるといえますが、一般的に両者の明確な区分はされていないようです。

7. 精神神経免疫学・統合医療との関連

心身医学の新しい一分野である**精神神経免疫学**（psychoneuroimmunology：PNI）という言葉は、1975年に、米国ロチェスター大学の**エイダー**（Robert

Ader）と**コーエン**（Nicholas Cohen）によって初めて使われたといわれています。神経系、免疫系、そして身体間の相互作用についての研究分野です。さらにこの分野を知らしめたのは、米国の神経生物学者**パート**（Candace Pert）でした。

1985年にパートは、神経ペプチドが脳と免疫系の双方の細胞壁に存在することを明らかにしたのです。神経ペプチドや神経伝達物質などの内分泌物質は、免疫系に直接的に影響を与えるのであり、感情と免疫学との間には密接な関係があると考えられます。感情は脳だけで創り出されるものではなく、全身の細胞で作られている、つまり、私たちの全身体が文字通り無意識の心とも言えるのです。感情は（肯定的なものであれ、否定的なものであれ）、それが蓄えられている細胞レベルで化学的に生み出されているのです（Pert, 1997）。

これは**ライヒ**の心理的なストレスが筋肉の緊張として蓄えられているという概念に通じるものでもあります。発生時に、適切に表現されず、抑圧された大きなストレスを伴うような感情によって、身体を流れるエネルギーはブロックされ、滞り、後に心身的な障害の原因となると考えられます。ライヒはそのような生命エネルギーをオルゴンと呼びました。当時の精神分析学会からは無視されたわけですが、西洋においても東洋的な「気」の概念がそれなりに受け入れられている現代では、むしろ時代がライヒにようやく追いついてきたといえるのかもしれません（本書51頁参照）。

また、米国の精神腫瘍学者**サイモントン**（Carl Simonton 1942-2009）は心理状態が免疫機能に影響を与えるという認識から、1970年代初頭、がん治療に指示的イメージ療法を導入し、自然治癒力を促進する心身一如的な**サイモントン療法**を確立しました。

統合医療（integrative medicine）は、著書『ワイル博士のナチュラル・メディスン』（春秋社）で世界的に知られる**アンドルー・ワイル**（Andrew Weil 1942-）などが提唱しています。その目的は、心身をホリスティックにとらえ、東洋医学が多く含まれる**代替・補完医療**と正統派とされる西洋医学を統合的に理解し、用いることで最大限の健康と治療効果を出せる統合医療の構築です。その他『バイブレーショナル・メディスン（波動医療）』の**ガーバー**（Richard Gerber）や『エネルギー・メディスン（エネルギー医療）』の**オシュマン**（第6章参照）、日本ホリスティック医学協会会長の**帯津良一**などもよく知られています。統合医療では、サトル・エネルギーやチャクラについても肯定的に活用していこうと

いう傾向があります。また、神経免疫学者のパート（1997）は、科学的な立場からチャクラ・システムの理解を試みています。パートによると、チャクラは、電気的、化学的情報を身体中に伝えるための中継地点であり、いわば「小さな脳〔ミニブレイン〕」と考えることもできるとしています。

8. スピリチュアリティとの関連

サトル・エネルギーと直観医療

　著書『光の手（*Hands of Light* 1988)』で知られる**ブレナン**（Barbara A. Brennan）のエネルギー・ヒーリング・ワークは、直接的に心理療法からスピリチュアルな方向に発展したものです。これは、ライヒ系の**コア・エナジェティックス**をもとに、スピリチュアル・ワークとして開発されたものです。

　コア・エナジェティックスとは、バイオエナジェティックスの共同創始者である**ピエラコス**が、40年以上にわたる感情と病気と身体の関係性の研究の後、1970年代に新たに創り出したソマティックスであり、心理学、ニューフィジックス、スピリチュアリティ、エネルギー場、チャクラ・システムなどから構成されるものです。コア・エナジェティックスは、人の周りのオーラやチャクラのエネルギー場を見ることで精神疾患の診断もするのですが、ブレナンに大きな影響を与えました。よって、ブレナンのワークは、ソマティック心理学（そしてソマティックス）と深い関連性がありますが、スピリチュアルな部分（チャクラ・エネルギー等）が強調されており、「心理学」には分類されず、スピリチュアル・ワーク（エネルギー・ヒーリング）とされます。

　現代版「手かざし療法」である**セラピューティック・タッチ**（The Therapeutic Touch）は、ニューヨーク大学名誉教授で看護師である**クリーガー**（Dolores Krieger）によって考案されたヒーリング・ワークです。米国での1970代以降の**代替医療**（alternative medicine）の流れの中で注目され、看護の領域から実践され、実証データを積み重ね、医学界でも認められていきました。代替医療は既成の医療の専門家に依存しない自立した生き方を人々に提案するものとして、今では多くの人から受け入れられていますが、米国で広まった理由の一つは、西洋医学の医療費と健康保険料が異常に高く、気軽に医師に見てもらえないと

いう経済的な理由もあります。

直観医療（medical intuitive）とは、**メイス**（Caroline Myss 1952-）によって知られるようになった代替医療の一つです。人体の気やチャクラなどのエネルギー状態を直観的に読み取ることで病の原因を探る手法とされています。この分野では、クリステル・ナニ（Christel Nani）なども知られています。

エネルギーによるヒーリングとは、他人や自分自身を助け、癒すために、人間性をエネルギーに付与する行為であり、「癒しの手」の学習を始める場合、まず自分自身を癒すことが、ヒーラーになるための前提条件ともされます（クリーガー、1993/2001）。

密教・禅と身心一如

宗教分野では、密教（チベット仏教や真言密教、天台密教など）は、心身の関連性の問題を詳しく扱っています。1972年、**タルタン・トゥルク**（Tharthang Tulku 1934-）がカリフォルニア州バークレーに設立した**ニンマ研究所**（Nyingma Institute）に、私自身も数年通いました。チベット仏教の中でもニンマ派は心身の統合のための身体的な体験―瞑想、動作法を交えた実践修行をとても重視します。

なかでも、私が体験したチベッタン・ヨガ（チベット体操）とも呼ばれる**クムネイ**（Kum Nye）は、呼吸法、自己マッサージ、姿勢、動作を使って、**ルン**（rlung；風、気）、**ティーパ**（mkhris-pa；火、胆汁）、**ベーケン**（bad-kan；地、水、粘液）の三つの体質の働きの調和を回復し、さまざまなレベルのエネルギーのブロックを解放するための技法の集成です。フェルデンクライスと非常に似ていて、ゆっくりとした動きでさまざまな姿勢をとっていく興味深いものでした。

禅宗においても、坐禅だけでなく、作務や公案なども含めた、トータルで、心身統合的なプログラムが用意されています。

たとえば、**道元**（1200-1253）は著書『**正法眼蔵**』の中で「**身心学道**」というとても重要な概念について述べています。道元によると、仏道を学ぶには二つの方法があります。一つは心による学び（**心学道**）であり、もう一つは身による学び（**身学道**）です。心学道に関しては、**感応道交**して、**菩提心**（または、赤心、古仏心、平常心）を起こすことが前段階として必要である、と述べてい

ますが、これは心理療法の前提としてのマインドフルネスの状態に通じるものでしょう。そして、身学道においては、この身体は人間として生きるようにできており、この事実の中で生きているものはすべて身体を持っている。この身体を使って学ぶこと、自己の真実である人体に生きることが学道、すなわち真実の道だと言うのです。道元は、修行しなくてもいつか自然と悟れる時期が来るという妄言に惑わされてはいけないと注意します。

　以上からもわかるように、道元は「身心学道」という言葉で、心身一元論、心身統合、心身一如という考えと実践を説いているわけです。仏教では「身心一如」と表現しますが、「身」が「心」より先に来ていることからも、心より身体を重んじる姿勢を受け取ることができます。『身体論』で知られる湯浅泰雄は、道元と心身関係への基本的態度を次のように要約しています。

> 「心身一如」という表現は、心と身体において見出される二元的で両義的な関係が解消し、両義性が克服され、そこから意識にとって新しい展望——ひらかれた地平ともいえるような——がみえてくることを意味する。心身一如とは、たとえば舞台でわれを忘れて舞っている達人の演技のように、心と身体の動きの間に一分のすきもない昂揚した状態である。道元はさらに一歩進んで、修行における悟りとは「身心脱落」の体験であるという。これは、心と身体の間の二元性が消失し、心はもはや客体としての身体と対抗する主体でなくなる——と同時に、身体は心の動きにさからう客体としての「重さ」を失なう体験である。このような経験は、心身を訓練する修行の過程を通してはじめて経験できる。そういう意味において、心と身体は元来不可分なものでありながら、依然として緊張をはらんだ二元的関係においてある。言いかえれば、それは修行を通じてなお一つとなるべき関係において見出されるのである。　　　　（湯浅泰雄 1990, 25-26 頁）

　米国では、第二次大戦後、カリフォルニアを中心に「禅ブーム」（日本の鈴木大拙、鈴木俊隆老師他、フランス在住のヴェトナム人僧ティク・ナット・ハンなど）が起こりました。また 1950 年代にわたる中国共産党政府によるチベット侵攻後、多くのチベット僧が、中国の迫害を逃れて主に欧米先進国に亡命して布教を始めたことや、その後のダライ・ラマによる平和活動などがあり、禅やチベット仏教は西洋社会でも特によく知られるようになり、欧米の心理学・心

理療法にも多大な影響を与えています。

　直接的な宗教以外のスピリチュアリティと身体の関係性では、東洋のヨーガ、気功、合気道などはもちろん心身統合の代表的なもので、カリフォルニアなどを中心として西欧社会にも浸透しています（たとえば、筆者が住んでいた人口10万人程度のバークレーでは、2003年当時で、300以上のヨガクラスがあると、自らヨガ教師でもある大学院の友人から聞いたことがあります）。

　身体性が、スピリチュアリティ、スピリチュアルな学び（修行）にとって非常に大切なことは、禅や密教などの宗教の場合と同様です。たとえば、20世紀の最大の神秘家の一人である**グルジェフ**（G.I. Grudjieff）は、ほとんどの人の本質的な意識は眠ったままで、機械と同様であり、その状態からの意識を覚醒させるための「第四の道」を説きました。彼の「ワーク」はイスラム神秘主義のスーフィー（ダンス）の影響も受けており、非常に身体性が高いものです。

　もう一人の20世紀を代表する神秘思想家、**シュタイナー**（Rudolf Steiner）の人智学では、エーテル体、アストラル体という多重体（bodies）の身体概念が元になっていますし、実際、手作業のアートや劇、**オイリュトミー**のムーヴメントやバイオダイナミック農法など、肉体を通しての学習は、シュタイナー教育では非常に重要な位置を占めています。

9. ジェンダーとソマティック心理学

男性性と女性性

　身体性に関わる主要テーマの一つは、**男性性**（または、**男性原理** masculinity）と**女性性**（または、**女性原理** femininity）、そしてそれらの統合に関するものです。セラピストであるのか、クライエントであるのかを問わず、また、性的傾向（ホモセクシャル、ヘテロセクシャル、バイセクシャル等）に拘らず、誰もがジェンダーに基づいた身体を持っている以上、このテーマへの理解や考察は不可欠となってきます。心身の統合を目標とするソマティック心理学（およびソマティックス）においては、自身における心身の統合とともに、パートナーとの関係性を通しての心身の統合が重要視されますが、それは男性性と女性性の統合という形をとることで成就されます。

男性性と女性性に関しては、これまでの心理学においてもさまざまな形で扱われてきました。なかでも、「男性性と女性性、そしてその統合」のテーマに熱心なのは、**アニマ**（男性の中にある女性の元型）と**アニムス**（女性の中にある男性の元型）など重視するユング心理学でしょう。先にも述べたウッドマンや、著書『狼と駆ける女たち（*Women who run with the Wolves*）』で知られるエステス（Clarissa P. Estes）、著書『女はみんな女神（*Goddesses in woman*）』で知られるシノダ・ボーレン（Jean Shinoda Bolen）を始め、ユング心理学の領域でセックスやジェンダーのテーマを扱っている多くの女性がいます。それらと比べると、男性学者の活躍は地味な印象を受けます。推測ですが、ともすれば、理念的に性の問題を捉えがちな男性は、男性性と女性性の統合を自分の内部だけの問題に矮小化し、自己完結してしまう傾向があるのではないでしょうか。一方、女性ユング学者の場合の方が、極度の性の抽象化に陥ることなく、より自然に自らの生理的な部分に基盤を据えることができ、即物的、ホルモン的なレベルでの性の機能も含んだ男性性と女性性の統合としての方向性が明確になるのかもしれません。

<u>原初の女性性「黒聖母」の見直し</u>

男性性と女性性に関して、ここでより具体的なテーマを一つ提示しておきたいと思います。それは「**ブラック・マドンナ**」、つまり「黒い聖母」の存在が私たちに示してくれる問題です。ブラック・マドンナは、ヨーロッパのキリスト教教会において、彫刻やイコンの母子像として広く知られています。マドンナとは、キリストの母である聖母マリアのことですが、肌の色が黒や褐色なのです。フランスを中心に、ポーランド、チェコ、ロシアなどの教会でもよく見られるもので、一般的に白色が好まれ、黒色は嫌われるキリスト教において、異教の影響をうかがわせるに十分なインパクトがあります。よって、キリスト教以前の異教の神、特に太古の地母神の姿を見てとる人も多くいます。

地母神は、ギリシャ神話の**デーメーテール**（Demeter）やエジプト神話の**イシス**（Isis）など、大地、農耕、結婚、セックス、多産、豊饒を司る女神として多くの信仰を集めてきたのです。また中南米では、より地元の民族（インディオ）との融合が明確に見てとれます。特に、メキシコの国の女神として人気

の高い**グアダルーペ**（Guadalupe）の褐色の聖母は、その代表格です。西洋文明では、キリスト教の隆盛とともに、その存在や意義は公的には無視され、長らく表に出ることはありませんでした。キリスト教の強力な呪縛が緩んだ20世紀も後半になって、女性の権利回復運動とも間接的には関連しているでしょうが、再び（といってもまだ一部ですが）脚光を浴びる時代を迎えたのです。現在では、ブラック・マドンナは、母なる地球、母なる自然の象徴と見られることが多いようです。

ブラック・マドンナの力は、誰でも最初は持っていた力であり、その力が無いと私たちは生まれることも出来なかったものですが、今や多くの人が失ってしまっている力です。その力は、原初的な女性性の源なのです。しかし、現在に至るまで長年にわたって支配的であるのは、男性性です。それもいまだ未成熟な発達レベルの男性性が、ブラック・マドンナや日本神話の地母神イザナミの持つ根源的な力を、無知や恐怖心から、意識的または無意識的に抑圧してきたという歴史的な傾向があるのです。ちなみに、日本においては、たとえばイザナミを黒聖母とみなすことから、この変容と統合のテーマを扱うことができるでしょう。今後、ユング心理学や文化人類学、宗教学などとソマティック心理学とが協力することにより、この種のテーマの探求がさらに進展することを筆者も期待しています。

二つのテクノロジーの統合

男性性・女性性の問題の理解は極めて重要だと考えられます。そしてそれは、「ブラック・マドンナ」の問題からも窺い知れるように、個人の意識レベルを超えるものであり、さらに豊かに私たち自身と文明の関係性を認識させてくれるものであるからです。カリフォルニア統合学研究所（CIIS）の**ドン・ジョンソン**（Don H. Johnson）は、二つののテクノロジーの存在を設定することで、この問題が現代の私たちにとって、より身近で今日的なものであることを示してくれます。一つは、区別・分類する技術であり、「間接性の経験主義」に基づく「**男性性のテクノロジー**」です。そしてもう一つは、「直接性の経験主義」に基づく「**女性性のテクノロジー**」です。

ジョンソン（1983）によると、男性性のテクノロジーは、二元論的、科学的

な理論に基づいている「知性的」な生き方を私たちにもたらしてきました。しかしながら、それはまた感覚的なものの大切さを過小評価してきたとも言えるのです。一方、女性性のテクノロジーは、私たちの感覚に直接的にアクセスできる情報に基づいています。

　発達心理学では、道徳性発達段階の研究で有名な**ローレンス・コールバーグ**(Lawrence Kohlberg)が、自律性や正当性を重視する男性性中心の「正義の倫理」を提唱しました。それに対抗して、弟子の**キャロル・ギリガン**(Carol Gilligan)は、関係性を重視する女性性中心の「ケアの倫理」を提唱しています。もちろんこれらの概念は対立し、優劣を争うためにあるのではなく、お互いに成長(発達)して、うまく和合(統合)するためにあるのです。

　ディナスタインは、女性・母は、「特有の原初的で親密な方法を通じて、人間的であることとはどういうことなのか、生まれる以前に始まり、死後も続くプロセスの隠されている部分を感じることを意味する」体験を持っている(Dinnerstein, 1977, p.153)と言います。このように、女性は癒しの力を持っていると伝統的に見なされてきましたが、それはより深く感覚的な場所とアクセスするために必要とされる力であり、男性には不可知な領域のテクノロジーなのです。そのような女性性のテクノロジーは、男性性のテクノロジーによって抑圧されてきたという歴史・文化的事実もあります。21世紀に生きる私たちにとっては、旧来的な男性性優位の立場から捉えた男性性や女性性の理解ではなく、本質的なレベルに根ざした男性性と女性性のダイナミックな交流による双方の統合的な発展が望まれます。

ジェンダーとソマティックス

　ジョンソン(1983)は、特に女性の力で発達したソマティックス(またはボディワーク)の学派には、自分の身体と再びつながることによる癒し方を教えてくれるものが多いと述べています。身体とのつながり方をよく知っている女性によって開発されたソマティックスが多くあることは不思議ではありません。

　たとえば、女性原理に基づいたものとしては、ミッデンドルフ呼吸法や、ローゼン・メソッド・ボディワークなどがあります。それらは非常に母性的、直観的なアプローチです。もちろん男性によって開発された身体系のワークもま

くさんありますが、それらは女性によるものより、構造的、機能的に作られたものであるといえます。たとえば、伝統的なヨーガ、チベット仏教の瞑想、ライヒ系セラピー、ホロトロピック・ブレスワークなどは、主に男性原理に基づいているように思われます。

　これまで、第1部で、ソマティック心理学の全体像を駆け足で見てきました。次の第2部では、ソマティック心理学における三人称的な部分の理解を深めるための、さまざまなリソースを見ていきます。

第 2 部

ソマティック心理学の科学的基盤(リソース)

第4章　リソース1：意識と感情の科学

> 情動は、脳と心が有機体の内部環境と周辺の環境を評価し、それにしたがい適応的に反応する手段を提供する。
>
> アントニオ・ダマジオ『感じる脳』

　ソマティック心理学は、直接的、間接的に科学的な成果と密接に連携しているところが、他の臨床系心理学や心理療法と異なる大きな特徴です。

　特に臨床心理学および心理療法に関わる人には、意識や感情に対する科学的な知見をある程度持っていることは必須です。科学的な知識の裏づけを軽視するような臨床心理学や心理療法は一種の独我論といわれても仕方ありません。逆に、科学的な裏づけがないものをすべて一括して否定するのも未熟な態度です。過去の歴史をみても、経験則の正しさを科学的に証明するためには、科学の十分な進歩のための時間が要求されるのです。ここでは、感情（または情動）に関わるテーマを中心に、人間の脳や意識、そして身体全体についての基礎を概観することを目的としています。

1. 現代の意識科学の黎明

　もともと哲学の一分野であった心理学は、ドイツの哲学者**ヴィルヘルム・ヴント**（Wilhelm Max Wundt 1832-1920）が、1879年に心理学実験室をライプチヒ大学に開設したことをもって、独立した学問分野になったとされます。ヴントは、心の仕組みの理解を哲学的思索だけでなく、実験を通じて実証的に行う必要があることを主張しました。意識の自己観察にもとづくアプローチである**内観法**や、意識を要素（さまざまな感覚）に分析し、それを**統覚**によって統合する**要素・構成主義**を基本の枠組みとし、意識的経験を研究する実験心理学が構想されたのです。

　また米国では、「アメリカ心理学の父」といわれるハーバード大学の哲学

者・心理学者、**ウィリアム・ジェームズ**（Wiliam James 1842-1910）の意識研究が本格的な心理学の始まりとされています。そのジェームズは意識の性質として、次のようなものをあげています（エーデルマン、2004, 19 頁）。

◎意識は個人の内にのみ生じる（すなわち主観的・個人的なものである）
◎意識は常に変化しながらも、連続性を維持している
◎意識は志向性をもつ（通常、「～について」の意識であるということ）
◎意識は対象のすべての面に向けられるわけではない

　以上のように、心理学は、主観的な体験の探求を通じて、意識を研究することを目的に始まりました。しかし、主観的な意識的経験は、客観的な科学的手法では評価できないものでもあります。その後、心の内面および内観法を否定する行動主義が、とりわけ米国において力を持ってきます。行動主義は、人間とは、「**刺激―反応**」に基づく行動によって理解されるものとします。**パブロフ**（Ivan Pavlov 1849-1936）による「**古典的条件づけ**」の研究などの影響を受けたものです。この内面的な心の存在を否定する奇妙な心理学は、20 世紀前半、米国の**ワトソン**（John Watson 1878-1958）らによって提唱され、全盛期を迎えます。その後、20 世紀半ばの米国の精神医学の世界では、発達論の体系を内包する自我心理学系の**精神分析学**が全盛期を迎えます。これには、欧州の多くのユダヤ系分析学者が、ヒトラーによる迫害から英国や米国に亡命したという背景もあります。フロイト自身も 1938 年に英国に亡命し、翌 1939 年に安楽死しています。

　現代米国の神経科学者**ジョセフ・ルドゥー**（Joseph LeDoux, 2002）によると、歴史の大部分において、心とは、**認知・情動・動機**の三つの複合体と考えられてきたわけですが、20 世紀の後半になって、心理学の主流は「心理」を三人称的にアプローチしやすい「認知」に還元していきます。認知心理学は心的プロセスの問題の解明を目的とする認知科学と相まって、大きく発展し、臨床心理学の世界でも、認知（行動）療法と呼ばれる心理療法が大いに発展したのです。

　しかし、その影では、心的プロセスでなく、心的内容の問題（つまり、一人称的な見方）と見なされる「情動」と「動機」の部分は注目されないままでした。このような基本的な傾向はいまだに強いことも事実ですが、21 世紀の現

在、心理学のフロンティアや関心が、情動や動機を含む「心」とは何か、「意識」とは何か、ということに移ってきていることもまた事実です。実は、「意識そのもの」が科学の研究対象となってから、まだ20年程度の歴史しかありません。その大きな理由の一つは、神経科学が十分に発達していなかったからです。意識は長らく科学的な研究の対象とはされてこなかったのです。しかし、1990年以降、米国では、当時のブッシュ大統領の提唱で始まった**脳の10年**によって、脳（brain）心（mind）、意識（consciousness）の研究分野に潤沢な資金が配分され、飛躍的に発展することになります。また、脳・神経学者だけでなく、何人ものノーベル賞級の物理学者（たとえば、エックルズ、ペンローズなど）が意識の問題の研究に参入してきたことも、この分野への関心を高めたのです。意識研究に関しては、1994年に開かれたアリゾナ大学意識研究センターの**ツーソン会議**（Toward a Science of Consciousness；TSC, 意識の科学に向かって）や、同年にバークレーで設立された、意識の科学的研究のための学会（Association for the Scientific Study of Consciousness；ASSC）などの活動も注目を浴びるようになります。

2. 意識とは何か

1) 現代の学者の見解

そもそも意識とは何を意味するのか、最近の科学者の基本的な見解をいくつかみていくことにしましょう。

ポルトガル出身で、南カリフォルニア大学の神経科学者**ダマジオ**（Antonio Damasio,1999）の見解では、意識には大きく二種類あります。感覚的で、「今・ここ（here and now）」での意識である**中核意識**（core consciousness）と、多くの人が普段「意識」と呼ぶ**拡張意識**（extended consciousness）です。中核意識は、「今」という瞬間と「ここ」という場所に気づいている覚醒状態ですが、過去や未来を意識しません。拡張意識は、自己を客観的に見る視点である自意識と、過去と未来に関する意識的感覚を持っているとします。

1972年にノーベル生理学・医学賞を受賞した米国の脳神経科学者**エーデルマン**（Gerald M. Edelman）と**トノーニ**（Giulio Tononi）は、「**原始意識**」と「**高次**

意識」との二つに区別しています（2000）。原始意識とは、発達初期から（胎児であっても）持っている身体感覚に基づいた原始的な**自己意識**です。この段階で、**クオリア**（Qualia）が構築されるのです。過去や未来という時間概念、社会的存在としての自意識も欠如しています。意味能力、言語能力、社会性の発達にしたがって、高次の意識が育っていくと考えます。クオリアとは、「緑、痛み、暖かさといった質感、われわれが体験する「感じ」をさす言葉である。哲学者たちは、このクオリアを理解することが意識研究における最重要課題だと考える」（エーデルマン、2006、82頁）。エーデルマンによると、身体があるからこそ、意識は生まれるのです。脳のある特性から、それに相関する意識のある特性が生まれてくるのです。意識はかたちのあるものではなく、流れゆくプロセスであると考えます。

　トロント大学の認知心理学者**タルヴィング**（Endel Tulving,1985）は「**知性意識**（noetic consciousness）」とエピソード記憶に関わる「**自覚的な自己知性意識**（auto noetic consciousness）」に区別しています。陳述（宣言的）記憶は、意味記憶とエピソード記憶から成り立っていると考えます（ガザニガ、2008/2010）。

　ニューヨーク大学（元MIT）の意識の哲学者**ブロック**（Ned Block, 1995）は、「**現象意識**（phenomenal consciousness）」と「**反響的な自意識**（reflective and self-consciousness）」とに区別しています。

　オーストラリア国立大学の**チャマーズ**（David Chalmers）は、「**機能的意識**（access consciousness）」と「**現象的意識**（phenomenal consciousness）」に区分しています。機能的意識とは、外部の状況に反応する能力で、客観的に測定などで知ることができるものです。現象的意識とは、感情、思考、衝動、イメージなどの内面的、直接的な体験（クオリア）としての意識状態を意味します。現象として現れてくる気分などの意識状態のことです。これらの考察に伴って、1990年代に一世を風靡した思考実験「**哲学的ゾンビ**（Philosophical Zombie）」の問題提起へとつながります。

　カリフォルニア工科大学の**コッホ**（Christof Koch）は、自動的意識（または習慣的意識）である**ゾンビ・システム**と**意識システム**とに、意識を二分しています。ゾンビ・システムの特徴は、①反射に似た素早い処置、②決まりきった特定の入力様式、③特定の行動出力、④作業記憶へのアクセスが不能であることであるとします（コッホ、2004/2006）。

2) エーデルマンの神経結合と意識の関係性の仮説

神経ダーウィニズム

1987年エーデルマンは、脳は「**集団的思考**」にもとづく自然淘汰によって進化した、という「**神経ダーウィニズム**」あるいは「**神経細胞群選択説 (Theory of Neuronal Group Selection；TNGS)**」と呼ばれる大局論を提唱しました。「集団的思考」とは、「機能しうる構造（形態）や生物個体は、同じ集団に属する多様な変異を抱えた個体が、たがいの生存をかけた競争において淘汰選択される結果として出現する」というダーウィンの説です。そしてこのことは脳の進化および機能にも当てはまるとエーデルマンは考えたのです。つまり、個体の脳の神経ネットワークの生成が、基本的に自然淘汰によって起こり、競争に勝ち残った神経結合が、脳の機能や構造を決定すると主張します。

神経ダーウィニズムでは、脳の選択は、次の三つの段階によるプロセスであると考えます（エーデルマン, 1995）。

① **発生選択**

　胎児の脳が一応の解剖学的構造を整えるまでの間、ニューロンはさまざまな結合パターンを形成する。一緒に発火したニューロンどうしが、シナプスレベルでのネットワークを作っていく。そしてそれらのニューロン群が競争し、淘汰されたものが神経ネットワークとして定着する。

② **経験的選択**

　主な解剖学的構造の完成後、個体が感覚を通じて環境からの入力や、行動・判断を通じた出力の頻度によって、シナプス結合の強化や弱化が生じる。

③ **再入力**

　①と②による神経ネットワークの発生・発達を通じて、局所的、広域的に多くの双方向性の神経ネットワークの結びつきができる。再入力的、同期的な情報や刺激の信号伝達によって、もともと異なる機能を持つ脳領域の間に、時間的、空間的に統合するネットワークが強化されるようになる。

この再入力が、新しい脳の機能を無限に生み出していくとエーデルマンは考えます。このようなネットワークは、たくさんの回路が関わり、エラー調節機能のない点で、「フィードバック」とは異なると考えられています。

ダイナミック・コア仮説

　またエーデルマンは、1998年、神経ダーウィニズムの文脈の上に、神経ネットワークの結びつきが、**ダイナミック・コア**の働きによって「意識」を生み出すという「**ダイナミック・コア仮説**」を提唱するに至ります。ダイナミック・コアとは、絶えざるニューロン情報の再入力によってダイナミックに変動しながら相互作用する、主に**視床―大脳皮質系の内部の複雑系機能体**を意味します。

　発達初期の身体感覚に基づいた原始的な自己意識の体験をもとに、ダイナミック・コアの活動は学習を通して変化していきますが、身体的自己（身体からの情報で絶えず動的に構成される「自己」）とむすびついて、一瞬一瞬、知覚による意識世界の再構成をしているプロセスは、生きている間中、コアに影響を与え続けます。しかし、客観的に意識を捉えることは決してできません。神経ネットワークの機能は、三人称的（客観的）に説明することはできますが、それに**伴立**する（＝必ず一緒に生じるの意）「意識」は、一人称的な体験からしか知ることはできないのです。

3. 感情（情動）の心理学の誕生

　大きな「意識科学」のうねりの中で、今日、特に注目される研究対象の一つが、「感情（情動）」です。心身問題を扱うに際し、感情の役割が非常に大きいことは明らかになっています。ただし、意識研究者には、研究対象として「感情」のプライオリティの高くない人もいます。たとえば、コッホは心身問題を精神―脳問題に限定しています。本書は神経科学の著作ではありませんので、さまざまな見解を尊重しながらも、広義の心と身体としての「**心身問題**」という捉え方を意図しています。よって、より一般的、統合的、実用的であるために、感情（または情動）をその問題の中心に据える立場をとります。

ここで重要なことは、「**心**」と「**身体**」は「**感情**」によって**結ばれている**という基礎理解です。このことは従来からも言われてきたことですが、さまざまな近年の研究結果からも、より明確になってきました。感情はいわば触媒であり、感情を上手く扱うことによって、心身の統合が期待できることを示唆しているのであり、二元論的な心身の分離の問題は、感情を通じて解消できることを意味していると考えられます。

　感情とは何であるかは、認知科学者なら個人の認知の中に見出すでしょうし、社会学者や文化人類学者であれば文化的な集団の関係性の中に見出すことでしょう。もちろん、脳科学者や神経心理学者も、科学的な立場からの感情に関わる基礎研究を以前から地道に行ってきました。しかし、今や近年の神経科学の発達に伴って、人間だけでなく、動物を対象とした研究とも比較検討されながら、感情に関わるさまざまな注目すべき成果が花開き、その将来性が明らかになってきているのです。その発展は、研究室の中だけに留まらず、本書の主題であるソマティック心理学を中心とする心理臨床分野との結びつきも強くなってきています。

情動と無意識

　かつて、**分離脳**（分割脳）研究の大家ガザニガが指導したこともあるニューヨーク大学の**ルドゥー**は、情動の脳科学の第一人者です。ルドゥー（2002）によると、情動の研究が最近まで注目されなかったのには、二つの理由があります。一つは、1950年代には大脳辺縁系が情動に関わることが知られていたのですが、その後、脳の認知機能を研究する認知科学に関心が集中したためです。もう一つは、情動の研究には主観性をどのように扱うのかという困難な問題があります。つまり「**一人称の見方**」が要求されるのです。しかし、従来の一般的な科学的手法とは、「**三人称の見方**」からなされるものであり、意識体験を直接扱う必要性はなく、三人称の見方で対応できる認知科学の方が好まれたということです。

　感情の起源と機能に関する理論（仮説）にはさまざまなものがありますが、感情は生物学的なものが基盤となって生まれているという点では共通しています。特に、大脳辺縁系に属する扁桃体が、思考、記憶などを司る大脳皮質（一

般的な意味での意識の座）の働きに先んじて、感情に関わる決定的な役割を果たしているという事実は、多くの脳科学的、神経生理学的な研究から証明されています。

さて、多くの文献で、「情動」と「感情」はどちらも affect や emotion（または feeling）の訳語として使われ、混乱しています。元の英語自体の用法も混乱しており、学者個人や分野による定義の違いもあって、残念ながら統一された見解はありません。ただ、情動はより本能や原初的エネルギーに近い一過性の感情として使われる場合が多く、感情は喜怒哀楽など個別化できる意味での感情とされる場合が多いようです。よって本書においても「情動」と「感情」との区別はしませんが、使い分けている箇所もありますので文脈によって理解していただければと思います。なお、feeling は「情動」と訳されることはないようです。

それでは、以下、歴史的によく知られている情動理論の代表的なものをいくつかを見ていきましょう。

4. 情動のプロセスを巡る歴史的論争

情動（感情）と生理的反応（身体変化）との関係性を巡っては、長年の「卵・ニワトリ問題」があります。ジェームズ＝ランゲ説を代表とする「情動の抹消起源説」とキャノン＝バード説を代表とする「情動の中枢神経説」との対立は、両者以外の仮説も巻き込みながら、お互いに決定打を出せないまま、百年にわたる歴史的な論争となっています。以下、見て行きましょう。

1) 情動の抹消起源説：ジェームズ＝ランゲ説

ジェームズ＝ランゲ説（19世紀末；the James-Lange theory）とは、ウィリアム・ジェームズ、デンマークの心理学者**カール・ランゲ**（Carl Lange 1834-1900）によって唱えられた「**情動の抹消起源説**」です。出来事や刺激が生理的な覚醒（たとえば、内臓器官や血液循環系の反応）を引き起こすことで、情動が発生すると主張するものです。つまり、外的な身体変化（生理的な反応）が先行し、その結果として内的な情動が体験として自覚されると考えます。悲しいから泣くのではなく、泣くから悲しい。楽しいから笑うのではなく、笑うから楽しいの

です。

> 外部刺激→（知覚受容）→生理的反応→感情の体験
> (Stimulus)　　　　　　　(Response)　(Feeling)

例）夜道を1人で歩いていると、後ろから足音が聞こえてきます。その足音が急に早く、大きくなってくるのです。心臓の鼓動が大きくなり、喉が渇きだし、手足が震え出します。そして今、「恐怖」という感情を体験していることに気づきます。

2）情動の中枢説：キャノン＝バード説

キャノン＝バード説（1930年代；the Cannon-Bard theory）とは、英国の生理学者である**キャノン**（Walter Cannon 1871-1945）、米国の生物学者の**バード**（Philip Bard）によって唱えられた「**情動の中枢起源説**」です。同一の身体変化から、複数の情動体験が起こることが説明できない（たとえば、怒り、恐れ、苦痛を伴う身体変化は相互に似ていて、客観的にどの情動を体験しているのかの区別が困難である）として、末梢起源説に反論したものです。キャノンは脳中枢である「視床」を、バードは「視床下部」を情動形成の座とみなし、その中枢からの刺激（衝動）によって、生理的および感情的反応が同時に生じるとしました。

> **外部刺激**→（知覚受容）→**脳中枢**（視床）**の情報処理**→
> **感情の体験**(生理的変化に先行)→**生理的反応**(末梢神経までの時間のため遅れる)

例）再び夜道を歩いていると、突如、後ろから何かがこちらに向かってくる音が聞こえてきます。恐怖を感じ、その場を早く立ち去ろうとしますが、脚が震えて動けないことに気づきます。

3）情動の回路

米国コーネル大学の神経解剖学者**パペッツ**（James Papez 1883-1958）は、キャノンらの説を支持しながらも、情動は、視床や視床下部に限定されるものではなく、**パペッツの回路**（海馬―脳弓―乳頭体―視床前核群―帯状回後部―海馬）と

いう神経回路の働きによるという仮説を 1937 年に提唱しました。

　マクリーン（Paul Maclean 1913-2007）は、1949 年の論文でパペッツの考えを再評価し、発展させ、**三位一体脳説**（Triune Brain 1990）を唱えました（第 6 章参照）。今日、欧米では一般的にもよく使われている情動の脳としての**大脳辺縁系**という脳の進化論的区分概念を確立しました。ただし、解剖学的な意味で、情動の座＝大脳辺縁系という単純な理解は不適切であり、大脳辺縁系に含まれる扁桃体や視床などの器官が情動の発生に大きな機能的役割を果たしているという意味で「**大脳辺縁系は情動の脳**」という表現を解釈するのが適切なようです（ルドゥー、2002, 316 頁）。

　その後、パペッツの回路は情動の回路ではなく、むしろ**記憶**（エピソード記憶）**の回路**であるとわかりました。現在では、**情動**（情動記憶）**の回路**は、**ヤコブレフ**（Yakovlev）**の回路**（扁桃体—視床背内側核—前頭葉前野・帯状回前部—扁桃体）の方であると考えられています。いずれにせよ、記憶と情動は関係が深く、特にトラウマ心理療法の理論および実践において核となる重要なものです。

4）**情動認知説 1**（情動の二要因説）：**シャクター＝シンガー説**

　コロンビア大学の社会心理学者である**シャクター**（Stanley Shachter 1922-1997）と**シンガー**（Jerome E.Singer 1934-2010）は、一連のジェームズとキャノンとの間の論争に、当時の心理学の潮流であった「認知革命」的な観点を加えた**情動の二要因説**を唱えて参入してきました。これが**シャクター＝シンガー説**（1960 年代初；Schachter-Singer Two-factor theory）です。彼らは、情動（emotion）が生じるのは、生理的反応と認知の二つの要因によると考えます。つまり、ジェームズ説が主張するように外部刺激は生理的（または身体的）な変化の原因となりますが、それだけでは不十分なのです。そして、キャノン説の生理的変化（フィードバック）では何の情動であるのかを区別できない、という主張も認めます。そして情動を特定するためには、たとえば、心拍数や呼吸、血圧の増加、発汗現象など、生理的（身体的）変化に対する無意識的（潜在的）な**認知プロセス**が必要であると考えたのです。生理的な反応（身体変化）そのものが特定の情動と一対一対応しているのではなく、生理的変化から原因を探ろう（「**原因帰属**」）という無意識的な認知（推測）によって、どのような情動か判断され、情

動体験をしていると主張するのです。同じ生理的反応を示していても、環境や状況の認知の違いによって、生じる情動も変わってくるのです。

> **外部刺激→身体的覚醒**（Arousal/bodily feedback）→**認知**（Cognition）→**感情の体験**（Feeling）

例）夜道を歩いているとき、熊と出会います。すぐさまその場から走り去りますが、心臓の鼓動が増し、額からの汗が噴出してきます。その体験は恐怖であると認識され、恐怖感に圧倒されます。

しかしシャクター・シンガー説では、この例で、熊と出会って走り出す行動をとらせた最初の要因が明らかではないという批判がされました。刺激と反応（身体的覚醒）の間のギャップに何が来るのかが不明なのです（LeDoux, 1996）。

5）情動認知説2：アーノルドの評価理論

そこで、認知的な評価がこのギャップを埋めると、**アーノルド**（Magda B. Arnold 1903-2002）は考えました。これが、アーノルドの**評価理論**（appraisal theory）です。

> **刺激→評価→行動傾向→感情**

刺激が、感情的反応を生み出すためには、最初に脳は刺激の重要性を評価しなければなりません。評価によって、行動傾向が導かれます。好ましい対象へ向かおうとし、好ましくない対象から離れようとする感情の傾向が、このモデルにおいて意識的な感情とされるのです。評価は意識的であろうが、無意識的であろうが、あとで評価プロセスに意識的にアクセスできます。一旦、感情として意識的に評価が登録されると、体験を思い出したり、評価プロセスの間に何が起きていたのかを描写できます。感情的な体験の後に、私たちは感情を生み出す無意識のプロセスにアクセスすることができるのです。

6）ラザルスの認知先行説

また、1960年代から、アーノルドの評価概念を導入した臨床心理学者の**ラ**

ザルス（Richard S. Lazarus 1922-2002）は、「認知的評価によって、同じ刺激でも受け止め方（感情）が異なる」と認知先行説を主張し、認知評価としては、脅威を与えるものかどうかの評価である一次的評価、どう対処するのかを評価する二次的評価の二つを設定しました（感情の対処説1966、動機付け関係（CMR）理論1991）。

刺激→評価→感情

7）ザイアンスの情動先行理論

1980年まで、感情に対するアプローチとして、広く受け入れられていたのは認知アプローチだけでした。しかし、米国の社会心理学者**ザイアンス**（Robert B. Zajonc 1923-2008）は**情動先行理論**（affective primacy theory）を提唱し、そのような学界に衝撃を与えたのです。ザイアンスは、情動は根源的、自動的、自律的なもので、認知に先行かつ独立して生じると考えます。今日、明らかなことは、感情のプロセスは意識的な気づきがなくとも生じるということです。しかし、このことは感情と認知は独立していることを意味するものではありません（LeDoux, 1996）。

刺激→無意識の情動→感情

感情は認知に先行するのか、従うのか？　ザイアンスは何度も耳にした意味不明語の方が、馴染みの無い意味不明語より肯定的（好意的）に捉えられることを見つけたことから、感情が認知に先行すると考えたのです。一方、ラザルスは、感情は認知的評価を伴うことなしに生じることはないと反論しました。これが**ザイアンス＝ラザルス論争**（the Zajonc-Lazarus debate）であり、つまり、二者間での「認知」の定義が異なるのです。ザイアンスの意味する認知とは心理的な機能（mental function）であり、ラザルスの意味する「認知」とはは原始的な評価知覚（primitive evaluative perception）のことなのです。ルドゥーは、脳は二つの異なる機能を併せ持っている、つまり認知には二種類の処理プロセス（ルドゥーが高位の経路、低位の経路と呼ぶ二つの経路、図4-1参照）があると主

張します。よって、それぞれが別の「認知」について論じていると考えると、この論争自体は不毛だったもいえます。

5. 現代の情動─身体理論

1) ルドゥーの感情脳と感情二経路説

　ルドゥーは、脳は、感情（emotion）と認知（cognition）という二つの側面を持っていて、基本的にそれぞれは独立しているシステムであるが、相互作用し合っているという理解が最も適切であると主張し（ルドゥー, 1996）、その根拠として、以下の5つの項目をあげます（ibid., P.70）。

① 脳のある部分が損傷を受けると、刺激に対する認知的な能力の欠損はなくても、感情の意味を評価する能力が欠損することがある。つまり、ものごとの存在を認識する能力と、ものごとの重要さを評価する機能は別に働いている。

② 刺激の感情的な意味は、刺激が認知的に処理されるより前に、評価される。つまり、自分の脳は、自分が何かを（認知的に、思考的に）知る前に、よい物か悪い物かを知ることができる。

③ 感情の記憶が、記録・貯蔵され、思い出される仕組みは、認知的な記憶の仕組みとは異なる。感情記憶に障害があると、経験済みの感情的な意味を伴う刺激が、感情反応を出すことの邪魔をする。認知記憶に障害があると、どこでその刺激を受けたとか、どうしてそこにいたとか、そのときどこにいたとか、の記憶を思い出すことに影響を与える。

④ 感情を評価するシステムは、感情反応の制御に関与するシステムと直接的につながっている。一旦、このような仕組みによって感情が評価されると、それ以後、反応は自動的に生じる。よって、評価メカニズムが働く場合、即時に対応できるが、反応の選択肢は限られていて、フレキシブルな対応は難しい。一方、認知的処理が関与すると、反応制御システムと強く結び付けられない。よって、認知処理の場合、即時に対応できないが、選択肢は多く、フレキシブルな反応ができる。

⑤ 評価メカニズムが反応制御システムとつながっていることは、評価メカニズムが重要な出来事を探知する場合、適切な反応が自動的に実行されることを意味する。最終的な結果としては、評価には身体感覚が伴うことが多いので、身体感覚は、感情の意識的な体験の一部となる。一方、認知的処理はこのような強制的な方法で反応とつながっていないので、単なる思考だけでは、強度な身体感覚が生じることは少ないと思われる。

ルドゥーの身体と感情との関係性の理論である感情二経路説（図4-1）はよく知られています。ルドゥーは、脳と身体や、脳と感情の身体的表現の間が相互依存していることを認めています。

外部刺激の情報が伝わる経路には二つあります。一つは、外部刺激の情報が視床から扁桃体に直接伝えられる経路（**低位の経路** low road）です。危機回避のために潜在意識で選択される経路であり、すばやく習慣的な情動反応を起こします。しかし、欠点としては、大脳皮質を経由しないので、思考による判断ができないままに（感情的、無意識的に）反応してしまうことになり、自分でも

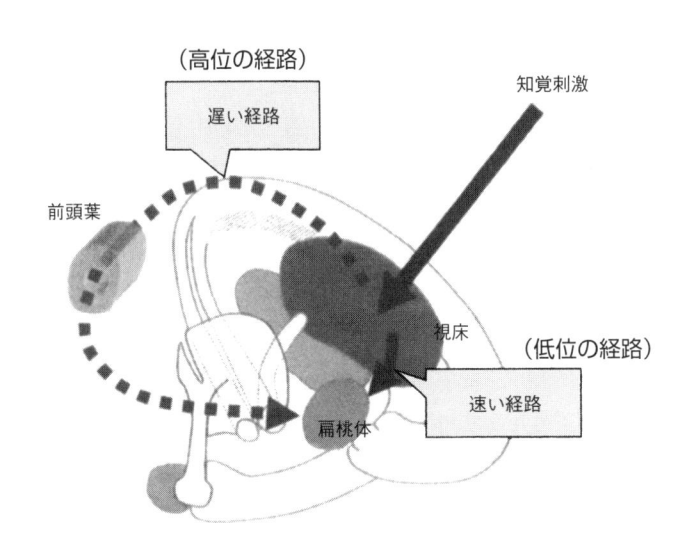

図4-1　感情の二経路図

（岡野、2006より一部加筆）

合理的な説明のできない自分の行動に悩む事態になる場合があります。

一方、視床から大脳皮質を経由して扁桃体へと至る経路（**高位の経路** high road）では、前者と比べると時間のかかる認知的な情報処理分析をし、その判断に従った反応を選択します。欠点としては、瞬時の生命の危機に関わる場合など、行動が遅れて回避行動が間に合わない可能性があります。

感情の進化上の機能は、二つの「生存」と関連している、とルドゥーは考えます。一つは、敵対的な環境を扱うことに関する生存です。もう一つは、出産を通して種を継続することにおける生存です（LeDoux, 1996）。

2）ダマジオのソマティック・マーカー仮説

南カリフォルニア大学の神経学者**アントニオ・ダマジオ**（Antonio Damasio 1944-）は、感情と関係のある脳の領域に障害を持った人たちを対象に研究しました。ダマジオは、感情は理性的な考えに不可欠であることに気づき、また身体感覚は感情の気づきにシグナルを送ることを見つけたのです。理性的な決断ができるためには、その決断による結果を感じられなければなりません。認知的な判断を考慮するだけでは不十分であり、それを感じることが重要なのです（Damasio, 1994）。そのような考えに至ったのは、「脳の損傷による人格変化」の症例研究からです（次頁のコラム参照）。

ゲージのように扁桃体や前頭前野など情動（感情）に関わる脳の領域を損傷した患者の判断力が欠如したり、社会性が喪失したりするのはなぜかをダマジオは探求し、情動が意思決定の中核をなすという**ソマティック・マーカー仮説**（Somatic Marker Hypothesis）の提唱に至ったのです。この仮説は専門分野の領域を超えて関心を集め、哲学、神経心理学、認知科学、精神医学、生物学など幅広い分野にまたがる、脳と心身の統合の研究の流れを加速させることに貢献したのです。

ダマジオは、「情動（emotion）」と「感情（feeling）」とを暫定的に定義しています（2003）。彼によると、「情動（emotion）」は3つの階層に分類するのが便利であるとします。「**背景的情動**」「**一次（の）情動**」「**社会的情動**」です（ダマジオ 2003/2005, pp.70-72頁, 図4-2参照）。背景的情動（background feeling）とは、人が持つエネルギーや印象・雰囲気などを含む「存在の状態」を意味しますが、いまだ科学的に解明されていない曖昧なものです。一次情動とは、「怒り」「恐

コラム 〈脳の損傷で人格が変わった〉

① フィニアス・ゲージの例

　1848年、バーモント州の鉄道工事現場での爆発事故で、頭に鉄の棒が刺さった現場監督のフィニアス・ゲージは、一命は取り留めたのですが、事故後、性格が激変してしまいました。記憶力や思考能力は元のままでしたが、実直で人当たりのよかった性格から、頑固で、気まぐれで、優柔不断な嫌われ者に変わったのです。

② エリオットの例

　ダマジオ自身が調べた患者のエリオットがいます。エリオットは前頭葉の腫瘍の切除手術の後、信頼できる一家の大黒柱でしたが、時間管理や金銭感覚がでたらめになり、職場でも家庭でも見放される性格に変わりました。エリオットもゲージ同様に、感覚、運動、記憶、思考の能力に変化は見られませんでした。しかし、ダマジオはエリオットが個人的にも、社会的にも情動が上手く機能していないことに気づいたのです。

③ 私の体験から

　米国で私自身も心理カウンセラーとして、間接的に同様の状況に出くわしたことがあります。前の彼氏と1年前に別れたが、まだ未練があり、新しい彼氏もできないという悩みで、30代半ばの白人女性がカウンセリングを受けにやって来ました。最初は、普通の恋愛話かと思いましたが、違っていました。その彼は優しく理想の彼氏だったそうですが、1年半前にスキー場での転倒事故が原因で、脳手術を受けたそうです。幸い一命をとりとめ、彼女は献身的に介護をしました。しかし、彼の性格が手術後、激変していたのです。彼女に対して非常に嫉むようになり、虐待するようになったのです。半年以上、看病したのですが、卑しい性格に変わった彼氏に耐え切れなくなり、別れたそうです。それから1年近くたっても、以前の優しかった彼のことが心身ともに忘れられない状態であり、別離をした自分の判断が正しかったのかどうかを疑い、自分の忍耐が足りなかったのではとの自責の念に苛まれていたのです。

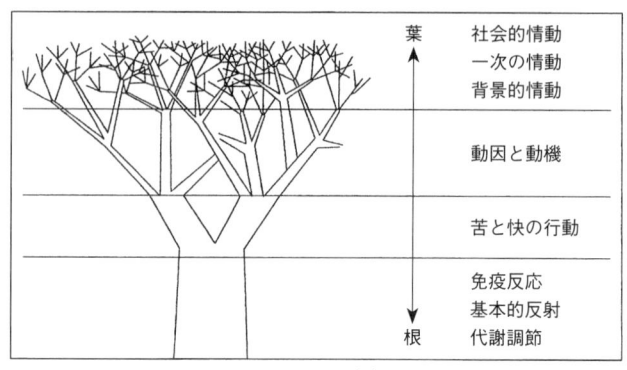

```
                          葉  社会的情動
                          ↑  一次の情動
                             背景的情動
                          
                             動因と動機
                          
                             苦と快の行動
                          
                             免疫反応
                          ↓  基本的反射
                          根  代謝調節
```

(ダマジオ、2003/2005 より一部加筆)

図 4-2

れ」「嫌悪」「驚き」「悲しみ」「喜び」など分類的な情動です。社会的情動とは、共感、当惑、恥、罪悪感、プライド、嫉妬、羨望、感謝、賞賛、憤り、軽蔑、などの他者との関係性に関与する情動を意味しているようです（図4-2）。

「感情（feeling）」は「特定の思考モードの知覚と、特定の主題を持つ思考の知覚とを伴う、特定の身体状態の知覚」（ダマジオ, 2003/2005）となります。いいかえれば、感情とは、幸せなどの肯定的な感情か、恐怖のような否定的な感情かにかかわらず、異なる度合いで体験される感覚の複合体なのです。そして、感情の背後にあって、結果を推測したり、方向性を決めたり、好き嫌いを持つことの基盤が身体感覚であり、そこにソマティック・マーカーと呼ばれる機能が形成されることによって、意思決定が迅速に行われるようになります。日々、**「内臓感覚**（ガッツ・フィーリング、直感）」に基づいて下される決断は、ソマティック・マーカー機能の最もわかりやすい例です。身体は刺激に反応して無意識のレベルで情動を引き起こすのですが、大脳中枢が意識的に認識するまで、私たちにはそれらを感じることはできないのです。

大脳中枢の主な役割は、内臓や筋肉や皮膚など全身から来る身体情報を統合的に管理することであり、身体変化とそれに伴う感情とを結び付けます。たとえば、饅頭と恐怖の感情について考えてみましょう。この二つを（繰り返し）入力することで、脳は、知覚の情報とその直後に起きる身体状態を刻み込む新しい結びつきを構築します。結果として、饅頭と恐怖の感情は同時に起こり、

饅頭は怖いという「事実」が脳内に出来上がるのです。脳は身体状態と感情の反応との連携を記憶することになります。これは、パヴロフの犬の実験などで知られる**古典的条件づけ反応**と同様なものとも考えられます。脳の学習によって、ある特定の感情とある特定の状況が関連付けられると、感情はその状況に関連する判断に影響を与えるようになります。脳は身体の変化を監視し、同様の状況が起きるときはいつでも、自動的に無意識的に反応するようになります。このような関連付けの機能をソマティック・マーカーは果たしています。

　ソマティック・マーカーは、私たちが日常生活において、無意識に使っている感情的な学習の蓄積であり、状況に対する感情の反応の記録です。過去の同様な状況に対しての以前の感情の反応によって、可能な選択肢を絞り込み、早急に一つの行動を選ぶことができる快楽原則に従う脳内のシステムです。同様の状況が再び起きると、「自動反応」が結びついている感情によって誘発されます。もし感情が肯定的だと、反応はその状況を好みます。もし感情が否定的だと、その反応は状況を避けます。つまり、ソマティック・マーカーはアラームや羅針盤として機能しています。ソマティック・マーカーの大きな特徴は、「合理的な」決定を早急に下すことの補助にあるのです。

　感情は認知の統合的な部分です。一般には、感情は非合理的なので抑制しなければならないと考えている人もいますが、ダマジオの研究は、損傷を受けて、感情の機能を失った脳は、「非合理的」な行動の原因である症例が多くあることを教えてくれています。合理的思考と感情は別物ではなく、密接に協力し合っているのです。感情を司る脳の構造と合理的思考を司る脳の構造は部分的に重なるのであり、このことは、感情と合理的思考が共同して働いているという仮説の証拠でもあるとダマジオは考えています。これらの脳の構造は身体の残りの部分と直接的なコミュニケーションも行なっており、有機体の生存にとって非常に重要であることを示しているのです。

3）スターンの情動理論

　世界的な児童心理学者**ダニエル・スターン**（Daniel Stern, 1934-2012）は、情動には、異なる三種があると考えています。

　　① **カテゴリー性**（分類的）**情動**（Categorical affects）

ダーウィンは基本的な情動として、「悲しみ」「喜び」「怒り」「軽蔑」「羞恥・嫌悪」「恐怖」「驚き」の7つ（または軽蔑を除いた6つ）の感情をあげていますが、スターンは6つの情動（一次と二次に細分化される）を設定しています。一次的情動は、「幸せ」「怒り」そして「悲しみ」などのカテゴリー性情動を指します。幸せは、非常に初期の（母子間の）間主観的な関係性（微笑返しなど）によって発達するものです。怒りと悲しみは、幸せの障害である苦悩によって発達するものです。そして、「羞恥心」、「罪悪感」、自意識や他人が意識しているという「困惑」などのカテゴリー性情動を、二次的情動と考えます。

② **生気情動**（Vitality affects）
　動的な用語によって表現される情動です。たとえば、「だんだん高く」「だんだん弱く」「消えゆく」「爆発する」「暴走する」「伸びる」「脈動する」「波打つ」「がんばる」など、力学的、動的な言葉でその特性を表現するのが適切とされる情動です。

③ **関係性情動**（Relational affects）
　愛されている、尊敬される、素晴らしく感じる、特別、嫌悪されている、安全な感覚、安心、愛着、孤独、孤立、離れているといった関係性に生じる情動です（Stern, 1993）

　なかでも、②の生気情動は、最初の「**自己感の発達段階**」（第5章参照）である新生自己感の時期（出生から2ヶ月まで）に現れる原初的な情動を、動的な特徴に注目して捉えるために、スターンが提案した概念です。「怒り」「喜び」「悲しみ」といった①のカテゴリー性の情動と区別するために、生気情動という用語を新たにつくる必要性があったのです。生気情動は、絶え間ないヴァイタリティから生じる始原的な情動を意味するのですが、**ダーウィン的なカテゴリー性の情動**の有無に拘らず、すべての体験に伴って生じる情動です。上記②以外の例では、たとえば、怒りや喜びの興奮、突然の光の洪水、思考の暴走、音楽による感情のうねり、痛みの高まりなども生気情動です（Stern, 2004）。このような動的な体験は、非言語的体験として、乳児であっても確実に知覚されるものです。生命活動をしている限り、その背後で常に（無意識であっても）感じられる根源的な情動が生気情動なのです。

この生気情動の概念によって、スターンは、乳児と母親との非言語的な感情のやりとりの調整プロセス（**情動調律** affective attunement）を説明しようとしました。**情動調律**は、間主観性の初期の形態であり、今では母子関係に限らず拡大して使われています。

生気情動の特性

スターン（1985）は、人形芝居、舞踊、音楽を例に、生気情動の特性について説明しています。

人形芝居で、操り人形の「**動きの流れ**」から、多様な生気情動を推測します。個々の操り人形の性格は、特定の生気情動により、おおむね決められていきます。たとえば、ある操り人形は手足を垂らし、頭をうなだれて無気力かもしれません。別の操り人形は力強いかもしれません。

また、抽象舞踊や音楽も、生気情動の優れた表現の例です。舞踊は、カテゴリー性の情動や物語の筋にとらわれることなく、見る人や聞く人に多様な生気情動と、そのバリエーションを示すのです。舞踊の振り付け師は、特定の感情内容ではなく、感じ方を表現しようとします。これらの例は、乳児について考える場合、特に参考になります。両親の行動様式は、カテゴリー性の情動であろうとなかろうと、何らかの生気情動を表わしているので、それを見る乳児も、抽象舞踊や抽象音楽の鑑賞者と同じ立場にいるかもしれないと推測されるのです。

スターン（1985/1989）は、大人にとって舞踊がそうであるように、乳児が体験する世界は、根本的には生気情動によって体験的に把握されていると考えます。乳児が大人のように、目に見える個別の行動自体（たとえば微笑むこと）の意味を最初から知覚するとは考えにくいことです。乳児は他者（養育者、特に母親）の行動をより直接的に知覚し、他者が表現する生気情動に応対して行動を理解すると考える方が適切と思われます。

そしてスターン（1993）は、感情がどれほど互いに誘発しあい、共有され、調整されていくものなのかを明らかにするための作業を進めていったのです。感じるという内的な特質は、**形**（form）、**強度**（intensity）、**持続（経過）時間**（timing）によって表示されるものであり、観察できるものなのです。直接的に

シェイプ（**身体的な感情表現** shape）として、知ることができるのです。

　たとえば、乳児が母親に微笑み、母親は乳児の微笑みに合わせて、微笑み返したり、声を出して応答します。これは、母親が、直感的に、乳児の微笑みという行動とそれに伴う感情を肯定し、乳児に対する母親の行動としての**一時輪郭**（temporal contour：瞬間瞬間の動きが描き出す流れ）を合わせることによって、乳児の感情を肯定していることを示しています。母親のこのような直観的な行動は普遍的、本能的なものです。乳児は、社会的（対人的）な世界体験を構築するための基本的な単位（ユニット）として、感情の一時輪郭（**生気輪郭** vitality contour）を使用しているのです。

　スターン（1995）は、感情の一時輪郭を**一時的感情シェイプ**（temporal feeling shape）とも呼びます。これは、ある一定時間内において身体的に示される感情表現型で、生気情動と対になる概念ですが、一瞬一瞬の外面的な情動の変化を意味します。つまり、一時輪郭とは、時間経過（たとえどんなに短かくても）に伴う（内的もしくは外的）刺激の強度（もしくは質）の客観的な変化（たとえどんなに小さな変化でも）なのです。一方、生気情動とは、刺激の一時輪郭を伴う内的感情状態の体験的な変化を意味します。観察者の一時的感情シェイプ（一時輪郭）は、観察対象の一時的感情シェイプ（一時輪郭）と同期するようになり、その結果、情動の共有された状態を示す情動調律が生じるのです。

　たとえば私たちは、歩いている人の動き方を認識し、その動作を観察しているだけで、喜び、悲しみ、驚きなど、その動作主の感情もまた認識できる能力を持っているといえます。その動作主に面識がなくても感情移入までしてしまうかもしれません。これは脳科学的に、生気情動とは神経細胞（ニューロン）の発火的な「ほとばしり（rush）」であり、**ミラーニューロン**などの働き（第5章参照）によって情動調律がなされている、と説明できるでしょう。

　なお、感情と動作を結びつける「**シェイプ**」という語は、もともとラバン系の動作分析（LMA）から生まれたものであり、同じくラバンの4つの「**エフォート（動作要素）**」の概念などとともにスターンに影響を与えていると思われます（第8章参照）。

　ところで本書では、formを「形」、shapeを「型」と訳しています。前者は、英語も日本語も多義的で抽象的な要素が多い言葉です。後者に関しては、京都大学の西平直が著作『世阿弥の稽古哲学』（2009）の中で、「型」とは、「動作

の単位」「動体」「動きの軌跡」「流れを含む器、あるいは流れを促す器」であって、外的に表現されるものだと述べています。この定義は、先述の shape の定義と共通するところが多く、「動きの流れの輪郭（contour）」（すなわち、動きの軌跡）の表現が使われているなど、外的な生気輪郭には内的な生気情動も伴立していて、「型」のもつ肯定的な「生きた動体」としての特徴を shape の背景に含んでいることからも、適訳と思われます。

トムキンス（1962）や**クライネス**（Clynes, 1978）は、刺激の一時輪郭は、対応する神経発火の一時輪郭を引き起こすと考え、特定の神経発火パターンを、特定の個別のダーウィン的な感情とリンクしたということになります。ある一つの行動において観察された一時輪郭が、観察者の内部で引き起こされた生気情動へ移行することは、ミラーニューロン、（環境変化に適応的な）神経振動子ネットワーク・モデル（adaptive oscillator）や、一般タウ理論（General Tau Theory:T 理論）のような**内部タイミング・メカニズム**（internal timing mechanisms）の研究で、近年ますます明らかになってきています（Stern, 2004）。

タウ（T／τ）とは感知された動作の違い（ギャップ）のことです。タウ理論とは、20 世紀における視覚心理学の第一人者であり、アフォーダンス、エコロジカル（生態）心理学で知られる米国の心理学者**ギブソン**（James J. Gibson）の考えを発展させたもので、英国エジンバラ大学の**デイヴィッド・リー**（David Lee）によって考案された動作の予想ガイダンス理論です。

スターン（2004）によると、生気情動と同様の概念は昔からあったものです。たとえば、著作『感情と形式（Feeling and Form）』で知られる哲学者の**スーザン・ランガー**（Susanne K. Langer, 1967）が、音楽体験において、「感情の形式（forms of feeling）」と呼んでいるものがそうです。また、ダンスやムーヴメントなどの動作においては、ラバンやその弟子の**ラム**（Lamb）が「**エフォート・シェイプ**」と呼んでいる概念に相当します。精神分析家の**ケステンバーク**（Judith Kestenberg 1910-1998）は、エフォート・シェイプ分析を、さまざまな障害を持つ子供たちに対する動作分析法（The Kestenberg Movement Profile, KMP）へと発展させています。また、**リトミック法**で知られる**ダルクローズ**（Dalcroze）のメソッドは、本質的に生気情動の直観に基づいているといえます（Stern, 2004）。

生気情動は、近代舞踊（モダンダンス）において、さまざまな形で受け入れられている概念で

す。クライン派の精神分析家で自閉症児治療の第一人者**フランセス・タスティン**（Frances Tustin, 1990）は、ステレオタイプな運動行動の間に、自閉症の子どもによって体験される「感情シェイプ」を描写しました。スターンの生気情動の概念は、トムキンスやクライネスの概念（後述）のように、顔の表情に特化するものではありませんが、トムキンスから大きな影響を受けていることは、スターン自身が認めています（Stern, 1985）。生気情動は、ランガーやタスティンの概念のように状況を限定しない一般的なものであり、動作より情動に焦点を当てるものです。また、生気情動はどのような体験からでも生じ、引き起こされる感情のタイプは、刺激の一時輪郭の本性と一義的に強く結びついているものではないと考えます（Stern, 2004）。

　また、ダマジオ（1999）が主張する「**背景的情動**（background feelings 改め background emotions）」は生気情動と重なる、とスターンは考えています。ダマジオ（1999）の主張によると、背景的情動とは、ダーウィンが初めて学術的に分類した「恐れ」「怒り」「喜び」といった二次的、社会的な、私たちが常に体験している感情とは異なり、低い段階の情動であり、疲労感、エネルギー、興奮、健康、倦怠、緊張、緩和、うねり、緩慢、安定、不安定、バランス、非バランス、調和、不調和などの、意識、気分、欲動、動機に密接に結びついている基底的な情動を意味します。ダーウィンやその流れの研究者たちが基本情動や一次情動と考える情動は、**波のような急速な生起─集中─放出パターン**による爆発的なパターンとして体験されるものなのです。悲しみと背景的情動は、波のようなパターンを構成します。長時間にわたって頻繁に生起したり、維持されるような特定の背景的情動は、背景的情動というより、気分（ムード）と定義するほうがよいでしょう。ダマジオ（1999）も背景的情動の概念がスターンの生気情動やランガーの業績と重なる部分があることに同意しています。ただし、スターン（2004）は、ダマジオは主に身体から流れ出る情動に焦点を当てていると考えています。

　情動は、共有体験や間主観性といったものを適切に発達させるための乗り物といえます。それまでは、情動は行動を起こす要因として行動主義の枠組み内で、主に探求されてきましたが（Stern, 1999）、共有体験の一時輪郭は、間主観性の発達にとって不可欠であるという仮説も成り立ちます。リアルタイムで展開していく親密な交流は、人間の社会的認知の発達のための基本です。人と会

うことを共有する瞬間の内容や性質は、二人で語るという枠組みごとに現れてくるものです。そして、このような共有相互作用の性質を、変化をもたらすために、セラピー的に使うことの可能性が考えられます。

　情動と身体は、互いに双方向的なコミュニケーションを不断におこなっており、どちらが原因でどちらが結果なのかを単純に一般化したり、還元したりはできない、という基本理解が今日では妥当とされています。

6. 基本情動と心理進化論

　基本となる情動は存在するのか？　存在するとすればそれは何か？　近代合理主義の門戸を開いたデカルトは、その『情念論』において、人間の単純で基本的な情念は、驚き、愛、憎しみ、欲望、喜び、悲しみの6つだけで、他のすべての情念はそれらの複合であると考えました（1649/2008）。これはその時代から考えると炯眼でしょう。このような探求は、19世紀の進化論の時代に入って、ダーウィンによって再び注目されます。以下、心理進化論の系譜をたどっていきたいと思います。

1) ダーウィン：感情（情動）研究の先駆者

　チャールズ・ダーウィン（Charles Darwin 1809-1882）は、著書『**種の起源**』（1859/1872）で、「自然淘汰」または「適者生存」の概念を中心とする進化論を提唱したことでよく知られています。しかし、ダーウィンが、進化論の観点から、感情機能の普遍性と感情表現の身体的特徴を30年以上にわたって観察し、本格的に研究した最初の学者であったことはあまり知られていないようです。

　ダーウィンは、1867年に世界の異なった文化で生きている人たち（アボリジニ、インド人、アフリカ人、ネイティブ・アメリカン、中国人、マレー人、セイロン人）の調査を行いました。また子供やオランウータンの感情表現の観察調査も加味しました。その結果、感情（情動 emotion）に基づく顔の表情や行為の基本的な部分は、地域性や、文化差によって異ならず、世界中の民族に共通していること、また、普遍的に感情と身体的表現は密接に関係していて、危機回避など個体保存・種族保存に適したものであることを示したのです（『人と動物における感情の表現』1872）。恐怖で鳥肌が立ったり、敵意に牙をむくしぐさで表

現する習性が人間にも残っていることは、感情も、動物から人間への進化にともなって進化してきた証拠であり、そのほかの基本的な感情は、進化のプロセスで維持されてきた適応の結果であるがゆえに、人類にとって普遍的な反応であると考えました。

ダーウィンは、基本的な生得の情動として、悲しみ（sadness）、喜び（joy）、怒り（anger）、軽蔑（contempt）、羞恥・嫌悪（shame/disgust）、恐怖（fear）、驚き（surprise）の7つ（または軽蔑を除いた6つ）の感情をあげています。また、「基本的な感情」が重なることによりつくられる、卑下、懐疑、嫉妬などのような「複合の感情」があると考えました。これらの感情には、普遍性が概ね認められると思いますが、身体表現に関しては、文化によって意味が異なりますので、普遍性は認めにくい点があります。以上のようなダーウィンによる百年以上前の基本概念は、今日でも概ね適切であると考えられています。たとえば、スターンは、ダーウィンが提示したカテゴリー性の情動のそれぞれが、異なる生得的な顔の表情と結びつくことになり、その情動と顔の対応パターンは、自然淘汰を経ながら、種のすべてのメンバーによって"理解される"社会的なサインとして発達してきたと仮定することで、偉大な貢献をしたと評価しています（スターン, 1985/1989）。

2）トムキンスの情動理論（アフェクト・セオリー）

ダーウィン以後、情動（emotion）と顔との関係の重要性を初めて学術的に唱えたのは、**シルヴァン・S. トムキンス**（Silvan S.Tomkins 1911-1991）です。トムキンスの情動理論（affect theory）は、著作『**情動・心像・意識**』（*Affect Imagery Consciousness*（AIC), 1962/1963/1991）によって紹介されました。ダーウィン以来、科学的にはまともに扱われてこなかった主題「顔の表情は生得のものであり、文化を超えて人類に普遍的である」が正しいとトムキンスは主張したのです。そして、特に情動と顔の表情との対応について研究した、いわゆる**顔面フィードバック仮説**（facial feedback hypothesis）で知られています。

トムキンスの言葉を借りれば、情動とは、第一に顔の表情の反応のことです。筋肉や関節を使うときに感じられる（いわゆる**固有受容**的な）顔の表情のフィードバックが、意識という形態に変容するとき、感情の体験や気づきが構成されるというのです。特定の顔の表情やそのフィードバックは、生得的または文

化横断的に、特定の感情と対応し、そのプログラムが大脳皮質下部に記憶されている人類にとって普遍的なものであるとトムキンスは考えました。そして、顔面の筋肉の変化が起きて感情に適切な表情が作られた後に、主観的な情動が体験されることになります（Izard, 1977）。

　トムキンスの説は、基本的にダーウィンやジェームズ＝ランゲ説の流れに属する仮説であると考えることができるでしょう。米国の心理学者**イザード**（Caroll Ellis Izard,1997,1924-）は、ダーウィン、ジェームズ、オルポート、トムキンス、ゲルホーンらの業績を踏まえた上で、顔の表情のパターンは感情の統合的な構成要素の一つであることを支持しました（**顔面の個別感情理論 discrete/differential Emotion Theory；DET**）。イザード自身は、生得的、普遍的な基本の感情が、顔の表情が先に起こらなくても、生後、2〜7ヶ月以内に生じることを唱えました（1995）。また、盲目で生まれた子どもも、生後3〜4ヶ月までは、健常児と変わらない顔の表情をすることが知られています（スターン, 1985/1989; Freedman, 1964; Fraiberg, 1971）。これらの系統のアプローチは、基本的に表情を認識する相手を想定しています。簡単に言うと、楽しい顔の表情をしていれば楽しくなり、悲しい表情をすると悲しくなってくるという説であるので、ジェームズ＝ランゲ説の流れを汲む考えとみなせるのです。

情動と欲動は別の体系

　1940年代の米国の心理学の世界では**行動主義**（behaviorism）が全盛であり、1950、60年代の精神医学では精神分析の**欲動説**（drive theory）が主流でしたが、トムキンスは情動に関心を持ち続けました。1955年の長男の誕生という重大な出来事に立ち会った時に、赤ん坊の泣き叫びと大人の悲しみの感情表現との類似性に興味を持ち、毎日詳しくわが子を観察したのが独自の情動理論の契機となりました（Tomkins, 1962）。トムキンスは、世代間の感情表現の類似性の研究を深めていき、身体的表現（顔の表情が主ですが、身体の姿勢も含みます）によって特定される情動を分類したのです。

　トムキンスの最も明確な立場は、情動（affect）と欲動（または、衝動 drive）とをはっきりと別の二つの体系に区分した点にあるといわれています。フロイトは、欲動を最も根本的なもので、情動に先んじると考えました。しかし、ト

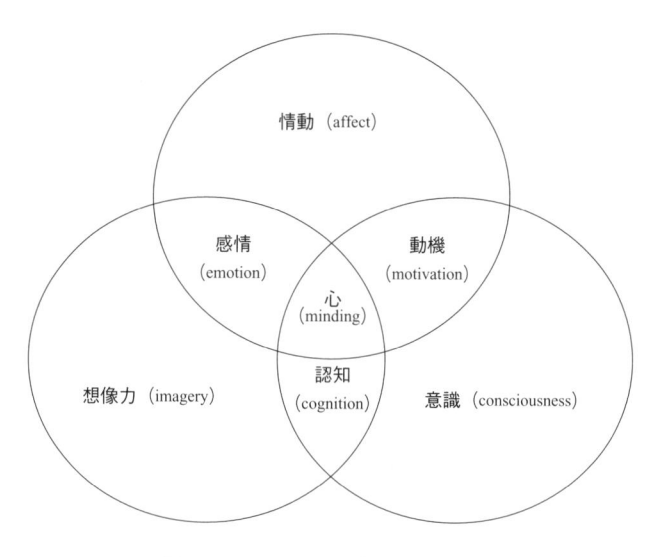

図4-3 トムキンスの情動―心理モデル

(http://www.tomkins.org/ 参照)

ムキンスは、情動こそが、人間および高等動物が生得的に持つ根源的なシステムであると考えます。欲動（または、リビドー）の体系は、情動と比べると二次的なものであり、フロイトの無意識（イドまたはエス）も情動から生まれるとします。食欲や性欲やその他のさまざまな欲動（衝動）は、まずその欲動を生じさせ、そしてその欲動を持続させる**情動の存在が前提**であり、**いくつかの異なる基本情動が存在する**と考えたのです。さらに、情動は欲動を増進するだけでなく、記憶、知覚、思考、行動も動機づけることになります。後に、スターンはトムキンスから示唆を受け、**生気情動**の概念に至ります（Stern, 1985）。

トムキンスは情動と顔の表情との対応から、情動を、関心、喜び、驚き、苦痛、怒り、恐れ、軽蔑／羞恥、嫌悪、嫌臭の9項目に分類しました。そして、それらの情動を、進化のプロセスにおける機能の観点から以下の3つのグループに区分して捉えます（Tomkins, 1962）。

① **積極的情動**（positive affects）：関心（interest/excitement）、喜び（enjoyment/joy）
人間や高等哺乳類は、目新しさ（関心）によって興奮し、関与を楽しんだり、家族、愛する人々（喜び）と関係を持つことができます。

② **消極的情動**（negative affects）：苦痛（distress/anguish）、恐れ（fear/terror）、

怒り（anger/rage）、軽蔑／羞恥（shame/humiliation）嫌臭（dissmell；悪臭に対する反応を意味するトムキンスの造語）、嫌悪（disgust）
避けられない人生の危機の直面する際に現れ、消極的な対応をする機能があります。種や生命の保存だけなく、個人の価値や意識の発達にも対応します。

③ **中立的情動**（neutral affects）：驚き（surprise/startle）
必要な時にはいつでも別の方向に行けるように、すべての情動を中断させる機能があります。

トムキンスの指導を受けたイザードは、「罪悪（guilt）」を加え10項目としています。イザードの研究は、顔だけでなく、意識、認識、活動の発達において原初的な情動の役割を重視しています（チョドロウ, 1991/1997）。また、トムキンスの後継者である**ネイサンソン**（Donald Nathanson, 1992）は、トムキンスの理論をさらに進め、感情の生物学的な側面としての情動（affection）と、意識的な体験としての感じること（feeling）とを区別します。彼の分類では、感情（emotion）は、記憶なしには生じませんが、情動は、体験に先立つ記憶がなくても感じられるとしています（ロスチャイルド, 2000/2009）。

3）**エクマンとFACS**

トムキンスの指導を受けたカリフォルニア大学サンフランシスコ校の**エクマン**（Paul Ekman, 1934）は、パプアニューギニア、アメリカ合衆国、日本、ブラジル、アルゼンチン、インドネシア、旧ソ連などさまざまな地域の人々、特に複雑な顔の動きの測定を研究し、表情は文化の枠を超えて生得的かつ普遍的であり、特定の情動には特定の表情があることを実証しました。そして、同じくトムキンスの指導を別途受けていたイザードもエクマンと同様の結論に達していました（Izard, 2003）。

1960年代当時は、「**文化によって表情は異なる**」と考えられていました。この常識は、『サモアの思春期』などを著しジェンダー研究の先駆けとも評される**ミード**（Margaret Mead 1901-1978）、その夫でダブルバインド理論の**ベイトソン**、そして、人間のコミュニケーションにおいて、情報の三分の二以上は言語ではなく、非言語的手段（身体言語）によってもたらされるが、それらは文化

によって異なり、普遍性をもたない、との調査研究（動作学 kinesics）で知られる**レイ・バードウィステル**（Ray L. Birdwhistell）らの文化人類学の知見によって裏づけされたものでした。たとえば、日本人はアメリカ人のように喜びや悲しみを感じ、表現しないといったようにです。しかしこれは、他人がその場に同席していて外の目が気になるなど、躾などの文化的・心理的理由から日本人が表現を抑えている部分が多分にあることからくるものであり、生物学的、進化学的な自然の姿であるとはいえません。同じ日本人でも一人の場合は、アメリカ人と基本的には共通の喜怒哀楽を表現するのです。つまり、文化に関係なく、非言語表現は普遍性をもつのです。それまでの欧米の文化人類学を中心とする学問の「常識」が覆される結果となりました。また生まれつき目の見えない人も、健常者と同様に顔の表情をすることも過去60年にわたる研究から明らかになっていて、これもダーウィンの説を支持するものです。今日では、人類にとって、顔の表情や、それに対応する感情表現は、文化などによって後天的に学ぶものではなく、先天的で、普遍的であるという理解が妥当なようです。

　エクマンは、1978年に、顔の表現の測定基準として**FACS**（Facial Action Coding System）を開発しました。今日ではコンピューター版も製作され、この分野の科学者に広く利用されています。

　エクマン（1983）は、このFACSを使って情動反応と生理的パターンの関係性を探る実験（情動の種別における生理的覚醒の相違）を行いました。被験者はこのシステムに従って、六つの情動それぞれに対応する表情を作り出す訓練を受けたのです。この表情を作っている10秒間の間に、心拍数、指尖皮膚温、皮膚電位、前腕筋緊張などの、自律神経系の生理学的指標が測定された結果、心拍数については、怒り、恐れ、悲しみに伴う変化が、幸せ、驚き、嫌悪に比べて有意に大きかったのです。指尖皮膚温については、怒りに伴う変化が、他のすべての情動に比して有意に大きいことが明らかになったのです（『図説心理学』59頁）。このエクマンの実験は、ダーウィン、ジェームズ＝ランゲ、トムキンスの流れの説を補強するものです。

4）プルチックの情動の心理進化理論

　心理学者の**プルチック**（Robert Plutchik 1927-2006）もまた、ダーウィンの感情理論の流れを汲んで**情動の心理進化理論**（psychoevolutionary theory）を構築し、

以下のような10の仮説を設定しました。

① 情動（emotion）の概念は、すべての進化のレベルに適応できるものであり、人間同様、動物にも適用できるものである。
② 情動は、進化的な歴史があり、異なる種においてさまざまな表現の形式を進化させてきたものである。
③ 有機体を助ける適応的な役割を果たす情動は、環境によって提示される重要な生存の問題を扱う。
④ 異なる種における情動の表現の形式の相違にもかかわらず、同定される共通の要素や、原型のパターンがある。
⑤ 基本的、一時的、原型的な情動の数は多くない。
⑥ 他のすべての情動は混合的、派生的な状態である。つまり、情動は、一次情動の組み合わせ、混合、結合として生じる。
⑦ 一次情動は、仮説的な構成概念、または理論的に考えられた状態であり、その特性や性質はさまざまな証拠からのみ推定される。
⑧ 一次情動は、対極的な情動と対になるものとして概念化できる。
⑨ すべての情動は、お互いに同様な程度に変化する。
⑩ それぞれの情動は強度の程度や覚醒のレベルの変化において存在する。

（Plutchik, R.（1980）. *Emotion: A Psychoevolutionary Synthesis*）

プルチックは、他には還元できない8つの基本情動（一次情動）とそれらの組み合わせによる8つの応用情動を設定しました。8つの基本情動とは、「受容」「驚き」「恐れ」「悲しみ」「嫌悪」「期待」「怒り」「喜び」です。さらにプルチックは、さらに各情動が対応する色と情動の強度を表わすためにグラデーションを使って、情動を立体的に表現する「3Dの**情動の立体モデル**と2Dの**感情（情動）の輪**（Wheel of Emotions）」を作りました（1980, 図4-4参照）。

二つの隣り合っている基本情動が複合すると一つの応用情動が生まれます。
対極にあるものは対照的な情動です。立体モデルの側面部は、情動の強度を表わしています。たとえば、「怒り」の基本情動の強度が増せば「激怒」に、弱まれば「いらだち」の情動となります。「驚き」の基本情動の強度が増せば

図4-4 プルチックの立体モデルと情動の環
(斎藤(編)、2005をもとに作成)

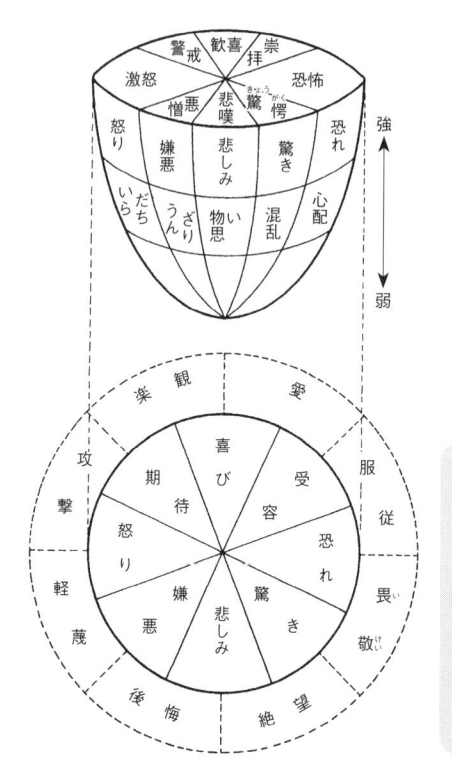

喜び+受容=愛
受容+恐れ=服従
恐れ+驚き=畏敬
驚き+悲しみ=絶望
悲しみ+嫌悪=後悔
嫌悪+怒り=軽蔑
怒り+期待=攻撃
期待+喜び=楽観

「恐怖」に、弱まれば「混乱」の情動になると考えます。

5) その他の基本情動説とフロー理論

基本的情動に関しては、他にもさまざまな説があります。

「感情神経科学(Affective neuroscience)」の提唱者であり、動物(特にネズミ)の笑いの研究でも知られる神経心理学者の**パンセップ**(Jaak Panksepp 1943-)は動物の行動から情動を分析し、「予期」「怒り」「恐怖」「パニック」の4つの情動に分類しています。また、脳の三位一体説でも知られるマクリーン(Paul Maclean)は、「欲望」「怒り」「恐怖」「悲しみ」「喜び」「愛情」の6つの情動に分類しています。

シュロスバーグ（Harold H. Schlosberg）は、多くの表情の写真を分析整理し、「喜び」「驚き」「恐れ」「怒り」「嫌悪」「軽蔑」の6つの基本情動に分類できるとしました（1952）。その表情相関図では、それぞれの両隣の表情との類似性があり、混同されやすいことを示しています（図4-5a）。たとえば、笑っているなどの「喜び」の表情は、実は軽蔑を意味しているのかもしれませんし、驚かれているのかもしれません。また「怒り」の表情が、恐れを意味しているかもしれないし、嫌悪を意味しているのかもしれないのです。また、ラッセル（James A. Russell）の**円環モデル**では、「快―不快」の軸と「覚醒―不覚醒（眠気）」の軸によって作られる四象限に、「喜」「怒」「哀」「楽」の4つの基本情動を設定しています（1980）。すべての感情は、この四象限上に円環上に配置されているとしたものです（図4-5b）。

最後に、「今・ここに没頭している情動状態」を紹介しておきます。日本でも近年注目を浴びている**ポジティヴ心理学**（positive psychology）の**チクセントミハイ**（Mihaly Csikszentmihalyi 1934-）は、「**フロー体験**」という情動体験を核とするフロー理論を1975年に初めて提唱しました。フロー体験とは、集中した精神的、情緒的、身体的活動を通じてもたらされる世界と完全に一体化している感情領域での体験であり、その瞬間には、すべての行動は苦もなく、適切に実行され、最大限のパフォーマンスがなされているという実感が伴います（チクセントミハイ, 1997/2010）。

フローは一時的な感情状態ですが、人の能力や技能を高め、創造的な活動に必須であるユニークな情動状態であると考えられています。たとえば、運動選手なら「**ゾーンに入った**」と言い、宗教的な神秘主義者や芸術家が「エクスタシー（恍惚感）」と呼ぶ心身統合の状態です。

フローは最近発見された現象ではなく、古代から人間が体験してきた心身統合の状態です。チクセントミハイは、人間の状態を改善しようと努めた世界の宗教のほとんどが、儀式、祈り、規律の体系を通して独自のフロー体験の仕組みを取り込んでいると言います。事実、フロー体験と宗教体験は、生きることの理由、生きることの正当性の探求という共通の目的を持っています。本来、充実した宗教とは、身・心・神の秩序ある調和を求める感情に答えられる場を人々に提供することができるものです。フロー体験も、人生の歓喜とは何かと言うことを示唆し、私たちを魂に息を吹き込まれた存在へと近づけてくれるの

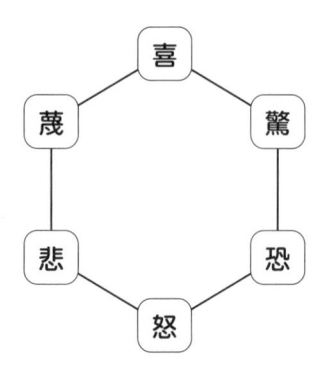

図 4-5a　シュロスバーグの
　　　　表情相関図
(Schlosberg, 1952 をもとに作成)

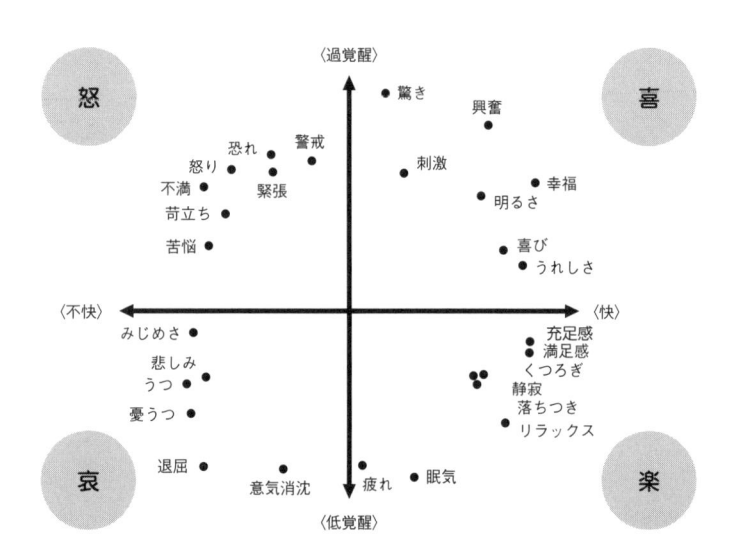

図 4-5b　ラッセルの感情円環モデル
(Russell, 1980 をもとに作成)

です（チクセントミハイ, 2003/2008）。幸福であるとは、結局はお金や物など外面的な豊かさと一致するものであるという、近代社会において優位ともいえる価値観に異を唱えるものとなっています。

チクセントミハイ（2003/2008）は、フロー体験中の意識状態の主な特徴として、次の8つを挙げています。

① **目標の明確性**：最終的な結果ではなく、実行されている行為自体のプロセスに没頭することを目標にしている状態。

② **迅速なフィードバック**：進行中の自分の行為が適切かどうかが自分で迅速に評価判断できる状態。

③ **挑戦と能力とのバランス**：挑戦（チャレンジ）の課題の難易度と自分の持っている能力（スキル）がともに高く互いにバランスが取れている場合で、余計な不安や退屈を感じる必要がなく、課題そのものに没頭できる状態。

④ **集中の深化**：目標が明確で、迅速なフィードバックがあれば、人は挑戦のための行動に没頭します。つまり、行為と行為者の意識が融合し、行為のための意識的努力が必要とされない意識状態です。

⑤ **現在の重要性**：過去や未来の課題は意識から消えて、今、現在の課題への強い精神集中が起きている状態。

⑥ **統制の実感**：自分が行為や行動の統制（コントロール）を、強い意志や意図によってではなく、物事の自然な流れのプロセスに従って無理なく行っているという実感。

⑦ **時間感覚の変化**：時間の経過が実際より速く感じられるような時間感覚のゆがみ。

⑧ **自我の喪失**：強い精神集中のあまり、自分自身に対する自我意識までも一時的に停止している状態。

チクセントミハイ（2003/2008）によると、「機会が提示する**挑戦**（challenge）のレベルと自己の**技能**（skill）レベルをどのように知覚しているかによって、8つの感情領域を体験している」のです。つまり、体験のピーク状態である「フ

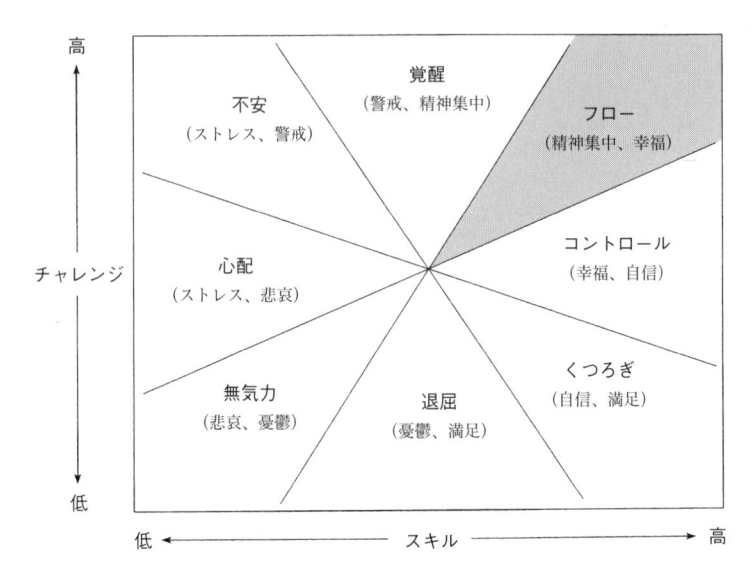

図4-6 日常体験の図

(チクセントミハイ、2003/2008 より)

ロー」の領域、前向きな感情と結びつく「覚醒」と「統制（コントロール）」の領域、プラスもありますが積極性に欠ける「弛緩（くつろぎ）」の領域、そして後ろ向きな感情と結びつく「不安」「退屈」「心配」「無気力」の諸領域です。私たちは、挑戦のレベルと自己の技能レベルとのバランスを調整しながら、フロー状態を求め続けることで、学習や発達を促進させていくのです（図4-6）。

　以上、本章では、意識、感情（情動）、身体性との関係性の基本のいくつかについて見てきました。

第5章　リソース2：情動と関係性の諸理論

> 精神は〈われ〉のなかにあるのではなく、〈われ〉と〈なんじ〉の間にある。精神は身体を流れる血液のようなものではなく、あなたが呼吸する空気のようなものである。
>
> マルティン・ブーバー『我と汝』

　本章では、共感、ミラーニューロン、アタッチメント理論、自己感、ポリヴェイガル理論などを通して、主に他者との関係性（対人関係）における情動（感情）と心の働きについてみていきます。

1. ものまねと情動の伝染

　私たちは他人の情動の状態をどのように認識しているのでしょうか。意識的にでしょうか、それとも自動的にでしょうか。

　人間は生まれながらの社会的動物です。他人の情動を相互に認識すること、理解すること、共鳴し合うこと（共感）は、日常の人間関係においても、幼児期のアタッチメント関係においても、心理療法のセラピストとクライエントとの間の関係性においても、非常に重要なテーマです。関係性に関する反応が、どれほど自動的、無意識的であり、または認知的、意識的であるのかにはさまざまな説と議論があるようです。以下、分割脳研究の世界的権威**ガザニガ**（Michael S. Gazzaniga, 1939-）による議論を通して見ていきましょう。

　ワシントン大学の心理学者で児童の脳発達研究の権威**メッツオフ**（Andrew N. Meltzoff）と**ムーア**（Keith Moore）は、新生児の模倣行動の研究で国際的に知られています。彼らの研究の結果、生後42分から72時間（3日）の新生児が、他者の表情を正確に模倣できることなどが判明してきました（Meltzoff & Moore, 1983）。**フィールド**（Field）らが1982年発表の研究で、生後2日目の乳児が、大人の顔をその通りにまねするとの報告にもふれていますが、生来的に驚異的

な模倣能力を幼児は持っているのです（Stern, 1985）。つまり、生まれたばかりの赤ん坊が、目を細め、口を開けて微笑んでいる自分の目の前の顔をもつ存在（たとえば母親）があることを認識し、自分も同じような目と口を持つ顔があることを認識し、それを使って目の前の存在と同じ表現をすることに意思決定をし、行動に表わすのです。これらは生後1時間ほどでなされる反応であって、学習によるものではなく、生得的なものなのです。

　また、赤ん坊は人間の模倣はしますが、物の模倣はしません。顔というものを特別の存在として生まれつき識別しているのです。3ヶ月ほど経過するとこのような単純な模倣はなくなり、真似の意味を理解するような高度なものになります。1歳半から2歳半になると、より社会的になり、かわるがわる模倣をするようになります。人間が本来的に「ものまねマシーン」であることは、一緒に暮らしていると無意識の内に、話し方や姿勢、表情まで似てきてだんだんと「似たもの夫婦」になるという「事実」からも、日常的な経験則として知られているところです。ものまねの行為は、高等哺乳類（鳥類）の一部でもまれに見られるともいわれますが、日常化している動物は人間だけのようです（ガザニガ, 2008/2010）。

　ものまね行為は、社会的相互行為を円滑にする役目を果たしています。アムステルダム大学**ファン・バーレン**（Van Baaren, 2004）らの研究によると、ものまねをされた人は、ものまねをした人にだけでなく、その周囲にいる他の人にも好意を感じ、共感しやすく、またその集団に一体感を感じるようになります。そして、そのような模倣行為を私たちは無意識的に日々行なっているのです。なぜなら、意識的な模倣行為は、大脳皮質経由で神経経路が長いため時間がかかりすぎ、間に合わないのです。

　たとえば、ガザニガは次のような面白い実験報告を挙げています。「蝶のように舞い、ハチのように刺す」と評された伝説のボクサーであるモハメド・アリですら、相手の動きを察知して、パンチを繰り出すまでに230ミリ秒かかります。しかし、実験中の大学生が無意識的に動作をシンクロさせるのには、21ミリ秒しかかからない、という研究報告があるのです（ガザニガ, 2008/2010）。このことからも、表情を真似るという身体的な行動には、視覚的な顔の知覚と自動的に（または無意識的に）深く結びついていることは明らかといえるでしょう。

情動の伝染

　ここでは、情動の伝染とは、他者の表情、発声、姿勢、動きを自動的に真似る結果、それらと情動的に一つになる傾向である（ガザニガ, 2008/2010）と定義しておきます。たとえば、病院で一人の新生児が泣き出すと、その場にいる他の赤ん坊もいっせいに泣き出す現象や、精神病院でケーキが欲しいと一人の患者が言い出すと、残りの患者全員がケーキを食べたいと合唱しだす事態などに、「情動の伝染」の例が見られるかもしれません。また、うつ的な母親に育てられる幼児は、その母の気分の影響を受けることが知られています。そのような子どもたちは、母親がうつでない子どもより、ストレス反応をおこし、心拍数やストレス・ホルモンであるコルチゾールの分泌を上昇させるのです。その結果、その子どもたちも感情表現に乏しくなり、うつ的な気分になるとの研究があります（ガザニガ, 2008/2010）。またお笑い番組を見ていると、気分が楽になります。

　以上のようなさまざまな実例から、私たちの気分や情動は人から人へと伝染することがわかるでしょう。ちなみに、情動の伝染は人間だけでなく、少なくともチンパンジーなどの人間に近い動物には見られる現象でもあります。あくびをしているチンパンジーのビデオを見た別のチンパンジーは、30パーセント程度の確率で、あくびをします。人間の場合、50パーセント前後の確率であくびが伝染するとの研究もあり、伝染性のあくびは、共感の原始的な形態とも考えられていますが、人間が持つような利他的で意識的な共感の土台となるような行動は、チンパンジーでは多少みられるものの、今のところ他の動物ではほとんど発見されていないのです（ガザニガ, 2008/2010）。

　以上、見てきたように、情動は自動的に伝染すると考えられますが、まず情動を感じ取って（シミュレーションが行われて）、その後に自動的・身体的な真似が続くのか（キャノン＝バード説の流れ）、それとも自動的な真似の後に情動が続くのか（ジェームズ＝ランゲ説の流れ）という古くからの問題の解決を示すものではありません。どちらかの一方だけが正しいというよりは、先にも見たようにどちらのケースもあるのでしょうが、情動の伝染という生得的なメカニズムが、共感という現象の大きな基盤であることは疑いがないようです。

2. ミラーニューロンと共感

世界的に高名な舞台演出家ピーター・ブルック（Peter Brook 1925-2003）は、インタヴューでこう述べたそうです。

> ミラーニューロンの発見によって神経科学は、演劇界では長らく常識だったことをようやく理解しはじめた。すなわち、演技者は、あらゆる文化的・言語的障害を乗り越え、自分の声や動きを観客と共有し、それによって観客が演劇に能動的に参加して舞台上の演技者と一体化できるようにしなければ、どれほど努力しようと無駄に終わる、ということだ。こうした「共有」を基盤として演劇はリアリティを帯び、存在価値を獲得するのであり、自分が行為を行うときにも、他者が行為を行うのを眺めているときにも活性化するミラーニューロンによって、今やこうした「共有」を生物学的に説明できるようになったのだ。

（リゾラッティ&シニガリア, 2006/2009）

1990年代初頭の**ミラーニューロン**（mirror neuron）の発見は、非常に重要な出来事でした。ミラーニューロンのおかげで、人間の脳は、推論を働かせなくても、運動能力のみにもとづいて、他者の意図や期待や動機を即時に理解できるのです（リゾラッティ&シニガリア, 2006/2009）。たとえば、物をつかむという基本的な動作から、複雑なダンスのステップまで、自分が観察した動きを真似たり、その動きの意味を評価したりできます。

つまり、他人の考えや意図を理解したり、気持ちが通じ合ったり、他人が体験していることを、まるで自分のことのように体感すること（つまりは共感や、間主観的な接触の確立）ができるのも、ミラーニューロンのメカニズムが、私たち自身の行為や情動の基盤となっているのと同じ（それぞれ運動と内臓運動に関わる）神経構造を活性化するからなのです。もちろん、情動表現に関わるのはミラーニューロンだけではないのですが、内臓運動反応である「ミラーリング（ものまね機能）」の支援無しには、生き生きとした情動の表現には困難が伴うのです（同書206-207頁）。

ミラーニューロンは、イタリア・パルマ大学の**リゾラッティ**（Giacomo

Rizzolatti)、**フォガッシ**（Leonardo Fogassi）、**ガレーゼ**（Vittorio Gallese）らによって、猿の脳の前運動皮質（F5野）において発見されたもので、猿を使った実験によってでした（ガザニガ、2008/2010）。たとえば、一匹の猿が右手でバナナをつかもうとします。そしてその状況を別の猿が見ているとします。マイクロセンサーを使って、実際の行為者である猿と観察者である猿のニューロン（神経細胞）の活動（発火）の状況を調べたところ、二匹とも脳の同じ箇所（前頭葉の運動前野）のニューロンが発火していることがわかったのです。つまり、二者間の脳内の活動が同期しているのです。仮に観察者の猿に右手だけを見せても、バナナだけを見せても、また二つを同時に見せても、同じニューロンは発火しません。右手でバナナを取るという一連の行為を観察したときにのみ、行為者と同じニューロンが観察者の脳内でも働くのです。

このような、鏡のように「ものまね」をするニューロンの働きは「ミラーニューロン」と名づけられ、世界的に注目されるようになったのです。猿はミラーニューロンを持っているわけですが、その後研究された人間のミラーニューロンの機能と比べるとそれほど発達していないことも判明しました。たとえば、サンバを踊りながら、部屋の右から左へと移動するとします。猿が模倣できるレベルは、右から左へと移動するという行動までであり、腰をくねらせる必要性は理解されず、その模倣はなされないでしょう。解剖学的には、これは複雑な動作のパターンを司る前頭前皮質が、人間の方が発達しているからだと考えられます（ガザニガ 2008/2010）。

ミラーニューロンは、前頭葉の内的な体験と外的な体験の処理をする場所（F5など）に存在します。そこにはさまざま神経が集まり、視覚、運動、感情のプロセスが統合的に処理されます（Lacoboni et al., 2001）。観察者のミラーニューロンは、観察者が対象者を見ているだけで、対象者の行動の実際の身体的な真似をしなくても、対象者とまさしく同じ発火パターンをするのです。つまり、視覚情報によって、実際に運動しているのと同じ体験ができることを意味します（Stern, 2004）。ミラーニューロンのシステムのおかげで、自然に（非言語レベルで、認知的思考の働き無しに）他人の行動やジェスチャーと同期でき、行為の当事者でなくても同じように感じられる（体験を共感、共有できる）ことで、私たちのさまざまな集団行動・活動が可能となっているのです。これは、映画を見た後に、自分がヒーローになったり、タイタニック号のヒロインにな

ったような気分になる現象や、スポーツを観戦してまるで自分がやっているかのように興奮する現象の神経生理学的な理由なのです。それ以外でも、たとえば、集団スポーツやダンス、デモ、恋愛関係、宗教儀式などの場で感じる他人との共感、一体感、愛着は、私たちのミラーニューロンが他人のミラーニューロンとの間でシンクロ（同期）を起こすことを示しており、神経科学的な根拠ともなっています。

　もちろん、ミラーニューロン以外にも同様の機能を果たすシステムがあるかもしれませんが、重要なことは、ミラーニューロンが、行為者と観察者の双方に共通する行為の意図を理解しあえるメカニズムであるということです（リゾラッティ＆シニガリア, 2006/2009, 146頁）。フランスの現象学者メルロ＝ポンティの『知覚の現象学』(1945)からの次の引用は、それを実にうまく言い表しています。

> 身振りの感覚は与えられるものではなく理解されるもの、すなわち、見る側の行為によって再体験されるものだ。何より難しいのは、認知作業と混同することなくこの行為をはっきり心に思い描くことだ。動作による伝達や動作の理解は、私の意図と他者の動作との相互関係や、私の動作と、他の人々の行為の中に認められる意図との相互関係を通して生じる。それはまるで相手の意図が私の体内に入り込み、私の意図が相手の体内に入り込んだかのようだ。私が眼にする動作は、何らかの意図的な対象を表現している。私の体のさまざまな力がそれに適合し、それと重なり合ったとき、その対象はまぎれもなく存在し、完全に理解される。
>
> （リゾラッティ＆シニガリア 2006/2009, 147頁）

3. アタッチメント理論の新展開

　アタッチメント理論（attachment theory **愛着理論**）とは、人と人との間の交流や関係性における根本的な心理システムに注目する理論です。1950、60年代に英国の精神分析家で精神科医である**ボウルビィ**（John Bowlby 1907-1990）が母子間の関係性、愛着の研究から提唱したものです。第二次世界大戦後の戦争孤児が生まれましたが、その子どもたちの心理的な発達や障害の調査が、結果的

にボウルビィをアタッチメント理論の確立に導いたのです。見つめ合ったり、触れてあげたりの身体接触を通じての第一養育者（幼児に、基本欲求に答えるものを供給する主要人物、通常は母親）と子ども（特に三歳または一歳以下の乳幼児）との二者の関係性は根源的に重要であり、生涯にわたって子どもの心理的・社会的な機能性に大きな影響力を植えつけるとされました。幼児の親に対する**アタッチメント**（愛着）の性質は、アタッチメントのワーキングモデルとして、幼児の中に内在化されるのです。子どもと養育者との間の健全な**絆**（bond）を結ぶことが、健全な子どもに育つために必要であることがはっきりとしてきたのです。

　幼児の生存の観点からは、アタッチメント関係を養育者と結ぶことで、より安定したケアを享受できるのであり、幼児が生き抜く機会を増やすメリットにつながります。幼児の脳の発達の観点からは、幼児の未成熟な脳機能の不足部分を、幼児と密接な（感情的な）関係性を持った養育者が、まさに「手足」として機能することで補えるというメリットがあります。繰り返される関係性の体験により、快―不快の感情を伴ったパターンが潜在記憶として符号化され、養育者が「**安全基地**」と見なされるようになって、幼児は安心するのです。

　安定したアタッチメント（secure attachment）は、養育者が微妙で非言語的な幼児からの欲求のシグナルを受け取り、それに感情を込めて答えていくことの日々の積み重ねによって、幼児の中に築かれていきます。これらの幼児期の基本的な（母子の）関係性は、大人になってからのその人の基本的な他人との（感情的な）関係性の雛形になるものであり、生涯にわたる性格の一部となります。母子関係が良好なら感情を適切に制御できる子どもになり、そしてスムーズに大人へと成長します。**不安定的なアタッチメント**（insecure attachment）は、逆に養育者が幼児の欲求に適切に対応していかないことによって形成されていきます。感情的に激しかったり、逆に感情表現が乏しすぎたりといったさまざまな感情的な問題を抱えた子ども、そして大人に成長します。「三つ子の魂百まで」ということわざは、発達心理学的にも適切な名言なのです。

　詳細な観察によってボウルビィの理論の有効性を証明したヴァージニア大学の発達心理学教授**エインスワース**（Mary Ainsworth）は、1950年代にボウルビィと一緒にタビストック・クリニックにて研究を行いました。**ストレンジ・シチュエーション法**［母子関係の観察実験法：たとえば、母子が部屋に一緒に入る。

暫くして母が部屋を出て、代わりに見知らぬ女性が部屋に入ってくる。その後、母が戻ってくる。このような状況下での幼児の反応を観察するもの］を使った実験で、アタッチメントの3つの基本パターンが見出されたのです。後に、**メイン**（Mary Main）と**ソロモン**（Judith Solomon）によって、4つ目も見つけられます（1986）。すなわち、**安全型**（Secure）、**回避型**（Avoidant）、**抵抗・アンビバレント型**（Resistant/ambivalent）、そして4つ目の、**無秩序・無方向型**（Disorganized/disoriented）です。

エインスワースの指導も受けていたメイン（1995）は、愛着を以下5つの基本原則にまとめています。

① 最も早期のアタッチメントは、通常、生後7ヶ月までに形成される。
② ほぼすべての幼児がアタッチメント関係を持つ。
③ アタッチメント関係は、2、3人の人とだけ結ばれる。
④ 「選択されたアタッチメント」は、アタッチメントを結んだ人たちとの社会的な交流から生じているように思われる。
⑤ 「選択されたアタッチメント」は、特定の組織的な変化を、幼児の行動と脳の機能にもたらす。

ストレス、そして脳のプルーニングと可塑性

アタッチメントにはさまざまな機能があります。その重要な一つは、親密な対象（人物）を見つけるということです。親密な人を見つけることによって、幼児は外部環境の変化（たとえば、外敵、飢え、温度、災害など）によるストレスの影響から守られる確率を高めるのです。このように、アタッチメントのシステムは何かの危機に対して敏感であるという特徴があります。これは、アタッチメントに関わる幼児の内部体験には、不安感や恐怖や分離の感覚が大きく関わっていることを示していると考えられます（Siegel, 1999）。

アタッチメントの関係性は、進行中の体験に対してだけでなく、脳の神経細胞の成長に対しても決定的な影響を与えます。感情的な関係性は、記憶、感情、表象、言語化など精神的機能の発達に直接的な影響を与えるのであり、アタッチメントの関係性は、心の発達の基盤をつくると考えられるのです。安定的なアタッチメントは、感情的な安定性や回復力を生み出すでしょう。そして、安

定的なアタッチメントを持っている子供は、安楽に感じる源としての母親像を内在化していることで、ストレス下にあっても、安全に感じることができるようなのです（Stern,1995）。一方、不安定なアタッチメントの子どもは、愛着障害などを発症させる可能性が高くなると推測されます。

　アタッチメント理論は、もともと子どもが他者とどのような関係性を形成するかについての理論ですが、そのとき形成された人間関係の基本パターンは、大人になっても変わらない傾向をもつものです。特に、精神的な危機状態、ストレス下においては、幼児期の不安定なアタッチメント関係が蘇ってきて、昔の忌わしい関係のパターンにはまり込む危険性もあるのです。そのような状況においては、大人にとっても安定的なアタッチメント関係を結べる対象（上司、友人、恋人など）を持つことが回復にとって非常に大切です（Siegel, 1999）。

プルーニング

　ショア（Allan Schore, 1994）によると、生後、シナプス結合は過剰に生成されます。そして8ヶ月頃から、不要な神経細胞のシナプス結合が大量に削除、剪定され、減少して死滅していく**プルーニング**（pruning 刈り込み・剪定）と呼ばれる現象が生じます。過度のシナプス結合を引き起こすのは遺伝的な影響力ですが、シナプス結合を減少させ、ある一定のところで維持させるのは、外部環境の影響力によると考えられています。ストレス・ホルモンが過剰に分泌されると、感情の制御を担う大脳皮質と大脳辺縁系にある神経細胞を過剰に死滅させる危険性も出てきます。そうなると、その子どもは感情の制御において、慢性的な問題を持つことになる可能性も高くなるでしょう。このような文脈において、プルーニングの不備と統合失調症や自閉症、発達障害などの精神疾患との関係を研究することが重要となります。

　脳では生涯に3回のプルーニングが行われるとも言われます。1回目は、胎児のときの爆発的に増加したニューロンのプルーニングです。2回目は生後8ヶ月をピークに18ヶ月頃までのシナプス結合のプルーニングです（米国国立精神衛生研究所（NIMH）によると、生後18ヶ月頃と考えられてきたようです。2011/03/30現在）。3回目は、10歳頃の大脳皮質の（左）前頭葉の部分（ブローカ野）でのプルーニングです（Lenneberg, 1967/1974）。そこからレネバーグ（Elic

Heinz Lenneberg 1921-1975) は、脳が（生得的に）言語を獲得できる時期は、誕生から思春期（12歳頃まで）の期間に限られていると考えました。思春期の精神的な不安定さも、このことと関係があるのかもしれません。このような仮説は、**感受性期仮説**（critical-period hypothesis）と呼ばれます。

　最近のこの分野では、NIMHの神経科学者**ギード**（Jay Giedd）の思春期の脳（前頭前野）の研究が知られています。脳は、成人の95パーセントの大きさに成長する6歳頃までで基本構成が決定されるとも考えられてきたのですが、女性で11歳、男性で12歳頃にシナプス結合が急激に増加しだし、大脳新皮質の厚みが増し、そして20歳頃までにはプルーニングで調整されていくのです（Giedd et al., 1999, 2004）。よって、ギードは、10代に起きるシナプス結合の変化によって、脳の基本構造が決定され、残りの人生に大きな影響を与えることになるので、10代に何をするのか、また何をしないのかは非常に重要な意味を持っていると主張しています。発達心理学者らによって1990年代の米国で強調された3歳までの脳の成長の重要性には変わりがありませんが、脳の重要な発達は、そこで止まるのではなく、思春期のピークを迎える16歳頃ころまでを考慮に入れる必要があるということを示しています。また、エーデルマンは、神経ダーウィニズムによって、神経細胞間のシナプス結合の自然淘汰としてこのプロセスを捉えています。このような現象は、脳の可塑性を示唆するものであると考えられます。

　脳の可塑性については、幼児期に形成されたどの部分が残り、どの部分が修正できるのかについては、神経科学の分野ではまだ定説はないようです。しかし、個人のパーソナリティが、遺伝的に決められた構造と、外部環境（特に社会的な人間関係）との体験的な交流の絶えざる相互作用によって形成されていくことは確かです。外部環境要因は、シナプスの結合のプロセスにおいて、生後、決定的な重要性を持ちます。子供の脳の発達に、アタッチメントによる関係性はとても大きな影響を与えるのです。人とのつながりによって神経のつながりが作られていきます。養育者は、子どもの神経結合パターンをつくる建築家であり、非常に重要な役割と責任を担っているのです。

アタッチメントによって発達する脳

　1990年代以降、アタッチメント理論は、心理療法とトラウマ療法のほとんどすべてのモデルに浸透していきます。特に、**ショア**（1994）や**シーゲル**（Daniel Siegel, 1999）の著作は、神経生物学の観点からアタッチメント（愛着）を再構築することに成功しました。米国では心理学界や一部生物学界も巻き込んだ一種のアタッチメント理論ブームにまでなったのです。2002年以降、毎年UCLAにてアタッチメント・カンファレンスが開かれています。ショアによる膨大な研究にもとづく、神経生理学や神経生物学（脳の発達）と発達心理学（心理の発達）との統合作業によって、ボウルビィらの古典的なアタッチメント理論は、心理学界において「フロイト以来の衝撃」といわれるほどの革命的な理論として甦ったのです。

　ショアやペリー（Perry, et al., 1995）は、高ストレス体験の調整の場面における幼児期のアタッチメント（愛着）の重要性を理解するための神経学的モデルを提示しました。それらのモデルによると、第一養育者（通常は母親）は、非常に高いレベルの刺激を幼児が調整できるように助けるという重要な役割を持っています。赤ん坊は、大人のあやしてくれる行為に頼っています。あやしてくれないと、赤ん坊は外界からのさまざまな刺激（空腹感、孤独感、居心地の悪さなど）から容易にショックを受けてしまうのです。たとえば、子宮内にいる間、胎児は直接的な外界の刺激から保護されていますが、誕生時に感覚器官をある程度発達させているので、出生直後からさまざまな外部刺激に晒されることになります。無防備な赤ん坊は泣き出す以外の反応はできません。しかし、母親の優しいタッチ（身体接触）や、馴染みのある声や匂いで、だんだんと赤ん坊は落ち着きを取り戻していきます。これは、母親と赤ん坊との相互コミュニケーションによる最初の刺激調整の体験であり、その後も、母親は、感情的な反応に対する調整の手助けをしていくことになります。養育者と幼児は、（特に初期では、身体接触や音を使って）愛情の調整のプロセスにとって中心となる相互作用のパターンを生後すぐに発達させます。「初期の絆や愛着体験によって、脳全体に神経ネットワークの成長と結合を刺激し、拡張する生化学的なプロセスが滝のようにほとばしるのです」（Schore, 1994）。

　赤ん坊（幼児）は母親に、自分の覚醒状態を調整する補助的な脳として機能

することを要求します。幼児の脳は、大人の脳とペアになってリンクし、長期のコミュニケーションのやり取りを通じて、情動の調整を学び、健全に発達していくのです（Trevarthen, 1990；Schore, 2000）。

　たとえば、顔と顔を見合わせるという相互作用によって、子どもの交感神経系は活性化し、酸素消費量、新陳代謝、遺伝子発現（gene expression）を増加させます。これらが高いレベルで活性化することによって、**オキシトシン**（oxytocin）、**プロラクチン**（prolactin）、**エンドルフィン**、**ドーパミン**などの生産も増えるのです（Cozolino, 2006）。幼児と養育者の相互的プロセスは、身体接触、アイ・コンタクト、言葉の調子を含む非言語的な交流を通じて生じます。このようなプロセスを通じて、幼児の外的な行動だけでなく、内的な生理学的な面までもが、母親によって直接的に調整されていくのです（Schore, 1994）。

　このように、幼児と養育者間の健全な絆とアタッチメントによって、幼児はさまざまな刺激を自己調整する能力を発達させるわけですが、母子間の感情的な交流は、肯定的にのみ双方に強い影響を与えるのではありません。もし、不健全なアタッチメントによって育てられた場合、子どもは基本的な神経レベルで、不安や苦しみに関わるさまざまな障害を生涯にわたって背負わなければならない可能性も高くなるのです。

　幼児期の安定したアタッチメントの形成は、生涯を通じて生物学的なプロセスの社会性の調整機能の基盤となります。また、心拍数の調整能力は、母子間のアタッチメントのパターンが安定しているほど優れているといった相関関係も知られています（Izard, Porges, et.al., 1991）。

右脳とアタッチメント

　言葉がまだしゃべれない幼児期の間、右脳皮質は、左脳より早く発達し、優位を保っています。養育者と幼児間の相互作用（絆と愛着、刺激と調和など）は右脳によって調整されているのです。この時期、海馬と連携する左脳の機能はいまだ未成熟な状態にあります（Schore, 1996）。ショアは、右脳の**眼窩前頭皮質**（orbitofrontal cortex；OFC）が幼児―養育者間の交流を調整すると考えています。右脳が情動に関わる処理にもっぱら関わっていて、意識的な前頭前野と無意識的な大脳辺縁系［視床下部を含む、感情や身体性の情報と関わる領域］とが

眼窩前頭皮質の領域で交わっているのです。

　ショア（2000）によると、右脳は生後2年までは優位です。そして右脳は情動反応や自律神経系の制御に優れています。母子関係には母親の右脳と子どもの右脳とのコミュニケーションが不可欠であると、ショアは考えます。相互に眼を見つめあうことは、お互いの神経が連結している証拠でもあります（Schore, 1994）。そして、遺伝的な要因と、生後2年以内における母子間の交流によって、幼児の基本的な脳の構造（特に右脳）に大きな影響が与えられます。ショアは、このようなプロセスを**「相互的な心理生物学的調節（interactive psychobiological regulation）」**と呼んでいます。

　生後12ヶ月前後になると、幼児は自分で動き回れるようになり、外部環境に対する大きな自立性と可能性を獲得します。同じ頃に、左側の大脳皮質が、加速度的に成長する時期（左大脳皮質の機能の一つである言語を発達させる時期）が始まり、以後、基本的に左脳が優位に発達する期間が継続することになります（Schore, 2007, Study Group in Berkeley）。また、もう少し短周期で左右半球が交互に活性化するという研究もあります（Cozolino, 2006, 図5-1参照）。一方、大脳辺縁系では、外部環境を意味づけする子供の能力の拡張に伴いながら、海馬が成熟し、文脈にそって、時系列的に出来事を描写できるように成長していきます。並行して、自我意識と言語使用能力の発達により、自分の感情的、感覚的な体験に意味づけができるようになるのです。

アタッチメント理論と心理療法

　アタッチメント理論によって、人間の脳は、身体的な体験や対人関係を通じて他の人間の脳と交流することによって調節されるように設計されていることが明らかになってきましたが、このことは心理療法の意義とも関わってきます。

　たとえば、心理療法、特に精神分析やユング心理学など、心の内部葛藤を構造的に捉える精神力動学系では、初期の記憶や夢を重要視します。特に最も古い記憶や夢に注目します。より古い記憶・夢ほど、より根源的なアタッチメント関係を直接的に反映していると考えられるからです。過去の根源的な人との関係性のパターンが、大人である現在の人間関係にも（無意識的に）大きな影響を与えていると考えるからです。既に述べたように、基本的なアタッチメ

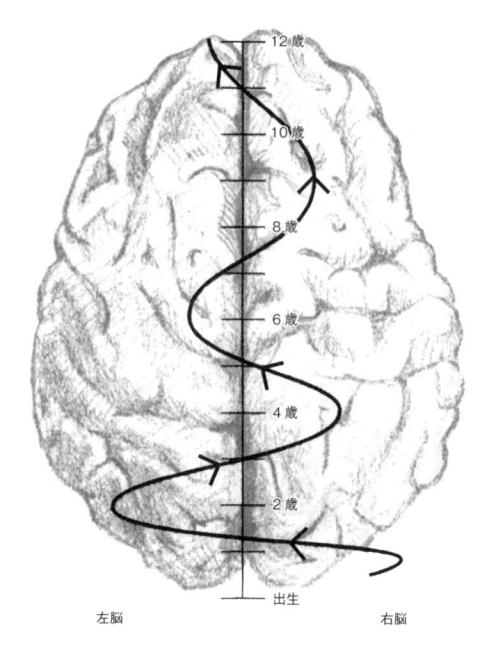

図 5-1　子供期における左右大脳半球の交互成長
(Cozolino, 2006 をもとに作成)

ント（そしてニューロンの基本結合パターン）は、1歳、遅くとも3歳までに形成されますが、その時期は十分な言語能力の発達以前の体験によってであり、それゆえに言語では表現できず、基本的に無意識の領域の記憶体験なのです。よって、言語使用を中心とする精神分析においても、子どもに対するセラピーでは、絵を描いたり、遊んだりすることによって、言語を使わずに分析していきます。この基本方針は、児童分析の創始者でもある**メラニー・クライン**（Melanie Klein, 1882-1960）によって作られたものです。

　実際、幼児期に健全な絆を母子間で築くことはとても重要にも拘らず、現実世界ではそのような絆を持たずに育った人は多くいます。そのような人には挽回の可能性はまったくないのでしょうか。幸いなことに、子ども時代に適切な絆を結ぶ体験を欠いている人でも、クライエントとして心理療法を受け、セラピストとの間に健全な絆を構築していくプロセスが欠損体験の代用になるというのが、現代の神経生物学的なアタッチメント理論からの回答です。幼少期に

十分でなかったものを補う機会の場として、治療関係を使うことができるのです。このことは、私たちが従来から経験的に知っていたことの中に、最新の科学が認めてきているものも多くあり、心理療法にとって、治療関係とは、たとえ現代的な技法を知らずにいても癒しの場でありうる、ということを意味しています。アタッチメントに関わる最新の研究のおかげで、個人的な体験や直観を通じて熟練した心理セラピストが身につけていた智慧の妥当性が、自然科学的にも証明されてきているのです。

4. 自己概念の発達モデル

人間の相互反応についてもっと観察する必要があります。共感や慈悲などの感情に関する研究者は、感情は個人の自己意識をはみ出したところに築かれることを見つけています。つまり、私たち自身の感情をもっと知ることで、他人の感情をもっと知ることができるのです。これは「**感情の調和（emotional attunement）**」と呼ばれます。他人の感情を直観的に知るためには、非言語的な手がかりを読む必要があります。非言語的な手がかりとは、声の調子、ジェスチャー、顔の表現などです。そしてこれらの手がかりを読み取る能力は、私たちを感情的によりよく調整したり、人気者にしてくれたり、外向的にしてくれたり、繊細にしてくれたりもするのです。感情的な内容の 90 パーセント程度は、ボディ・ランゲージや声のトーンや、顔の表現など、非言語的な媒体で伝えられるともいわれています。たとえば、よく知られている**メラビアン（Mehrabian）の法則**では、相手から発せられたメッセージが曖昧であったり、矛盾する場合、言葉による言語情報から 7 パーセント、声の大きさやトーンなどの聴覚情報から 38 パーセント、身振りや顔の表情などの視覚情報から 55 パーセントの割合で、メッセージの理解に影響を与えるとされています。

共感の根源は、動作の真似にあります。他人の動作の真似をしていると、その人がどのように感じているのか感じられることがあります。発達心理学者のスターンの**情動調律（affective attunement）**の概念は、この観察から来るものです（第 4 章参照）。子どもが自分自身の感情を知ることを助けてくれる親子間の非常に小さな非言語的な交換は、共感と受容を伴ってなされるのです。これらの調和のための動作は、ものまねとは異なります。ものまねとは相手がしてい

ることを知っていると告げることであり、相手がどのように感じているかを知ることではありません。調和を欠くと、その子どもは、これらの感情を表現したり、感じたりすることを避け始めるのです。

　カップルを生理学的に分析すると、身体が同調している人同士は、ほとんどお互いに共感しあっています。たとえば、相手が汗をかけば自分も汗をかき、相手の心臓の鼓動が激しくなると、自分の心臓の鼓動もはげしくなる傾向があります。意識的には気づかないことも多いのですが、感情的なラポールも同調した動作を通して生じてきます。この同調の具合が高まると、お互いを結びつけるような意識へと移行するのです。これは成人において調和を築くことを助けてくれるものです。そして、セラピストとクライエントという二者の関係性を通じた癒しにおいて、ムーヴメント（動作・運動）が内包するものを理解するとき、セラピストがクライエントを意識を持った動き手として、他者と同調する能力を鍛えていくことは、非常に重要なことなのです。

スターンの4つの自己感

　スターンは、他者との関係性の発達と、幼児の自己意識の発達の強い関連性についての研究をおこないました。精神分析学にもとづく多くの母子関係論では、原初の母子の融合状態から、幼児が自我を発達させていくこと＝母子の分離の過程と捉えます。しかし、スターンは、乳児は、五感以外では説明のつかない、ある種神秘的な**無様式的知覚**（amodal perception）という知覚機能を生得的に持っているとします。そして乳児は、母親を自分とは別の存在として初期から認識していて、一貫して自己と他者の相互関係を通じて、**自己感**（the sense of self）を成長させていくと考えました。スターンは、理論的な概念ではなく、身体的体験を通しての感覚運動や、関係性の構築のプロセス、つまりは、ソマティック（身体的）な直接的プロセスを、自己感（意識）の発達モデルの中心に据え、4つの領域（domain）を考えたのです。すなわち、**新生自己**（emergent self）、**中核自己**（core self）、**主観的自己**（subjective self）、**言語自己**（verbal self）という自己感です。

　従来の精神分析的な特定の段階への固着を起こす発達モデルとは異なり、スターンのモデルは、発生的な順序は決まっているものの、一度出現した自己感

は、並行して一生涯にわたって存在し、活動し続けるという点に特色があります。これらの4つの自己感のうち、3つは非言語的な領域のものであり、ソマティック心理学の立場からも重要な発達モデルといえます。

① **新生自己感**（0〜2ヶ月）
0〜2ヶ月の乳児でも出生直後から外界の刺激を多く取り入れることができるのであり、また養育者によって乳児は感情を持った社会的な存在としても扱われるのですが、乳児の内部では自己は組織化されていません。一つの組織体として形成されていく自己感を新生自己感と呼びます。スターン（1985/1989）は、この最初の組織化は、「身体と関係している。つまり、身体の融和性、動作、内的感情状態、そしてそれらすべての記憶と関わる」と述べています。動作と密接に関係する始源的な情動である**生気情動**（vital affects）が生まれます（第4章参照）。

② **中核自己感**（2〜6ヶ月）
生後2ヶ月を過ぎると、中核自己感が生まれてきます。それは自己の境界を形成していることを意味します。また母親と別個の存在である意識も生まれます。情動や時間的連続性の感覚も持ち、自己と他者が未分化な状態から徐々に自己と他者が分離・個体化していくのです。そして一つの身体単位を持って体験をする存在としての身体的自己なのです。ただし、中核自己感は、一般的な意味での身体を超えたもので、「情動面も含み、知覚—運動図式以上のものです」とスターンは説明していますが、本書におけるソマティック（身体性）という概念でカバーできるものと思います。

③ **主観的自己感**（7〜9ヶ月）
7〜9ヶ月が過ぎると他者も自分と同じように世界と関わる存在であることを認識し他者と共通の土台を構成できるようになります。「身体的事象の背後に隠れていた主観的精神状態、つまり、感情、動機、意図を含むようになるのです」（スターン, 1985/1989）。つまり、他者の心に気づいたり、他者と情動を共有（共感）するようになります。この新しい主観的自己感によって、間主観的なかかわり合いの領域が創生されるのです。この時期、最も大切なことは、母親と自分の心の調和を学ぶこと（情動調律）です。

④ **言語自己感**（15〜18ヶ月）。
ここで初めて、言語とのかかわり合いの領域が創生されます。幼児が言葉を覚えると幼児にとっての世界観は大きく質の異なるものとなってきます。言語の運用能力によって、自己客観化や自己反省などもできるようになり、幼児の認識能力は質的、量的に飛躍的に発達します。

スターンによる以上の4つの自己感の発達では、新しい自己感の段階に入っても以前の自己感も維持されています。つまり、含んで超えていくのです。よって、2歳頃以降の自己感とは、4つの自己感の統合体であるということになります。

そのような自己感を持っているとは、主体の存在が連続（継続）して維持されていることを意味するわけですが、これは二つの要素によってサポートされています。一つは、個人の過去の体験であり、それによって、アイデンティティ（自己同一性）の感覚を個人にもたらしてくれます。もう一つは、個人の身体の存在であり、全体性の「今・ここ」の感覚をその個人にもたらしてくれます。つまり、自己感とは再構築の連続によって創り出され、維持されているものといえるものです。これは基本的に非言語のプロセスであり、言語は自己感という意識にとって前提条件ではありません。それどころか、言語は二次的なものである「自我」の源と考えられるのです。

さて、現在のアタッチメント理論、すなわち関係性の理論は、おおむね、基本的に大脳辺縁系が大きくかかわる情動を基盤にして成り立っているといえます。しかし、神経生理学的により原初的なレベルにおいて情動が関わっている、という研究も注目を浴びています。その代表例として、**社会関与システム理論**（social engagement system）に分類されるポルゲスのポリヴェイガル理論についてみていきましょう。

5. 社会関与と防衛行動の理論──ポリヴェイガル理論

感情は哺乳類の段階で大きく進化したものです。哺乳類以前と哺乳類以後では、親子間の絆・愛着の点において大きくその質が異なってきます。もちろん、人類は哺乳類であり、人類以外でも類人猿など「高等哺乳類」になるほど、そ

の質の違いは際立ってきます。脳単体の機能の進化的な観点からは、感情の発達は大脳辺縁系の発達具合に大きく影響されますが、同時に感情の中心には社会的な関係性があると考えられます。つまり、初期の母子間の関係性のみならず、成長していくにしたがって（特に人間には顕著ですが）、社会集団内での他者との関係性（または絆）を構築していくことになり、その関係性において感情が育っていくのです。社会的な（二者間以上の）関係性と感情のメカニズムの探求が、個人にとっても集団にとっても非常に重要である所以です。

　このテーマに関して、イリノイ大学（シカゴ）・脳―身体センターの**スティーブン・ポルゲス**（Stephen Porges 1945-）は、自閉症児、そして言葉や社会的コミュニケーションに障害を持つ人々の研究などを通じて、**ポリヴェイガル理論**（polyvagal theory）を発展させました。直訳すると、複合（または多重）迷走神経説となるでしょうか。ポリヴェイガル理論とは、**社会関与**（social engagement）と**防衛行動**（defense behaviors）に関する理論です。この理論は、近年、米国でますます注目を浴びており、非常に有力な説として認められてきています。

　ここでの社会関与とは他人との関係性（または絆）の保持を意味します。ポリヴェイガル理論によって、社会関与は、進化論的に、神経生理学的に非常に根本的なところから構築されていることが明らかにされてきています。「社会的な絆は、随意運動の行動によって形成されるのではない」と、ポルゲスは言います（Porges, 2004）。もしそうなら乳児は、大脳皮質と脊椎神経とを結び骨格筋を動かすなど随意運動に関わる神経経路（錐体路の皮質脊椎路）が未発達のため、自分の意志で手足を動かしたり、移動したりできないので、他人との関係性を作ることができないということになります。

　しかし、実際には、大脳皮質と脳幹をつなげる錐体路の皮質延髄路は出生時には発達しているので、顔面、目、舌、頭などの筋肉を調整することができます。声色を変えたり、目を見つめたり、微笑んだり、口で吸ったり、中耳の筋肉で人間の声と雑音を区別できるのです。乳児であっても顔で表情を作ることができ、安心感をもって、他者との距離感を縮め、社会的な絆を形成できます。逆に言うと、声に気持ちがこもっておらず、視線を逸らし、顔の表情が暗く（または乏しく）、人の呼びかけに対する反応が遅く、他人との関係性に注意を払わないようであれば、その人は外的（社会的）な環境において危機的な状況にいることになります。

特に重要なのは、眼を見つめ合うこと（アイ・コンタクト）による他者との関係性の構築です。自閉症の多くの子どもは人の眼を見ることが非常に苦手です。そのような子どもたちが、障害を改善していくに従って、人の目を中心とする相手の顔を見ることが多くなっていくことも、ポルゲスの実験によって知られています。

　東洋人、特に日本人の場合、他人と目をあわせない傾向が今日でも多くあります。日本人の社会は愛情を欠いているのでしょうか？　この質問に関しては、ポルゲスによると、これは生物学的というより、文化的・社会的な伝統・規律などによって公の場ではそのような態度をとるのであり、たとえば恋人同士の間などプライベートの場では、やはり相手とのコンタクトを取るために、相手と感情的につながるために、眼を見つめ合うという生物学的に正しい方法をとるのではなかろうかと推測しています（アタッチメント理論会議、2007年3月UCLAでの質疑応答より）。このポルゲスの見解は、日本人の一人である筆者には、おおむね正しいのではと思えます。

　それでは、以上のような生得の神経行動の仕組みはどこで作られているのでしょうか。人間を含む哺乳類は、外部環境の安全性を評価し、それに応じて外部環境（社会）に対応します。脳は、社会関与と防衛機制を調整するように進化してきました。系統発生的な脊椎動物の神経系の進化に伴って、さまざまな感情を受け取り、そして表現できるようにもなったと考えられます。ポリヴェイガル理論は、他人の行動に対応する愛着、感情表現、顔の表情、社会的行動などの神経レベルでの心臓の調整の進化に関わるものです。ポリヴェイガル理論によると、心臓の神経的な制御は、顔や頭の筋肉の制御と神経で結ばれています。

　ポルゲスの研究によると、神経系が外部環境の脅威や安全の状態を評価し、脳幹の迷走神経と自律神経を活性化します。そのことによって、基本的に、脅威に対しては二種類の受けとめ方、安全性に対しては一種類の受け止め方があることを明らかにしました。

　第Ⅹ脳神経である**迷走神経**（vagus nerve）は、脳幹から発する12の脳神経の中で、首、喉、胸、腹部にまで唯一到達するものであり、その範囲の多くの運動神経と副交感性の知覚神経は迷走神経です。迷走神経は単一構造ではなく、系統発生的に異なる複数の神経根によって構成され、システム的に機能します。

迷走神経の90パーセント前後は、抹消からの刺激を脳へ伝える**求心性（知覚）神経**といわれ、内蔵感覚（身体器官）から脳（中枢神経系）への情報伝達（コミュニケーション）にかかわります。迷走神経は、ほとんどの喉・胸・腹部の器官の副交感性制御を司り、心拍数の調整、胃腸の蠕動運動、消化腺や汗の分泌、免疫機能、発声などに関わる非常に重要な神経なのです。

　通説によると、**自律神経系**は、**交感神経系**と**副交感神経系**によって成り立ち、この両者のバランスによって、**ホメオスタシス**（恒常性）が保たれているという説明がよくなされます。しかし、脳幹から伸びる自律神経系が、社会的関係性の元になる調整機能を果たしていると考えるポルゲスは、人間の自律神経系の働きは、通説のバランス理論よりも、外部環境への神経生物学的な反応を支配する二種類の（副交感神経的な働きをする）迷走神経と交感神経による三段階の理論によって考えるほうが、よりよく説明できると主張します。その三段階とは、①極度の副交感神経状態のDVC段階、②交感神経的覚醒反応の段階、③社会関与システムのVVC段階、の3つです（図5-2参照）。この三段階は、哺乳類の自律神経系の発達進化（系統発生）に従ってできたものであり、各段階に対応する主要な適応行動の戦略は、異なる神経回路によって作られているのです。それでは以下、三段階と対応する適応行動について、もう少し詳しくみていきましょう。

<u>第一段階：極度の副交感的な状態</u> (不動化, immobilization)

　低覚醒（hypoarousal）の領域に対応します。最も初期にできた原始的な調整機能は、**迷走神経背側複合体**（dosal vagal complex；DVC 背側核）によって制御されている極度に副交感神経的な状態にするものです。

　通常の副交感神経の機能に加えて、背側核は生態を極度に遅い新陳代謝の状態へと移行させます。この極限状態は、爬虫類が水中で酸素を保存する状態に使用されます。哺乳類においては、逃走できない生命の危機状態下で使用されます。この状況下では、心臓、呼吸、筋肉などが低位な状態となり、身体は動かなくなります。そして思考や外界に対する反応はほとんどできなくなります。いわゆる「不動」の状態です。

> 特徴:
> - 死んだ振り、行動の停止。
> - 最も原始的な構成要素、ほとんどの脊椎動物に共通。
> - **迷走神経背側運動核**(dorsal vagal motor nucleus) と呼ばれる脳幹の無髄部分から発する迷走神経の中でも最も古いものに依存。

第二段階:交感神経的覚醒反応 (動態化, mobilization):闘争─逃走反応

　過覚醒(hyperarousal)の領域に対応します。この反応は、生命体が、危険な状況にあるが、まだ逃げる可能性があると思われるときに起こります。交感神経系(SNS)の働きによって、心拍数や呼吸数が増大し、筋肉は硬くなります。凍りつきは、さらなる過覚醒状態で起こります。生命体は動きませんが、これは生体機能が静まっているからでなく、その逆に活発になりすぎて制御不能になっているからです。一般的なトラウマ理論では、交感神経と副交感神経が(いわば、アクセルとブレーキが)同時に働き、身動きが取れなくなった状態と考えられています。

> 特徴:
> - 闘争─逃走(fight-flight)行動。
> - 交感神経系の機能に依存。交感神経系とは、代謝活動の増進、心拍数の増大に関連する。

第三段階:社会関与システム (social engagement)

　迷走神経腹側複合体(ventral vagal complex;VVC 腹側核)は、最大覚醒の領域に対応します。最も最近に進化した精緻なものが、腹側核(VVC)です。脳幹にあって、腹側根が他の脳神経と共に、社会関与システムを形成しています。絆や、顔面の表情、発声、傾聴、口で吸うことなどの関係性の行動を制御しています。心拍数や呼吸数は、増加したり、減少したり、変化します。さまざまな行動でもって反応します。調和のための基礎的なものです。脳幹にあるので、

人間の本性の基礎のところに、関係性を司る神経核があることがわかります。

特徴：

- 顔の表情、発声、傾聴。
- 有髄の迷走神経に依存する。**疑核**（Nucleus ambiguus）として知られる脳幹から発する。有髄迷走神経は、心臓にある交感神経系の働きを抑制し、落ち着いた行動状態を育む。

5つのステップ

ポルゲスは、以下の5つのステップに従うことで、愛着や社会的な絆を形成することができる（＝意識の覚醒状態を「許容の窓」内に維持できる。詳細は第9章のコラムを参照）と考えます（Porges, 2004）。

① 三つの異なる神経回路による社会関与行動、動態化、不動化の仕組みについて理解する。

② 意識的な気づきとは別に、神経系は、外部環境の安全性・危険性を独自に（迷走神経のレベル、または無意識のレベルにおいて）評価するので、それに対応した適応行動を表現するように調整する。

③ 社会関与の行動が起きる前提条件として、神経レベルでの安全性の享受が必要である。社会支援を受け、それと連動する生理学的状態を得ることによって、安全性を受け入れられるようになる。

④ 強い絆の形成と関連する社会的行動には、恐れの伴わない不動化（副交感神経的な緩和状態）を必要とする。

⑤ 社会的な絆の形成に関わる神経ペプチドの**オキシトシン**（oxytocin）は、恐れに対する防御的な凍りつき行動を防ぐことによって、恐れの伴わない不動化（副交感神経的な緩和状態）を可能とする。

以上のように、三つの神経の回路によって、本来、安全や脅威の事態に幼児であっても生得的に適応できるわけです。しかしこのような神経機能がダメージを受け、外部環境が安全なのか危険なのか、その人は信頼できるのか、そう

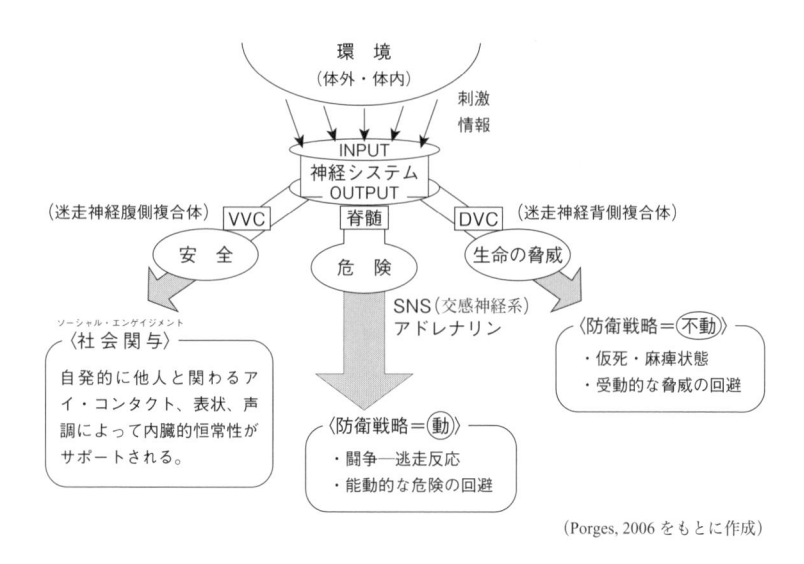

```
            環　境
          (体外・体内)
              ↓↓↓↓   刺激
               ↓      情報
            INPUT
          神経システム
            OUTPUT
(迷走神経腹側複合体)  脊髄  (迷走神経背側複合体)
        VVC         DVC
         ↓     ↓     ↓
        安全  危険  生命の脅威
                   SNS(交感神経系)
                   アドレナリン
ソーシャル・エンゲイジメント        〈防衛戦略＝不動〉
〈社会関与〉                    ・仮死・麻痺状態
自発的に他人と関わるア           ・受動的な脅威の回避
イ・コンタクト、表状、声
調によって内臓的恒常性が
サポートされる。      〈防衛戦略＝動〉
                    ・闘争─逃走反応
                    ・能動的な危険の回避

                    (Porges, 2006 をもとに作成)
```

図5-2　ポリヴェイガル理論による〈神経システムと３つの基本行動選択〉

でないのかを正確に検知できないようだと、以下のような社会関与に関わる重度の精神医学的な障害があるかもしれません。

・闘争─逃走─凍りつき反応が起こる場所と推測される**側頭皮質**（temporal cortex）は、自閉症や統合失調症などの社会関与をすることが困難な人々では活性化しません。

・不安障害やうつの人々は、社会行動がうまくとれません。心拍数を調整することが困難なのですが、これは迷走神経が心臓を制御していることを意味しています。また顔の表情も乏しくなっていきます。

・**反応性愛着障害**（reactive attachment disorder）を持つ子供は、抑圧される場合（感情的な引きこもりや無反応）も抑圧されない場合（愛着行動の混乱）もあります。双方の行動のタイプとも、外部環境における危険性を神経レベルで受け取る能力の欠如を示しているのです。

第5章 リソース2：情動と関係性の諸理論

コラム 〈チャウシェスクの子どもたち〉

　ルーマニアの孤児に対する近年の調査から、反応性愛着障害が注目され、彼らの社会性に関する重度の障害に対する治療法の開発に専門家の関心が集まりました。その子どもたちは、旧共産主義時代のチャウシェスク大統領の人口増加政策によって避妊を禁止したためにこの世に生を受け、1989年のチャウシェスク政権崩壊後の生活苦から親に捨てられ、または家出をすることによってストリート・チルドレン（孤児）となったのです。いわゆる「チャウシェスクの子どもたち」です。

　このうちの一部の孤児は英国などの他国へ、養子としてもらわれていきました。ところが、その孤児の追跡調査の結果、少なからぬ割合で発達障害が認められたのです。ロンドン大学のマイケル・ラター（Michael Rutter）("father of child psychology," London's institute of psychiatry）の調査（1998）によると、英国にやってきた165人の赤ん坊の半数以上が、英国の赤ん坊と比較すると、重度の発育遅延の症状を示していたとのことです。その子どもたちが11歳になったときでも、英国の平均的な成長に追いついていなかったとのことです。　施設に収容されることは、長期にわたる影響を与えることが示されたのです。PNPIC（Parents' Network for the Post-Institutionalized Child）によると、米国にいるルーマニア孤児の30パーセントが深刻な問題を抱えていると推定されています。

（BBCニュース　2005/7/13）。

ルーマニアの子どもたちのような混乱した行動が、正常な神経回路の構築の失不具合によるものだとした場合、子どもたちが安心感を感じ、社会的に正常な行動を取れるように手助けするためにはどのようにすればよいでしょうか？このような問題に、ポリヴェイガル理論を応用すると、子どもたちが安心感を感じると同時に、適切な社会行動をとれるようにするためには、馴染みの養育者が不可欠なことがわかります。子どもたちが、特に養育者の（迷走神経腹側核VVCに関わる）顔、声、動作を認識することで、安全や信頼感が促進されて、大脳辺縁系（扁桃体）の活動は穏やかになり、社会関与システムが機能するようになっていくのです。

　迷走神経腹側複合体VVCによる社会関与システムは、たとえ自閉症であっても、すべての人が解剖学的、生理的に持っているものであり、関係性にかかわる顔や頭の筋肉を司る神経回路（迷走神経腹側複合体VVC）を刺激することによって、社会行動が改善すると考えられるのです。ポリヴェイガル理論によると、一旦、社会関与に関わる脳幹構造が大脳皮質によって調整されるように活性化すると、生物学的システムの自然な特性として、社会行動やコミュニケーションが自発的に生じてくるのです。介入によって、傾聴にかかわる神経回路が刺激され、鍛えられると同時に、社会関与システムの他の面も刺激します。耳の知覚神経は、社会関与に関わる迷走神経腹側複合体（VVC）および顔面神経とつながっていることを利用して、中耳筋肉の神経を調整するように作られたアコースティックな音の刺激による介入法もポルゲスによって実験されています。

第6章　リソース3：21世紀の心理生物学

> 伝達物質は、健やかなる時も病めるときも、心、情動、行動、そして遺伝子の発現を結ぶ心身のコミュニケーションの、究極の「核心」なのだ。これこそ現代の心身のコミュニケーションの科学を支える新たな、そして深遠な発見なのである。
>
> アーネスト・L. ロッシ『精神生物学』

　すべての科学理論は広義の仮説といえます。学術的に既に証明されている理論と将来証明されるかもしれない仮説とが、（特に、本章では）混在していますが、その明確な区分は困難です。「現在、証明されていない」ということは、「正しくない」ということではありません。また、「既に証明されている」ということが、すなわち「普遍の真理」を意味するものではなく、今後、修正される可能性があるのは言うまでもありません。

1. 生物学と心理学の交流

1) 二つの探究に揺れ動くフロイト

　ものごとの構造を詳細に研究することで、それが持つ機能をさらに理解できるようになることはよくあります。生理学的なプロセスが行われている有機体の構造を研究することによって、その有機体の心理学的なプロセスの機能についての理解を深めることができるのです。このような理屈自体は、心理学でいえば、もちろん、フロイトの時代からわかっていたことです。しかしながら、今日のようにある一定レベルの高度な科学技術の時代の到来によって準備が整うまでは、実践や実証は伴わなかったのです。

　フロイトは、臨床医になる以前、ウィーン大学において神経生理学の研究に従事していました。当時、ニューロン（神経細胞）が発見されたばかりであり、神経生理学（または神経心理学）は、当時の先端研究分野でした。フロイトは

臨床医になってからも、生物学的に、生理学的に人間の心理を理解しようと努めたのですが、今日から見れば、その成果は中途半端なものにならざるをえませんでした。当時の医学技術の水準では研究を進めるのに困難なところが多分にあったと思われます。事実、脳科学を飛躍的に進歩させたのは、fMRIやPETなどの高度な科学技術の発明によるところが大きく、1990年代まで待たなければならなかったのです。これは時代の限界だったのであり、100年という歳月を要する高度な技術レベルなくして、そもそもフロイトの構想は実現不可能でした。

　そのような状況において、その生涯の探究を通じて、自身が抱える二つの要求、すなわち、客観的な生物学や医学にもとづく「**心理生物学**（psychobiology）**としての精神分析学**」と、クライエントの主観的現実を尊重する「**臨床心理的手法としての精神分析学**」という、**客観的探求**と**主観的探求**の二つの極の間で引き裂かれないように踏ん張る必要があったのです（小此木啓吾, 2002）。そして、そこにさまざまな「ドラマ」が生まれました。

　現代物理学では、物質とエネルギーは別々の存在ではなく、連続したものと考えますが、同様に、安定した生物学的な特質（身体）と、一瞬一瞬に移ろう心理的な特質（心）とは別々のものでなく、連続していると考えることもできるでしょう。以上のような流れを踏まえた上で、生物学と心理学との交流が生み出す可能性を見ていきましょう。

2）統合システムとしての人体

　今日、従来の神経システムを包含する、より大きな体系を定義する必要があると唱える学者が増えてきています。科学の進歩に伴い、人間の身体構造が、重層的なシステムによって営まれていることがますます明らかになってきているからです。

　たとえば、その有力な捉え方として、大局的に、二つの「**脳の三重構造**」と三つの「**身体的な多重コミュニケーション・システム**」として、統合システムとしての人間を理解することができます。それぞれが相互に情報を交換し合っているのです。

二つの「脳の三重構造」とは

① 「ミクロ」な脳の三層構造
：大脳皮質（思考）・大脳辺縁系（感情）・脳幹（本能）

② 「マクロ」な脳の三重構造
：頭脳（マインド）・心臓（ハート）・腸（ハラ）

①は、マクリーンの三位一体脳説として、脳科学の世界ではよく知られている分類概念です。②は、多くの伝統的な身体技法や、現在の身体心理療法の一部において、従来から**身体の三つのセンター**と呼ばれているものに相当します。興味深いことに、近年、この三つのセンター説を裏付けるような見解が科学サイドからみられるのです。

三つの「身体的な多重コミュニケーション・システム」とは

① **神経細胞による身体システム**
ニューロン（神経細胞）のシナプス結合による神経系（運動神経系、知覚神経系、自律神経系など）（図6-1a参照）

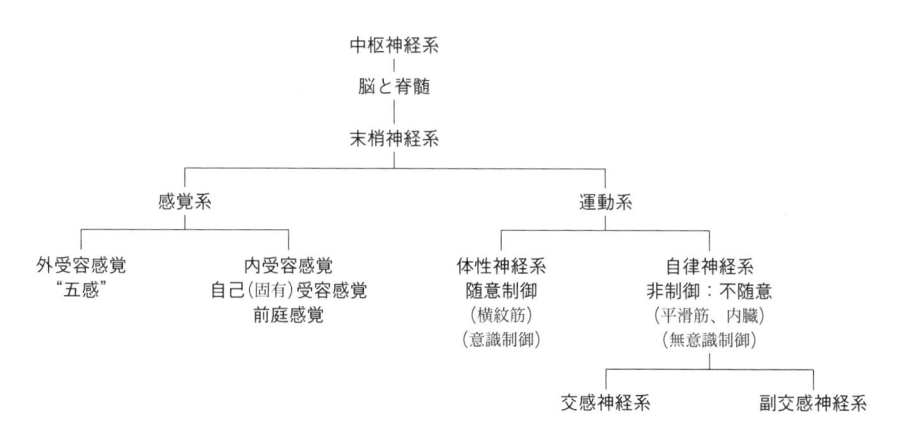

```
                    中枢神経系
                       │
                     脳と脊髄
                       │
                    末梢神経系
              ┌────────┴────────┐
            感覚系              運動系
         ┌────┴────┐        ┌────┴────┐
       外受容感覚  内受容感覚  体性神経系  自律神経系
        "五感"   自己(固有)   随意制御   非制御：不随意
                受容感覚    （横紋筋）  （平滑筋、内臓）
                前庭感覚    （意識制御） （無意識制御）
                                     ┌────┴────┐
                                   交感神経系 副交感神経系
```

図6-1a　中枢神経の組織

（ロスチャイルド，2000/2009 より）

② **流動性による身体システム**
・**内分泌システム**：内分泌系（脳下垂体、甲状腺、生殖腺、副腎など）から分泌されるホルモン、神経ペプチド：オキシトシンなど。
・**免疫システム**：免疫系の基本構造は、細胞間の認識（同類認識、同類他者認識としての膜タンパクの認識）と相互情報交換（化学物質の細胞外放出による相互認識）。サイトカインなど。

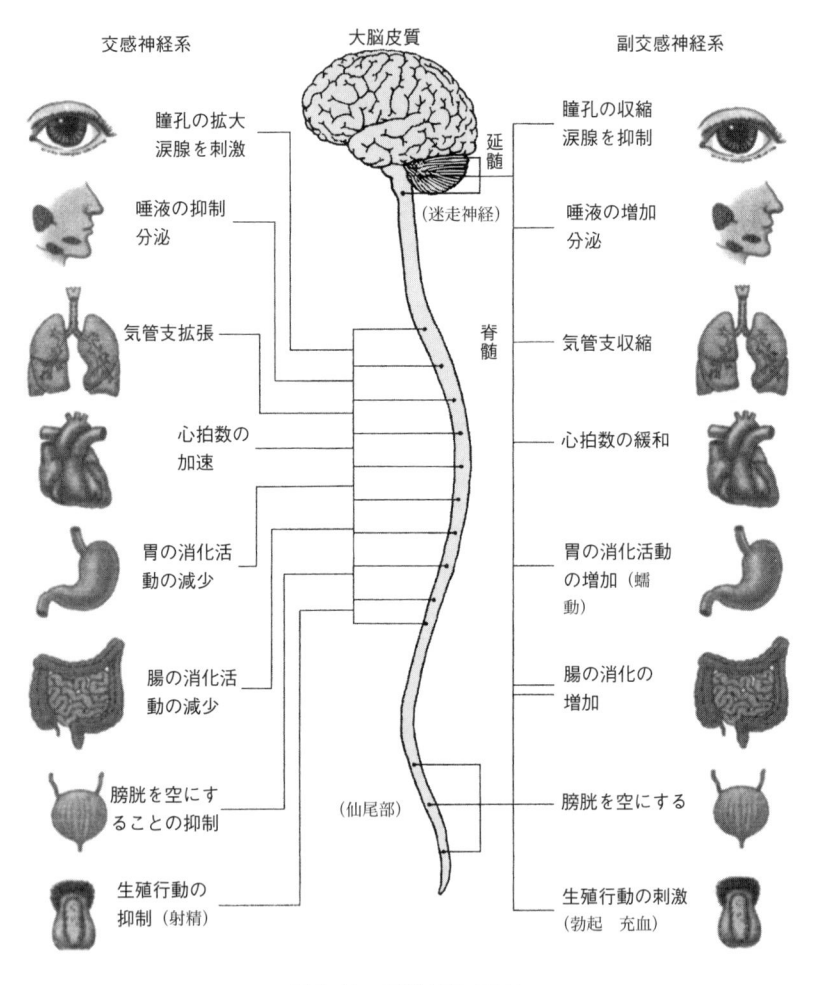

図6-1b　自律神経システム

（Seligman, Walker & Rosenhan, 2001 より）

③ **対人関係における身体コミュニケーション・システム**（第 5 章参照）
外部ネットワーク神経系（共同神経システム・空間伝達性・複数）：アタッチメント理論、ポリヴェイガル仮説など。

2. 神経システムと脳の構造

1）シナプス結合：神経の可塑性

　一説には、人間の脳には 1000 億個程度のニューロン（脳細胞）があり、一つのニューロンにつきおよそ 1 万個の**シナプス結合**がなされているといわれています。そのシナプス結合は、先天的な遺伝と、後天的な体験の双方によって形成されていきます。

　ニューロンは私たちが何かを体験するときに発火します。神経の発火によって、新しい結合が作られたり、従来の結合が強化されたりします。体験の刺激によって、新しいニューロンが生まれたりもするのです。シナプス結合の創生とニューロンの創生により、脳は新しい結合を成長させていきます。このような体験による脳の変化を「**神経の可塑性**（neuroplasticity）」と呼びます。これは子どもだけでなく、成人でも起こることがわかってきました。また近年の脳科学では、神経細胞（脳細胞）は、生後、減少するばかりで増えないという旧来の通説も否定されています（Siegel, 1999）。特に海馬における神経創生は明らかになっており、神経幹細胞（母細胞）から細胞分裂した娘細胞も数ヶ月にわたって刺激を受けることによって、完全に機能するニューロンに成長すると見られています（Kempermann, Gast, & Gage, 2002）。

　また、マサチューセッツ総合病院のラザール（Lazar et al., 2005）の研究でも、体験は脳の構造を変化できることが明らかになっています。私たちがある特定の方法で意識に焦点をあてるとき、私たちは脳の回路を活性化し、シナプス結合を強化しているのです（Siegel, 2007）。

2）分割脳と脳梁

　神経科学によって、水平的な左脳と右脳の特質、そして垂直的な脳の重層構造の特質がよく知られるようになりました。左脳と右脳との機能の違いを探る

いわゆる分割脳研究は、ノーベル生理・医学賞を受賞した**ロジャー・スペリー**（Roger Sperry 1913-1994）とその指導を受けた今日の米国を代表する世界的な脳科学者**マイケル・ガザニガ**らが 1960 年代に始めた「**分割脳の実験**」がよく知られています。脳梁が事故や手術で損傷を受け、左右の半球の情報のやり取りに支障をきたす現象、いわゆる分割脳の研究をもとに、左右の脳の機能の違いを検証していったのです。

脳梁（corpus callosum）は、大脳の左右の半球を 2 億本の**軸索**（神経線維）によってつなげている情報ハイウェーといえます。女性の脳梁（より正確には「脳梁膨大」部分）は、球形化していて、男性よりも大きいのです。このことは視覚・聴覚・言語の情報の処理能力が、女性の方が高いことを示していて、左右の脳の機能が偏在化しておらず、統合（もしくは融合）されていることを意味します。この結果、左半球の損傷による失語症は男性の方が重症であることや、感情面へのつながりに困難を伴う自閉症の傾向が男性に多いことなどが説明できます。逆に、女性の場合、左右脳の結びつきが強いため、感情と合理的思考の分離に困難を伴うのかもしれません。

ちなみに、ケンブリッジ大学自閉症研究所の**バロン＝コーエン**（Simon Baron-Cohen）は、女性型の脳は共感する傾向が優位になるようにできていて、男性型の脳はシステムを理解し、構築する傾向が優位になるようにできているという仮説を立て、その実証研究が進んでいるといいます（2003）。その文脈で、自閉症やアスペルガー症候群などの「**自閉症スペクトラム障害**」の人たちは、共感能力に乏しく、システム化能力に強い極端な男性型の脳を持っているという**極端男性脳理論**（extreme male brain；EMB theory）を唱えています。同種の考えは、自閉症の研究を行ったオーストリアの小児科医ハンス・アスペルガー自身が、1944 年に書いた文章にすでに見つけることができるのですが、近年のバロン＝コーエンらの研究によって再評価されています（バロン＝コーエン, 2003/2005）。

3)「ミクロ」な脳の三層構造

重層構造説としては、マクリーンの三位一体脳説（Triune Brain, 1990）がよく知られています。系統発生順に、脳幹、大脳辺縁系、大脳皮質が発達してきたと考えます。

① 脳幹（brain stem）
中脳、前脳、後脳（延髄、橋、小脳）によって構成され、呼吸、心拍、体温、血圧などの基本的な新陳代謝の調整に大きな機能を果たします。脳のこの部分は出生時にはすでに成熟しています。**爬虫類脳**（reptilian brain/R-complex）とも呼ばれます。

② 大脳辺縁系（limbic system）
生存のための反射的本能や情動の座です。**哺乳類脳**（mammalian brain）とも呼ばれます。大脳辺縁系の側面に位置する**視床**（thalamus）は、身体から大脳皮質に至るすべてのところから来る感覚情報の中継基地の役割を担っています。また、大脳辺縁系は、自律神経系（autonomic nervous system）も調整しています。自律神経系はストレスとリラクセーション、ファイト（戦う）・フライト（逃げる）・フリーズ（凍りつく）といったトラウマ性の反応などに対する反応を調整しています。特に、**海馬**（hippocampus）と**扁桃体**（amygdala）は、トラウマ記憶に直接的に関係します。海馬も扁桃体も左右の脳半球に各一つずつありますが、この二つの組織は、身体から大脳皮質へと伝達される情報を処理するために不可欠です。

③ 大脳（新）皮質（cerebral cortex, neocortex）
言語能力、思考、意味記憶、手続記憶を含む高度な精神機能を司ります。認知的な処理能力が高く、特に人類においてその機能が顕著なため、**人間脳**（human brain/neomammalian brain）とも呼ばれます。近年、左右の皮質の情報処理機能と大脳辺縁系との関係性が注目されています。右脳皮質は、感覚の入力の保存に大きな役割を持っているようです。扁桃体は、右脳皮質へと至る感覚情報が伝わってくる辺縁系の組織と考えられます。一方、左脳皮質は、海馬とより緊密な関係を持っているように考えられ、言語によって情報を処理します（ロスチャイルド, 2000/2009）。

この脳の三区分は、脳の進化や機能の違いを大まかにつかむには今日でも非常に有効です。特にソマティック心理学の立場からは、感情の調整の仕組みを、主に大脳辺縁系の機能を通じてよく理解できることから注目されています。

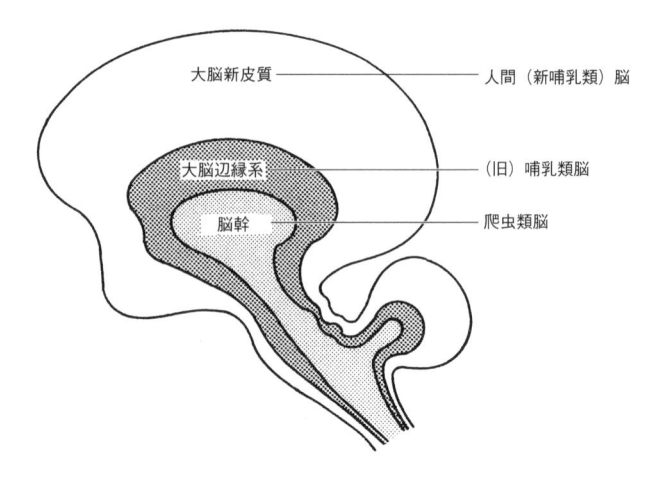

図 6-2　P. マクリーンによる脳の三層構造
(MacLean, 1990 をもとに作成)

3.「マクロ」な脳の三層構造

　多くの科学者は頭にある脳が人体の中枢センターであると認識しています。しかし、頭脳を唯一の「脳」と考えることは誤りであると主張している科学者もいます。

　たとえばアントニオ・ダマジオの業績（1994, 1999）を理解するためには、全身の末梢神経系は、大脳中枢に従属するというような伝統的な見方を乗り越えることが必要です。著書『デカルトの誤り』におけるダマジオの基本主張には、たとえば次のような三点があります。

① 人間の判断は、頭脳中枢の単独の働きによるものではなく、いくつかの「脳システム」が相互作用をしながら重層的に働くことによってなされている。
② 感情とは知覚概念であり、独自の脳（判断）システムともいえる内臓から生まれるものである。
③ 心（マインド）は、身体と関連している。心で体験される神経プロセスは、身体の存在なくしては成り立たない。心は、身体と脳の間の相互作用と、そ

れら心身と外部環境の相互作用という二種類の相互作用の反映である。

ダマジオの名を広く知らしめた**ソマティック・マーカー仮説**は、**内臓感覚**（ガッツ・フィーリング）についての仮説といえます。私たちが**直観**（Intuition）と呼ぶものは、実際には、大脳辺縁系によって動かされる感情の高まりによって、内臓から伝わってくるものであるとダマジオは考えます。またそのような内臓からの声がないと、次々と物事を判断していくことができないと考えます。好き嫌いの感覚を持っていないと、私たちは選択することができなくなってしまうのです（第4章参照）。

ダマジオ以外にも多重な脳システムをより特化して主張する科学者たちがいます。彼らは、いわゆる「第二の脳」「第三の脳」と呼ばれる存在を考慮しているのです。その主なるものは、「腸」と「心臓」です。またこれに「皮膚」を加える人もいますが、皮膚はもともと脳や神経と同じ外胚葉が起源です。

1）第二の脳：腸

ダマジオを待つまでもなく、古来より、内臓（ガッツ）は、それ独自のマインド（心）を持っていると受け取られてきました。日本語にも、「肝・腹を据える」「腹黒い」「腹が立つ」などの慣用句があることからもわかります。コロンビア大学メディカル・センターの神経生物学者である**ガーション**（Michael Gershon,1999）は、腸の神経系は、交感神経系、副交感神経系と並ぶ、自律神経系であると考え、腸は「第二の脳」であると主張します。

腸は、脳、脊髄との密接な関係性を持ち、たとえ脳や脊髄からの情報指示がまったくなくても独自に反応を調整できる「**腸管神経叢**（enteric nervous system；ENS）」と呼ばれる神経系を持っています。また、腸管神経叢には脳内で見られる神経伝達物質がすべて存在し、中枢神経系で働くすべての化学物質（神経伝達物質）を生産しています。それどころか、たとえば、**セロトニン**は、抗うつ薬のSSRIなど、うつ病治療に関係の深い神経伝達物質ですが、その95パーセントは、小腸に存在しており、脳にはわずか2パーセントしか存在しません。この2パーセントのうちのセロトニンの微量の変化により、たとえば私たちは、うつ病に悩まされ、自殺までしてしまう可能性もあるのです。脊椎にあるのとほぼ同数の1億個以上の神経細胞が小腸にあります。これに腸と同じ

く**内胚葉**に由来する内蔵器官である食道、胃、大腸にある神経細胞を加えると、私たちの内臓には、背骨にあるよりも、末梢神経系よりも、多くの神経細胞があることになります。

　腸管神経叢は、精神を煩わせることなく、重要で楽しくない作業をしてくれる機能を果たしているのです。脳が、内臓の機能に影響を与えるのは事実ですが、内臓は脳の指示がなくても機能します。小腸の1億個の神経細胞のうち、脳とつながっているのはたった1000〜2000個の神経線維だけです。

　このように腸管神経叢は内臓にある脳として独自に働くので、独自の神経症も持つのかもしれません。たとえば、潰瘍、大腸炎、**IBS（過敏性腸症候群）**などです。ストレスによって下痢や便秘、腹痛などで悩まされるIBSは、腸管内のセロトニンの過剰作用が生理学的な原因と見なされています（Gershon, 1999）。腸管神経叢の機能不全による症状は、頭（脳）に対する心理療法ではなく、内臓（第二の脳）も考慮した心理療法を行うことが効果的だと推察できます。ストレスとその影響を考えるとき、内臓を診る必要があるのです。話すことが中心の通常の心理療法では、第二の感情中枢である内臓（特に腸）に対する効果はあまり期待できません。ソマティック心理療法の特徴は、感覚的なものに注目をし、動作で表現することによって、比較的容易にこの種の問題に対応できる点にあります。

　少し前まで、医学の世界では、内臓に独自の神経系があるという説は馬鹿げた話と思われていました。本格的な研究は今後も必要でしょうが、ガーションが**神経消化器病学**（neurogastroenterology）と命名したこの新しい分野を支持する声も大きくなってきているようです。この分野の生理学的な研究は、19世紀末から20世紀初にかけての英国のベイリス（Bayliss）とスターリング（Starling）による腸の蠕動運動をコントロールする腸神経に関するものが最初とされます。中枢神経系とつながりがない場合、腸の神経系で独自に判断されることが明らかになったのです。ちなみに、腸管神経叢自体は、19世紀中頃にドイツ人の**アウエルバッハ**（Auerbach）によって発見されたものです（アウエルバッハ神経叢；Auerbach's plexus）。

　なお、ガーションの説とは直接的な関係性はありませんが、腸に関する仮説として、日本には、**千島学説**と呼ばれるものがあります。主として血液（赤血球）から細胞が新生するという細胞新生・赤血球分化説を唱えた千島喜久男

(1899-1978)による仮説で、「血は骨髄ではなく腸で作られる」「食べ物は内臓で血に変わる」と主張し、腸の働きの重要性（腸管造血説）を強調したことでも知られています。医学会では異端視されていますが、東洋医学の食事療法による治病に「根拠」を与えた興味深い仮説ではあります。

2）第三の脳 A：心臓

　心臓は、中胚葉に由来します。この心臓を第三の脳と考える学者もいます。1990 代に、この考えを初めてもたらしたのは、モントリオール大学の神経心臓学者**アルモア**（Andrew Armour）です。第二の脳である腸と同様に、心臓も大脳中枢から独立して機能すると考えられています。カリフォルニア州の**ハートマス研究所**（Institute of HeartMath）の**マックラティ**（Rollin McCraty, 2004）は、心臓は感覚器官であり、大脳と同等な大きさを持つ情報授受の知性センターであるとしています。同研究所（Chidre & Martin, 2000）によると、私たちの心臓は、頭脳と比べて 60 倍の電場、5000 倍の磁場を生み出すことができるということです。また、私たちの心臓は、（脳波もそうですが）心拍数において 4 メートル以内にいる他人の心臓と共鳴することができるとのことです。そして、心臓は、複雑な自己組織化システムであり、大脳と身体の他の部分との双方向的なコミュニケーションを維持しているという見方がなされています。心臓に関するリサーチは、ハートマス研究所のウェブサイトでも見ることができます。

　どちらが第二の脳でどちらが第三の脳かは別にして、腸（腹）を**本能の脳**、心臓（胸）を**感情の脳**と見る見方は、東西の伝統的な身体技法に見られる概念とほぼ共通していることは驚くべき重要なことであると同時に、ある意味で「常識」の正しさが科学から証明されたということに過ぎないとも言えるでしょう。「心」という漢字は、英語のマインド（mind　頭の働き）の訳にも、ハート（heart 心臓）の訳の双方に使われることからも、日本人（東洋人）にとってはもともと不思議なことではないのかもしれません。

3）第三の脳 B：皮膚

　皮膚は、人体で最も大きな面積を占める器官です。傅田（2007）によると、皮膚は、たたみ一畳分の大きさがあり、その重量は約 3 キロもあり、皮膚は人間の最大の「臓器」といえます。皮膚は、脳や神経系と同じく外胚葉に由来し

ており、三つのセンターのうち同じ頭センターに属しているともいえますので、第一の脳の延長と考えてもおかしくはありません。身体の最も外側の存在である皮膚が身体の最も内側の脳や脊椎と同じ起源であることには興味が惹かれます。皮膚は、感覚器官としての機能には優れたものがあります。たとえば、皮膚は、痛みを感じる痛点や圧力を感じる圧点などで刺激を感じることができます。それどころか、優れた職人の手は、ミクロン（1/1000ミリ）単位の傷やゆがみを認識できるほどの現代のテクノロジーを凌駕する精密センサーなのです。しかも、皮膚は感覚器官の役割だけに留まらず、色を識別し、電波を発信し、情報処理を行う表皮細胞でもあります（傅田、2007）。

　また、東洋医学においても、皮膚は特別な存在として考えられてきました。肺、大腸、脾臓、胃、心臓、小腸、腎臓、膀胱、肝臓、胆臓などの身体内部の各機関が身体の最も外側の存在である皮膚と密接に関係していると考えられ、**経絡**や**ツボ**という概念から発達した治療法が開発されてきたのです。これらは単なる概念ではなく、ある意味「実体」を持った存在であることは、現代において世界的にも再評価される方向に進んでいます。脳のない生物は存在しますが、「皮膚」のない生物はいません。皮膚は身体における最重要の器官であり、さらなる研究が望まれますが、多機能な「思考回路」と捉えることができるようであり、第三の脳と考えることも妥当でしょう。

　身体を持つ存在である私たちは、皮膚によってこの世界で独立した（または自律的な）存在として成立していると言えます。皮膚は、自己と自己でないものの根本的な**境界線**（バウンダリー）を形成し、通常私たちが持っている自己感といったものを規定しているのです。皮膚は、接触や圧力や熱のわずかな変化を記憶し、皮膚の感覚神経が直接的に大脳中枢に刺激を伝達し、そこで快感や苦痛や不快感などに変換されるのです。このような知覚によって、私たちは自己と外界との相互作用的な関係性を知ることになるのです。

　体験的なレベルから述べると、愛や優しさに満ちた愛撫や性的行為などで他人によって皮膚に触れられるときは、皮膚は自己と他者とに分かつ意味での境界線ではなくなり、そのような他者との出会いの場となり、異なる自己同士が融合し、自己の内部においても心身が統合される場となるのです。逆に、悪意や苦痛の伴う皮膚への他者の接触は、侵入行為でしかありません。特に子ども時代に身体的虐待などによるトラウマ体験が皮膚に深く刻み込まれることで、

皮膚は防御的になり、根本的な他者への不信感から、優しい身体接触に対しても受け入れることが困難になってしまうのです。それによって豊かな他者との融合および自分自身の内部での心身の統合の機会を得ることが難しくなってしまいます。そのような場合は、まず自分自身で自分の身体に触れる、抱えてあげる練習をすることも必要かもしれません。

　自己の境界線の問題について探求する必要のあるクライエントとのソマティック（身体的）なワークをするにあたって、皮膚は非常に重要な媒介です。よって、皮膚に注目し、皮膚を刺激することで気づきを生み出そうとするボディワークが多くあります。その際、ボディワーカー自身の自己の身体体験への気づきを維持することが大切であり、そうすることによって、クライエントとの細胞レベルでの共鳴と感情レベルでの共感、すなわちホリスティックなコミュニケーションの磁場が生まれ、ワークが深いものになるのです。

4. 心と流動性の身体システム

　次に、神経科学者**パート**（Candance Pert, 1997）の業績を見ていきます。米国国立衛生研究所（NIMH）脳科学部門の元部長で、ジョージタウン大学医療センター生理学・生物物理学部門教授のパートは、エンドルフィンの発見に大きな貢献をした著名な研究者です。彼女は、身体と心との間の生化学的なつながりの存在を強調し、「**感情の分子**」という概念を提唱しました。

　ある一定以上の結合親和性で特異的な分子（たとえば、タンパク質やペプチド等）と結合する分子を**リガンド**（ligand）と呼びます。リガンドには三種あります。①**神経伝達物質**：ドーパミン、セロトニン、ノルエピネフリン（ノルアドレナリン）、エピネフリン（アドレナリン）、コルチゾルなど、古典的神経伝達物質とも呼ばれます。②**ステロイド**（性ホルモンなど）。そして③**神経ペプチド**（ペプチド性神経伝達物質）の三つです。

　パートはリガンドを、独立していて、通常の神経系よりも古い神経系（と見なしてもよいシステム）であると見ています。いわば、液体の神経系として、血液やリンパの流れを捉えなおすことが必要と思われます。そして、血液やリンパなど流動的なものを含む身体組織は、**結合組織**（connective tissue）と総称されます。結合組織とは、身体を形成している組織を、大雑把に四種類に分類

した場合の一つです（残りの三つは、上皮組織、筋組織、神経組織）。結合組織は、骨、軟骨、歯、血液、脂肪（以上は狭義の結合組織からは除外されるようです）、そして、腱、リンパ組織、皮下組織などさまざまなものを含んでいます。基本的には、結合組織とは、身体を支えたり、各部分の形を維持するために隙間を埋めたりする役割を果たしているものに対する総称的なものであり、**支持組織**（supporting tissue）とも呼ばれます。

まさに結合組織を通じて、私たちの身体は流動性によるコミュニケーションを維持しているのです。身体の約 80 パーセントは水分で構成されていて、私たちの太古の祖先が海に住んでいた時の名残を今に残しています。細胞の内の原形質、血液、リンパ液、骨髄液、ホルモン・化学物質などの常に変動する液体（流動性）によって、私たちの身体は新陳代謝を繰り返し、維持構成されているのです。たとえば、血液の動脈のおかげで、身体は温かく、栄養がいきわたります。リンパ液のおかげで、老廃物の排除や細菌侵入の防止などが行われるのです。私たちの身体は、まさにさまざまな液体の流動による複数のリズム（振動）による共鳴、またはコミュニケーションによって、身体全体が瑞々しく、生き生きとできるのです。

伝統医学では、個人の優勢な液体の種類によって、治療法の選択や性格の分析が行なわれてきました。たとえば、古代インドのアーユル・ヴェーダのドーシャ理論（ヴァータ・ピッタ・カパ）の流れを汲むとされるチベット医学では、ルン（風・空）・ティーパ（胆汁・火）・ベーケン（粘液・水）の三体液説が、また医学の祖ヒポクラテスの四体液説（血液・粘液・黄胆汁・黒胆汁）などが知られています。

ところで、パートは、神経シナプス結合によるコミュニケーションの割合は全体の 2 パーセントしかないことから、脳の活動によって感情が支配されていると見ることは正しくないと言います。**アミノ酸の鎖**である神経ペプチド（たとえば、エンドルフィン）は、脳内だけでなく、免疫システム内などでも生産・貯蔵され、身体全体を駆け巡ることで、脳と身体の間のコミュニケーションの機能を果たしていることが、テキサス大学のブラロック（Ed Blalock, 1982）の研究からも知られています（Pert, 1997）。それらのコミュニケーションは、特に脳の身体感覚野や大脳辺縁系に影響を与えています。このような液体（流動性）からの見方から、感情と身体感覚は、双方向的なネットワークの中で複

雑に織り合わさっていると理解できます。そのネットワークにおいては、それぞれがそれぞれを変化させ、その結果として行動や雰囲気が変化するのです。パートは、**ある特定の神経ペプチドはある特定の感情に対応している**と考えています。たとえば、悲しみ、喜びといった感情の情報を、骨、筋肉、内臓器官や結合組織を通して全身に伝達するのです。パートが、神経ペプチドを、心と身体とをつなぐ「**感情の分子**（the molecules of emotion）」と呼ぶ所以です。

　パートは、神経システム、内分泌（ホルモン）システム、免疫システムの統合も図っています。彼女のホリスティックな見方では、免疫システムとは流動している内分泌システムであり、これら二つのシステムは、神経ペプチドを介して神経システムと常にコミュニケーションをとっているのです。たとえば、喜び、安心感などの肯定的な感情を体験しているときには、肯定的ホルモン（例：オキシトシンなど）が分泌されていて、身体の免疫力も高まりますが、悲しみ、恐れなどの否定的な感情を体験しているときには、そのような感情に対処するためのホルモン（例：エピネフリン、コルチゾールなど）が分泌されて、闘争―逃走反応システムへのエネルギー分配が免疫システムに優先されるため、免疫力は低下すると考えられます。「身体の脳」とも呼ばれる免疫システムは、私たちの自己感覚といったものを規定するに際しての助けとなるものなのかもしれません。進化生物学者は、免疫システムを親族認証システムと呼ぶこともあります。免疫システムは、私たちが誰でないかということによって、私たちが誰であるかを教えてくれます。重要なことは、感情はすべてのこれらシステムの操作（たとえば、インシュリンのレベルの変化、血圧、どの細胞を免疫システムが攻撃するかしないかを選択するなどのプロセス）に強い影響を与えるということです（Pert, 1997）。さらに、心から身体への影響に関しては、スタンフォード大学の神経細胞学者**ブルース・リプトン**（Bruce Lipton）は、自分自身や世界に対する考えや態度が、遺伝子レベルにまで直接的に影響を与え、DNA 構造を変化させるとまで主張しています（リプトン 2005）。

　ボディ＝マインド統合体（bodymind）は、著書『すべての病気はホームシックである（*All Sickness is Homesickness*）』（身体という家から離れていることが万病のもとであるとの意。身体との結びつきを回復することで病気は治ると説く）で知られる鍼灸師の**コネリー**（Dianne Connelly, 1986）によって西洋で始めて提唱された概念といわれていますが、今日のホリスティックな世界では広く浸透して

いる用語です。情報は身体の細胞を通って動くのであり、心(マインド)の本質は情報の流れであるとの見方から、ボディ＝マインド統合体という概念が誕生したのです。心(マインド)は、身体と頭脳における物質的な特性と、身体中を流れている情報という非物質的な特性との双方を持っていて、いわば**心身情報ネットワーク**(psychosomatic information network) を形成しているのです (Pert, 1997)。心は身体と一体になるものであり、私たちが身体と呼んでいるものは、心が物理空間で外面世界へ顕在したものと見なすことができます。感情は情報を物理的な現実へと、そして心を物質へと変換する細胞レベルの触媒です。感情は物質と情報の間を互いに影響を与えながら行き来をする存在なのです。

　この見方から、「**液体神経（流動性）システム**」におけるストレス関連の障害は、情報の過多にその原因があると推測されます。つまり、**マインド＝ボディ**が、抑圧されたトラウマや消化不良の感情などの未処理の感覚の入力で過剰になったため、停滞し、自由に流れなくなったのです。ストレスは感情の分子が、必要なところを自由に流れることを阻害します。そして呼吸、血流、消化、排泄ができなくなり、機能不全になります。パートは、瞑想や踊りなどのムーヴメントが、神経ペプチドの流れを再び促進し、その結果、感情的、精神的に健康になるとしています。たとえば、ヨーガのプラクティショナーやお産時の妊婦のように、意識的に呼吸をすることはとても有効です。呼吸の速さや深さを変化させることで、脳幹から放出されるペプチドの量や種類も変化することが、さまざまな研究から知られています (Pert, 1997)。

　パートは、「身体は心を通じて癒され得るし、そうでなければいけない。そして心は身体を通じて癒されるし、そうでなければいけないと自分の研究から言える」と述べています (Pert, 1997, p.274)。ソマティック心理学の存在意義がここにも示されているようです。

5.「触れること」の心理生物学

　タッチ（触れるということ）を主とする身体接触は、多くのボディワークの本質にかかわるものです。また、必ずしも、直接的なタッチをするわけではありませんが、ソマティック心理学においても非常に重要な要素であることにはかわりません。以下、タッチ（身体接触）と身体に関する話題のいくつかをみ

1) 身体接触とオキシトシン

「わたしたち（人間）は、進化の過程で生存に役立つしくみをたくさん手に入れてきたが、それらは機能的な面から「成長・増殖」と「防衛」という二種類の反応に大別される。どちらも、生物が生存していくのに不可欠な、基本反応である」（リプトン, 2005/2009, 234 頁）と米国の著名な細胞生物学者**ブルース・リプトン**（Blues H. Lipton）は言います。「栄養分など、生命を永らえさせるシグナルに、"向かって"いくのは、成長・増殖反応」であり、「有害物質など、脅威を与えるシグナルから"離れる"という行動は、防衛反応」を示すものです（同書, 235 頁）。

一般に、「防衛行動」の大切さは理解されやすい一方、「成長・増殖」の重要性に関してはそれほど認識されていないようです（リプトン, 2005/2009; モベリ, 2000/2008）。大人になると身体の「成長」は止まり、一見変化がないように見えます。しかし、体内では常に細胞の分裂・増殖活動がなされています。毎日、数十億という細胞が死に、それを埋め合わせるに足る細胞が新たに作られているのです。たとえば、腸の内側表面の細胞は 72 時間ですべてが新しいものに入れ替わっているのです（リプトン, 2005/2009）。ここでは、「成長・増殖」のシステムに、大きな役割を果たしている神経ペプチドホルモンのオキシトシンについて理解を深めていきましょう。

なお、「成長・増殖」システムと対になる防衛反応システムは、「身体内部」での脅威に対応する免疫システムと「外部」からの脅威に対応する **HPA 軸**との 2 つで主に構成されるものです。HPA 軸とは、**視床下部・脳下垂体・副腎**の 3 つの部分の連携による「闘争―逃走」システムです（第 9 章を参照）。

スウェーデン農科大学の生理学教授**モベリ**（Kerstin Uvnäs Moberg）は、オキシトシン研究の第一人者です。著書 *Lugn Och Beröring*（2000, 邦題『オキシトシン――私たちのからだをつくる安らぎの物質』晶文社 2008）において、モベリは身体接触と密接に関わる神経ホルモンであり、「**安らぎの物質**」や「**抱擁ホルモン**」とも言われる**オキシトシン**（oxytocin）の重要性についてわかりやすく説明してくれています。

モベリは、人間（または、広く動物）が持つ二つの重要かつ対極的な神経生

理学的システムの存在から考察を始めます。そのシステムの一つは、**「闘争─逃走（Fight or Fleight）」反応のシステム**の解明です。それは、「心身の激しい活動とストレス」の研究であり、従来から多くの生理学者の主な関心事でした。そして、もう一つの基幹システムが、**「安らぎと結びつき」反応のシステム**なのですが、生理学ではこれまであまり注目されてこなかったのです（モベリ, 2000/2008）。

「闘争か逃走か」反応の特徴には、心拍数の増加、心拍出量の増加、血圧上昇、筋肉での血液循環の増大、肝臓からのグルコース放出による余分の燃料供給、ストレスホルモンの血中濃度の上昇などがあります（モベリ, 2000/2008）。この「闘争か逃走か」システムの面における優れた生理学的研究の進歩は、臨床面における PTSD とトラウマの心理療法にも直接的に大きな成果をもたらし

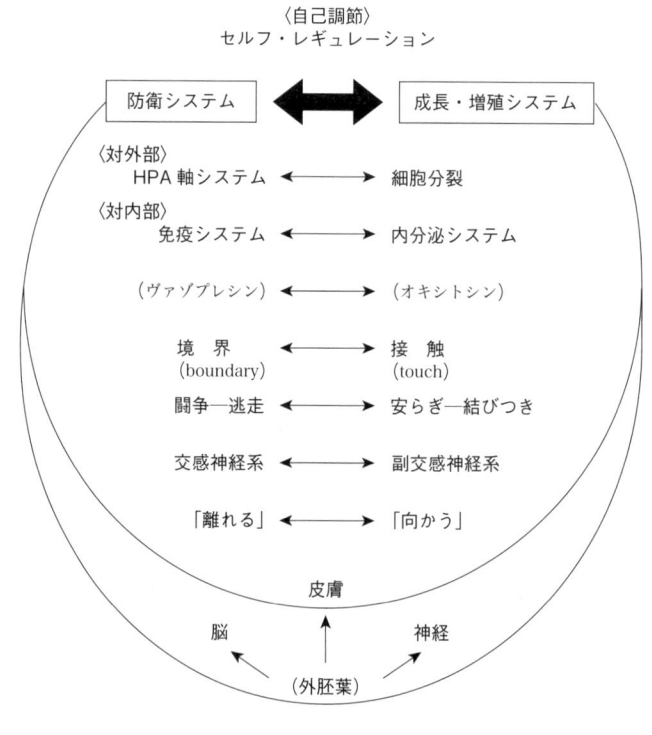

〈自己調節〉
セルフ・レギュレーション

防衛システム	⇔	成長・増殖システム
〈対外部〉		
HPA 軸システム	⟷	細胞分裂
〈対内部〉		
免疫システム	⟷	内分泌システム
（ヴァゾプレシン）	⟷	（オキシトシン）
境　界 (boundary)	⟷	接　触 (touch)
闘争─逃走	⟷	安らぎ─結びつき
交感神経系	⟷	副交感神経系
「離れる」	⟷	「向かう」

皮膚
脳 ← ↑ → 神経
（外胚葉）

図6-3　身体の2つの基本システム（著者作成）

ています（第9章参照）。一方、「安らぎと結びつき」反応の特徴は、血圧の低下と心拍数の減少、皮膚と粘膜での血液循環の増大、ストレスホルモンの血中濃度の低下、消化・栄養の吸収と貯蔵が効率的になる（長期的な体重の増加）などです。この「安らぎと結びつき」システムに関わる研究は、主に発達心理学者によって研究されて来たのであり、その成果はボウルビィに代表されるアタッチメント理論にみることができます。しかし、その手法は主に母と子の間の行動（関係性）の観察によるものであり、モベリがいうように生理学的には従来あまり注目されてこなかったといえるでしょう。

　ただし、1990年代以降、「アメリカン・ボウルビィ」とも称される神経心理学者アラン・ショアによる業績などで、脳・神経生理学的な見地からの新たな愛着理論の研究が21世紀の今日、注目を浴びています。

　オキシトシンは、**視床下部**（視索上核と室傍核）でつくられ、脳下垂体後葉から分泌されます。九個のアミノ酸から構成される神経ペプチドホルモンのオキシトシンは、二つの顔を持っています。一つは、血流により、体内を循環して抹消組織に影響を与えるホルモンとしての顔。もう一つは、脳の中枢神経ネットワークを通して作用する神経伝達物質としての顔です。

　人間に限らず、哺乳類のメスの脳には大量のオキシトシンがあります。乳腺を収縮させ、子宮を収縮させるなど出産や授乳に関連する機能が発見されたため、子宮収縮ホルモン、女性ホルモンとして考えられてきました。そしてオキシトシンの効果は、受容性、親密さ、開かれた対人関係、養い育てる力を促進することにあります。これらの特徴は伝統的な女性性と重なり合うものです。また、女性の性ホルモンであるエストロゲンはオキシトシン受容体の数を増やし、オキシトシンの産生を促進します。しかしながら、実際にはオキシトシンは、適度に暖かい環境でリズミカルにタッチされると男女共に分泌するなどの研究を通して、両性のものであることがわかっています（モベリ、2000/2008）。オス・メス（男女）を問わず、緊張緩和、不安の解消、絆、相手に対する満足感を引き起こす神経ホルモンなのです。

　一方、オスの脳には大量の**ヴァゾプレシン**［vasopressin；脳下垂体後葉ホルモンの一種、神経ペプチド。血圧の上昇や利尿を押さえる。抗利尿ホルモンとも呼ばれてきた］が放出されます。ヴァゾプレシンは、オキシトシンと組成が非常に類似している生化学物質で、視床下部の同じところでつくられ、オキシトシン

と関係しながら作用します。進化論的に見ると、すべての哺乳類は、オキシトシンとヴァゾプレシンを持ち、鳥類と爬虫類も同様の物質（メソトシンとヴァソトシン）を産出し、ミミズですら類似の物質を持っていてその刺激で卵を産むのです。オキシトシンのような物質は、生物にとって古くからの存在で、根本的に重要な役割を持っていることが知られます（モベリ、2000/2008）。

ヴァゾプレシンは、**「闘争―逃走」システム**の主要要素です。ヴァゾプレシンはストレス下で減少した血液量を戻し、血圧を上昇させる機能があります。アドレナリン（エピネフリン）などと共に、闘争や縄張り設定に関わる防衛反応や身体的・行動的適応を促進する役目を果たしており、男性的な印象を与える物質です。

オキシトシンはタッチやマッサージなどの身体接触によって分泌が促進されることがわかっています。たとえば、ラットを使った実験では、1分間に約40回の割合での快いタッチを受けることで、次のような効果を生み出したとされます。①血圧の低下・痛みの閾値の上昇（痛みに対する耐性の増大）、②ストレスホルモン値の低下、③幼獣と成獣の両方における成長促進、④他者と相互的なかかわりの増加・学習効率の向上などです（モベリ、2000/2008，146頁）。

また、マッサージの人体への効果として、①大人がマッサージを受けると血圧、心拍数、ストレスホルモン値が低下する。これらの効果は健康を増進する。②子どもがマッサージを受けると、落ち着きが増し、対人的に成熟し、攻撃性が減る。体の不調を訴えることも少なくなる。③優しく包み込むようなタッチを受けると、早産児の体重増加のペースが速くなるなどの効果が見られるとします（モベリ、2000/2008, 178頁）。これらの反応はオキシトシン注射の効果と一致しており、タッチ刺激あるいは注射をくりかえすことで維持されるのです。

オキシトシンの効果を長期的に維持するためには、常に身体接触などの親密な行為を通じて、脳にオキシトシンの刺激を繰り返し与えて活性化する必要があります。同じオキシトシンのレベルを維持するのに、男性は女性の2倍から3倍程度、触れ合う必要があるとも言われます。これは、長時間の身体接触がないと、男性の脳のドーパミンとオキシトシンの回路および受容体が欠乏してしまう可能性が高くなるからです。また、女性の場合、ストレス下では、コルチゾール（ストレス・ホルモン）が脳内のオキシトシンの放出を妨げるため、性的欲求や身体接触への欲求が急減することになります。

タッチによって、動物であれ人間であれ、オキシトシンの放出が引き起こされるのであり、広く良好な人間関係の構築・維持にタッチが有効であると考えられます。実際、性的な関係性ではなくても、良好な人間関係における身体接触的な要素は、私たちの日常生活においてもよく見られるものです。たとえば、スポーツやプロジェクトの成功時におけるハイ・タッチやハグ、ダンス・パフォーマンスなど、仲間意識や集団帰属意識を強めるためや、また高まったときに、意識的にも無意識的にも身体表現は多用されます。また、「笑顔」などの顔の表情、「投げキッス」などの仕草、「優しい言葉」などの口調のように必ずしも実際の身体接触でなくても、相手への愛やぬくもりを感じさせる身体表現によって、代用される場合もあります。また、ある人にとって心地よく感じる土地や場所は、オキシトシンの活性化システムに関係していることでしょう。オキシトシンなどによる生理的作用と「癒し」や「パワースポット」などスピリチュアルな領域との関係性も今後の研究課題なります。

　米国では、カリフォルニア大学サンフランシスコ校の神経精神科医**ブリゼンディーン**（Louann Brizendine）は、オキシトシンの役割をより男女の愛着の関係性に焦点を当てて注目しています。彼女は、ベストセラーとなった著書 *The Female Brain*（邦題『女は人生で三度、生まれ変わる』草思社2008）で、モベリを含めさまざまなオキシトシンに関する実験について触れています。たとえば、ハタネズミを使った動物実験で、性的な衝動の高まったカップルの脳内ではホルモン化学物質が変化することが確認されています。メスの脳には大量のオキシトシンが、オスの脳には大量のヴァゾプレシンが放出されます。これらの神経ホルモンは次に快楽物質であるドーパミンのレベルを上昇させ、パートナーだけを愛するようになり、その強い絆は一生涯続くといわれています。また、人間対象の実験では、オキシトシンは、一人の相手との（平均値として）22回の抱擁の後に脳内に放出されるという抱擁に関する結果があるそうです（ブリゼンディーン, 2006）。これは、相手との絆が出来上がり、信頼回路が活性化することを意味します。触れ合い、見つめ合い、キス、性的オーガズムなどによって、大量のオキシトシンが放出され、愛着と情動的な記憶として、相手の存在が確固としたものとして脳内に取り込まれると、強い愛着の絆が定着していくということなのです。

　ホルモン変化の観点から見ると、ドーパミン主体の恋愛初期の情熱的、性欲

的な愛情は、神経回路的には、**快感・報酬系回路**の主導ですが、安定した愛着の絆による関係になると、オキシトシンとヴァゾプレシンという二つの神経ホルモンがつくる**愛着回路**主導の長期的関係性の段階へと移行するとみられます。ただし、幼少時に（たとえば、虐待や育児放棄などが理由で）安全な愛着関係（アタッチメント）を養育者（主に母親）と結べなかった場合には、大人になっても、短期的な愛着（愛情）関係は結べるかもしれませんが、長期的に安定した人との愛着（愛情）関係の維持に困難をきたす傾向があります。また、性的体験によってオキシトシンは大量に分泌され、健康的にもプラスに作用するわけですが、性的虐待や売春行為など「危険」の伴う性的体験では「闘争―逃走」反応が発動し、本来のオキシトシンによる「安らぎと結びつき」の効果が阻害されるという見方をモベリはしています。蛇足ながら、熱愛期から安定期の移行期のホルモンの変化に敏感であるあまりに（女性が多いと思われますが）、以前のように愛せないことを相手が好きでなくなったと「誤認」し、二人の関係性がこじれて、愛し合っているにもかかわらず、別れを選択してしまうケースもあります。またその逆に、熱愛期のホルモンの影響で、適切でない相手と恋愛関係となったり、子どもをもうけたりしますが、その後の結婚生活で安定期に移行できる相手でないことがわかり、離婚するケースも考えられます。

英国ケンブリッジ大学の神経科学者**キース・ケンドリック**（Keith Kendrick）らの研究（Journal of Neuroscience, 2010）によると、鼻から摂取するオキシトシンのスプレーで、男性の共感力が増し、正のフィードバックを受けた場合、学習能力や、行動療法の効果の向上が見られました。オキシトシンの作用は、引きこもりや統合失調症など社会的な関係性の構築や共感能力に困難を抱える人にとって役立つ可能性があるとしています。

さて、モベリの母国であるスウェーデン（そして北欧）は、西洋世界で最もポピュラーな手技であるスウェーディシュ・マッサージが生まれた地であり、米国生まれのローゼン・メソッド・ボディワークが、米国よりも盛んな地です。その他にも子どもを対象に健全な心の成長や、他人への思いやりの心の発育を目的にした遊び心も取り入れている**ピースフル・タッチ運動**、肌に優しく触れるだけの痴呆・認知症や癌患者に対する進行の緩和などを目的とする**タクティール**（＝ラテン語で触れるの意）**・マッサージ**を中心とした**タクティールケア**なども盛んに行われており、「**タッチの先進国**」といえるでしょう。ちなみに、

米国は基本的にスキンシップ（身体接触）に非常に神経を使う国です。ハグやキスはよくするのですが、表面的・儀礼的なものが多いのです。オキシトシンが分泌されるような身体接触は、非常に限定された親密な人間関係においてのみといえるでしょう。特に子供に対するスキンシップは（性的な）幼児虐待と受け取られかねませんので、細心の注意が必要です。

2) タッチと皮膚と人間の発達

1970年に入り**モンタギュー**（Ashley Montagu）は、主に母子関係の観点からタッチ、触れることについて総合的に考察を深め、革新的な著作 *Touching: The Human Significance of the Skin*（1971）を著しました。その著書において、次のように述べています。「私たちの皮膚は身体で最も大きな感覚器官である。皮膚を構成しているさまざまな要素は、脳と非常に似た機能を持っている。触覚の衝撃を伝える神経線維は、総じて、他の感覚に関連する物より大きなサイズである」。さらに、「感覚システムとして、皮膚は、身体で最も重要な器官である。なぜなら、皮膚の働きによる身体的、行動的機能なしには、人間は生きることができないからである。すべての感覚の中で、タッチは際立っているのだ」（Montagu, 1986, p.17）。触覚のシステムは、最初に（胎児の時期から）機能する感覚器官であり、おそらく、最後まで残る感覚器官なのです（Fosshage, 2000）。モンタギューはこう言っています。

> 哺乳類、猿、類人猿、人の行動の研究の結果、呼吸が身体の基本的な欲求であるのと同様に、タッチは行動の基本的な欲求であることや、幼児が他人に依存するのは、触れ合い、接触行動を通して社会的に成長し、生涯を通じて他人との触れ合いを維持するようにデザインされているためであることが明確に示されている。タッチの欲求が十分に満たされないとき、異常行動が生じるのである（前掲書, p.46）。

基本的に、触覚的な刺激はさまざまな生理学的システムを発達させるために必要であり、また健全な愛情関係に要求されるものです。触覚によるコンタクトは、行動的な発達においても重大な影響を与えるのです（Montage, 1986）。

触覚の刺激は、生理学的にも行動学的にも深い影響を与えるものです。親が抱きかかえることで、子どもは親密さ、愛、安心、健やかさといった感覚を身

につけていきます。児童心理学者のスターンは、次のように言っています。

> 愛着のもつ究極の魔力は接触〔タッチ〕です。そしてその魔力は、皮膚を通して体内に入ります。猿、チンパンジー、人間を問わず、すべての霊長類にとって、愛着を確立し、維持するための最終的な体位は、向かいあったかたちでの接触（胸と胸を合わせ、頭を相手の肩や首に預ける）です。そうした接触を経験するうちに、「やすらぎは表面からはじまり、内側へと流れこ」んでいきます。　　　　　　　　　　（スターン, 1990/1992, p.138）

　そして、残念ながら、十分に抱きかかえられたり触れられたりしてこなかった多くの子どもたちは、愛情に飢え、思春期や大人になってから性的関係を発展させていくことに困難を感じるようになります。

　ところで、皮膚・肌を通しての他者との対話は根本的に重要ですが、同時に自分自身に触れることも大切であることを忘れてはいけません。自分自身に触れること（セルフ・タッチ）は、自分自身と対話する強力な手段です。身体的に自己という境界の意識を確立する手立てであり、また自分を慰める手段でもあります。セルフ・タッチというセルフ・ケアによって、心身の統合体としての自己への気づきや、安心感と快楽（気持ちよさ）を享受できるのです。特に身体的、性的虐待を受けた人にとって、タッチは怖いものとして認識されている場合があります。そのような場合は、セルフ・タッチの手法が大いに役立つことでしょう。身体性を重視するソマティックなセラピストであれば、クライエントが自分自身に触れるときにどのように触れているのか（軽く形式的に、暴力的に強く、優しく官能的になど）に注目することが大切になります。

3）タッチと統合医療

　タッチの大切さは、医療的なアプローチからも実証されてきています。**オシュマン**（James Oschman）は、この分野を実証的に科学者の立場から探求している一人です。彼の著作（*Energy Medicine: The Scientific Basis*, 帯津良一訳『エネルギー医学の原理――その科学的根拠』2004、『エネルギー療法と潜在能力』2005, ともにエンタプライズ刊）は、ハンズオン（タッチ）プラクティショナーの手の効果の実証的研究として、また東洋医学・鍼灸などの世界では知られている「**気・チャクラ**」などの概念とも関連するサトル・エネルギーへの西洋的なアプローチ

として、**ガーバー**の著作 *Vibrational Medicine*（1988,/1996, Santa Fe: Bears&Co. 上野圭一監訳・真鍋太史郎訳『バイブレーショナル・メディスン――いのちを癒す「エネルギー医学」の全体像』日本教文社, 2000）などとともに、欧米の統合医療分野などで高く評価されています。

　オシュマンが特に注目するのは、**結合組織**の存在とその機能です。くり返しますが、結合組織とは、骨、軟骨、歯、血液、脂肪（以上は狭義の結合組織からは除外されます）、腱、リンパ組織、皮下組織などを含むもので、**支持組織**とも呼ばれ、身体を支えたり、各部分の形を維持するために隙間を埋めたりする役割を果たす身体組織への総称です（中胚葉を起源とする）。オシュマンによると、現代の細胞生物学は、細胞骨格や細胞間質を形成しながら、結合組織が細胞の内部、細胞核や DNA にまで達していることを突き止めています。細胞の外部と内部と、DNA などの遺伝子との間の境界線は、これまでわれわれが考えてきたほど明確なものではなく、浸透性が無いわけではないのです。ハンズオン・セラピストがタッチするものは、表面的な意味での単なる皮膚ではありません。「**第三の脳**」ともいわれる皮膚に触れるということは、身体中に相互に張り巡らされている網状構造体に触れているのであり、エネルギー的には細胞内の DNA に直接触れていることも意味するのです（Oschman, 2000）。

　オシュマンは、ハンズオン・セラピストによるタッチと、素人によるタッチの違いを、EEG より進んだ SQUID と呼ばれる特殊な特定装置を使って測定したコロラド医科大学の**ジマーマン**（John Zimmerman）の 1980 年代におこなわれた研究などを紹介しています。ジマーマンは、ハンズオンによるタッチを行っているボディワーカー（またはヒーラー）の手について、施術中と施術外の双方の時間で、生体磁場の測定をしたのです。その結果、施術中の手からは、そうでないときの何倍もの生体磁場が形成されることが証明されたというのです。「癒しの手」の周波数は、0.3 〜 30 ヘルツの間であり、特に、**7〜8 ヘルツ**が最も頻繁に見られたとのことです。また、昭和大学医学部の瀬戸らによる生体磁場調査では、気功師の手からの生体磁場は、通常の人の 1000 倍以上の数値を示し、振動数としては **4〜10 ヘルツ**が活発であったとのことです（Seto, et al., 1992）。これらの調査で中心となっている 7〜10 ヘルツという振動数は、シータ波からアルファ波にまたがる領域です（図 6-5 参照）。

　オシュマンは著書においてさまざまな事例に触れていますが、筆者は個々の

事例の妥当性についての見識は持っていません。ただ、大枠の流れとしては真剣に考慮する価値のある興味深い問題提起だといえるでしょう。

さらに、オシュマンはプラクティショナーの手からの電気的、電磁的なエネルギーの流れが、結合組織という身体中に張り巡らされた超高速の情報伝達ネットワークを通じて、細胞、細胞核、そしてDNAに至るまで伝達されているとの仮説を立てるに至っています（Oschman, 2000）。逆に言えば、感情がバラバラでまとまらないときや、身体エネルギーが上手く身体を流れないときや身体動作（運動）が滑らかでないときには、結合組織に焦点を当てることが重要になってくるのです。その部分に焦点を当てたタッチや運動によって、集合組織内のブロックは解放され、つながりやコミュニケーションの流れを回復することができるようになると考えられます。結合組織の分野の研究がさらに進むことによって、ハンズオン・セラピーの効果がより明快に実証されることにつながっていくことでしょう。

「癒しの手（セラピューティック・タッチ therapeutic touch）」に関しては、ニューヨーク大学看護学部名誉教授の**ドロレス・クリーガー**の考えにも触れておく必要があるでしょう。なぜなら彼女が「癒しの手」の実践的研究の先駆者の一人だからです。とはいえ、クリーガーによる「癒しの手」は、古代から続くエネルギー治療の現代版であり、必ずしも直接的に肌に触れる必要はなく、その意味では手技治療ではないのです。人間が本来的に持っている自然治癒の潜在能力を活性化する補助手段であり、誰もが習得できるとしています。日本発で欧米で人気の「レイキ（霊氣 Reiki）」の手法に似ている部分があるようです。クリーガーによると、「癒しの手」は、努力のいらない努力（無作為の作為）によってエネルギーが送られるものであり、クライエントに対する慈愛をもって、意識的に行われる必要があるとされます。「癒しの手」の効果としては、①リラクセーション、②疼痛の軽減、③治療の促進、④心身相関症状（自律神経系の機能障害）の緩和などがあるとされます（クリーガー，1993/2001）。クリーガーが看護師であることから、米国の医療分野に広まっていきました。

タッチに関する医科学的研究機関としては、**タッチ・リサーチ研究所**（Touch Research Institute；TRI）があります。TRIは、健康へのタッチの生理学・心理学的効果を総合的に探る目的で1992年に設立された米国マイアミ医科大学付属の施設です。そこでは主に手技（マッサージなど）に関するさまざまな

研究が行われています。特に、皮膚や筋肉に対する伝統的なマッサージによるタッチの効果について調べ、マッサージが不安を軽減し、リラックスさせる効果を持つことを証明してきました（モベリ, 2000/2008）。

1997年に、米国のジャーナリストのコルト（Colt, 1997）は、有名なライフ誌に次のような内容の記事を執筆しました。

> 肩の上に手を置くとか、腰に腕を回すといった単純なタッチでさえ、心拍数を減少させ、血圧を下げることができるのです（深い昏睡状態の人たちですら、手を握られると心拍数が改善されます）。タッチは、自然な鎮痛作用をもつホルモンであるエンドルフィンを生産するように、脳に刺激を与えることもできるのです。膝をすりむいた子どもが母親に抱きかかえられることで、文字通り痛みが消えてしまう理由です。　　　　　（Colt, 1997, p. 60）

以上のようなタッチの効果の紹介記事は、タッチに対する一般への認知度を向上させることに貢献したといえます。

最後に、現代社会における接触の重要性を、モベリ（2000/2008）自身に語ってもらうことで、タッチに関する本項を締めくくります。

> 現代のライフスタイルには、体内でオキシトシンが自然に放出されるのを妨げる要因がたくさんある。心身の両面で、ほかの人たちに親しく接触する時間が減り、仕事やほかの関心事に費やす時間が増えている。仕事や地域での活動のテンポが速まっているせいで、たいていいつも時間もエネルギーも足らず、ただ、人と一緒にすわっていたり、子どもと手をつないで散歩したり、まる一日を愛するパートナーのために割いたりすることができない。親しいつきあいがなければオキシトシンも減る。昨今の若者の暴力や攻撃性は、ひとつの重大な問題の存在を示す徴候だ。今の子どもたちは、わずか十年前と比べても、乱暴で攻撃的で集中力に乏しくなったと報告されている。若い世代は間違いなく、安らぎと結びつきをもっと必要としているのだ。
> 　　　　　　　　　　　　　　　　　　　　　　　　（178-179頁）

タッチ先進国のスウェーデン社会ですら、日本と同種の問題を抱えていることに驚かされます。「切れやすい」若者は、先進国のライフスタイルに共通する現象なのでしょう。さらに日本の場合、若者にとどまらず、他人との接触が

少なかったり、時代の進行から遅れたり、コミュニティから孤立することなどによる「切れやすい」老人の現象も心配されます。

以上、いくつかの視点から、タッチについてみてきました。タッチに関する適切な評価とその重要性に対する認識が、日本において、さらに広がる必要性を痛感します。

6. 動作と記憶・共鳴・進化

1) 動作と記憶システム

大脳辺縁系の情動の記憶システムでは、反復や強い感情的な状態によって、ルドゥーのいうところの「低位の経路」が固定化され、いわば「長期記憶」となっていきます。同様の出来事が起こると、扁桃体は感覚的な変化を感情的な連想にただちに（無意識のレベルで）結びつけるようになり、身体症状や心理状態にまで大きな影響を与えるようになるのです。このことは、ソマティック心理療法家が、感情的な表現や感情的な運動動作による心身両面への影響の大きさを主張する根拠となるものです。以上のような、記憶システムは、PTSDとトラウマを上手く説明できることから注目されています（詳しくは第9章参照）。

さらに人間は、ある意味、より身体的な「記憶システム」も持っています。この身体記憶は、認知や感情レベルより「低位（または原初）」のものと考えられますが、刺激─反応の反復による条件付けや習性と密接に関係しており、大脳皮質下の**線条体**（striatum）と呼ばれる運動機能を扱う場所が関与していると推測されます。線条体は、大脳皮質の多くのところからの情報を受け取り、動作を制御する脳の部分に指示をしていきます（図6-4）。

私たちの習性能力に関わる脳の古い場所は、幼児期の初期段階で発達しています。よって、習性や感情の刻み込みはかなり初期から存在するといえます。人は成人になっても幼児期に身につけた動作の習性を繰り返すことから、セラピストは、クライエントの動作の習性を通して、その心身全体にわたる関係性を理解する臨床的な手がかりを得ることもできるのです。たとえば、成人の**アディクション**（嗜癖、依存症）の根本原因は、この基層的なレベルのシステム

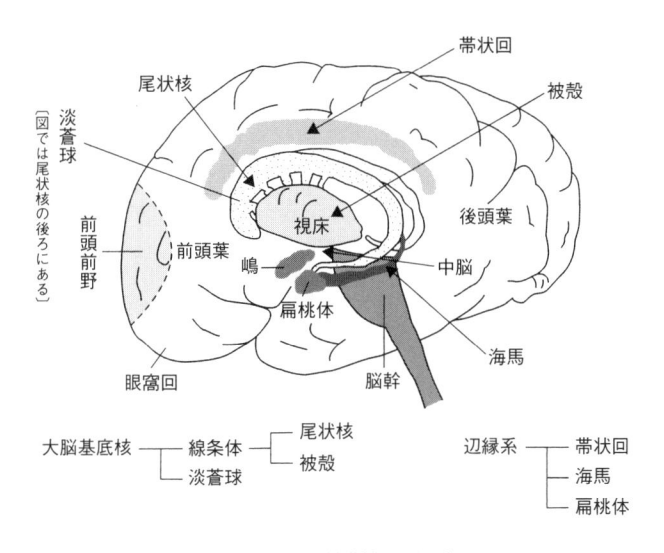

図6-4 大脳基底核と辺縁系
(高田明和, 2007 より)

に関わるとも考えられており、それゆえに、言語による認知レベルの心理療法での対応にはおのずと限界があるともいえるでしょう。以上のように、密接に動作と結びついている「記憶システム」が存在することから、身体に直接的に働きかけることの重要性を理解し、臨床に役立てていくためには、セラピストには運動・動作の生物学的な基礎に関するある程度の知識と経験が要求されるのです。

2) 動作による社会性の構築

従来、動作の学習とは、多くの反射（条件付け）を組み合わせて、習性化することである考えられていました。このこと自体は間違っていませんが、近年では、動作学習において、視覚的、社会的な要素の存在もかなり強い力を持っていることが知られています。それは前章でも触れたミラーニューロンの働きによるものです。ミラーニューロンは、**大脳運動前野**のF5と呼ばれる、動作を把握するエリアに存在し、視覚的情報を、関連する動作に変換する機能を持っています。私たちが行動をするときも、他人によってなされる同様の行動を見るときも、ニューロンの同じ部位が発火します。人間は他人の動作を見るこ

とで、自分の内部で他人の神経活動を複製しているわけです。これはたとえば、映画やスポーツ鑑賞を通しての非言語的に伝えられたさまざまな感情や行動などが、無意識レベルで即座に複製（伝染）されることを示唆しています。これは、哺乳類への進化後に発生した新しい社会性の学習機能といえるものであり、ミラーニューロンの研究からも、私たちは視覚を通して、動作を共有し、そこから（共感を含む）社会性を構築するシステムに組み込まれていることが明らかになったのです。人間とは脳の神経レベルからも社会的存在であるといえます。

3）40ヘルツ振動と意識の統合

　世界的に著名なニューヨーク大学の神経生理学者**ルドルフォ・リナス**（Rodolfo R. Llinás 1934-）は、生理学的には、大脳皮質でニューロンが**40ヘルツ**で発火を同期することによって意識が生まれると考えます（2002）。

　40ヘルツ振動研究が注目を浴びるようになったきっかけは、1989年の論文です。マックス・プランク研究所（フランクフルト）の**グレイ**、**ジンガー**ら（Gray, C.M., Singer, W., et al.）による、哺乳類の大脳皮質における広範囲の同期現象が見られることの報告でした。たとえば、視覚刺激の実験などから、視覚野の脳細胞が、ガンマ波（40ヘルツ前後の）の同期現象を生み出していることが観察されています。ジンガーは、脳を社会・文化的な影響を受ける自己組織系と考え、時間的に同期するニューロン群の発火によって機能すると考えています。リナス（2002）は、さまざまな研究の結果、この40ヘルツというリズムは非常に重要な役割を持っていると考え、40ヘルツにおける脳の活動は、多くの頁を一冊の本として綴じる製本機のような機能を果たしているのかもしれないと述べています。つまり、高度な情報処理を行う大脳皮質と、大脳辺縁系にあって、さまざまな感覚情報（嗅覚を除く、視覚、聴覚、体性感覚など）の中継的、統合的な機能が果たされる視床とが、40ヘルツのリズムによって結び付けられて統合体としての脳の機能を果たしているとの結論に至ったのです。

　40ヘルツに関しては、カリフォルニア工科大学教授のコッホも、「ある種のニューロンは、時計並みの驚くべき規則性を持って正確に発火する。これらの発火リズムは、だいたい40ヘルツをピークとして、30から70ヘルツの間に広く見られるため、「40ヘルツ振動」もしくは「ガンマ振動」と呼ばれている、

主な周波数	主な脳波	主な意識状態
1〜4ヘルツ	デルタ波	夢を見ない深い熟睡状態（ノンレム睡眠）
4〜7ヘルツ	シータ波	夢見の状態（レム睡眠）
8〜13ヘルツ	アルファ波	まどろみの状態（安静閉眼時、瞑想時）
13〜40ヘルツ	ベータ波	通常の覚醒（認知活動）状態（思考・作業時）
40ヘルツ以上	ガンマ波	高次の覚醒（認知活動）状態（過度の活動、緊張を含む）

図6-5　脳波・周波数と意識状態

と述べています（コッホ, 2006/2004, 86頁）。ただし、臨床的に覚醒状態を表わす「意識」と40ヘルツ周辺での神経活動との間に関係があることは事実ながらも、振動が意識に対してどのような役割を果たしているのかは現時点ではわからないとしています（コッホ, 2006/2004）。

4）動作による意識の進化

リナスは、生物が行動の結果を予め予測することから脳が進化したという仮説を提示しています。動くことと意識があることは、非常に密接につながっているとし、運動機能をベースに意識の本質を捉えようとするのです。わかりやすい例として、リナスは、食用もされる海産動物のホヤを取り上げます。

ホヤは生物学者の間では、その生態の特異性が注目されています。つまり、幼生期には、おたまじゃくしのような形態をしており、原始的な脳や目、背側神経、筋肉、脊索、バランス器を持っていて、自由に海を泳ぐことができます。しかし、成体になると海底の岩礁に固着し、植物のように動かなくなります。それにともない、幼生体が持っていた「脳」は退化し、無脳状態になるのです。つまり、①運動能力、②どのように、どこへ動くかの認識、③動きたいという欲求などが揃う場合、意識が生まれるのです。逆にそういったものがない場合、意識は閉じられていくようです。ここからリナスは、脳は本質的に予期したり、夢を見るための装置であるとの結論を導きます。

動作と意識は密接に織り込まれていると考える学者はリナスだけではありません。ワシントン大学の神経化学・進化生物学者**カルヴィン**（William H. Calvin, 1999）は、**神経ダーウィニズム**の観点から、脳が、敏捷性、適応性、社会性、そして予期の能力を磨くことを通して、私たちの意識はもっぱら進化してきた

と考えています。カルヴィンによると、行動とは、刺激に対する動作的反応と感覚的反応との組み合わせを通して生み出されるものです。よって、遊び（つまり、新奇の刺激）は、動作反応と感覚反応の新しい組み合わせを試す好機であり、新しい行動が生み出され、意識が発達する可能性につながるので、非常に重要なことなのです。

　動き続けることによって、将来を計画する能力も発達します。進化論的に見ると、このような行動を連続させる能力は、連続する動作、特に激しい動作の発達から生まれるものです。そのような人間の能力のおかげで、言語や音楽の知性を初めとするさまざまな知性が出現してきたと、カルヴィンは考えるのです。激しい動作は、驚くほど多量の予測を必要とされます。たとえば、ゆっくりとした動作においては、即興や動きを修正するための時間がある一方、激しい動作においては、間違わずにかなり素早く多くの筋肉を連続して動かすことが要求されます。これは、脳によって動作が、（ミラーニューロンの助けを借りて）事前に予測されていることを意味しています。このような動作の調整は、**大脳基底核**（basal ganglia：大脳皮質・視床・脳幹を結びつける神経核部）や小脳などのレベルで生じるものであり、新しい動作は、前運動野と前頭前野の機能に頼る傾向があります。このことから、カルヴィンは、「思考とは感覚と記憶の組み合わせであって、ある意味、思考はいまだ起きていない動作である」（1999）と述べるのです。ちなみにカルヴィンは、気候変動と人類の進化との関連を論じた著作 Global Fever: How to Treat Climate Change（2008）も出版し、より大きな統合的視点から精力的に活動しています。

　また、神経生理学者で教育者の**ハナフォード**（Carla Hannaford）は、著書 Smart Moves（1995/2005）の中で、何かを覚えようとする場合には、静かに坐って覚えようとするのではなく、たとえば、口に出して表現したり、後で読み返すことはなくても、実際に手を使って書いてみたりする動作が効果的である、と述べています。それは動作を加えることで神経ネットワークと記憶との結びつきを強化することができるからです。脳の運動野が筋肉の運動制御にしか結び付けられることのなかった時代もあったようですが、今日では、将来の行動が起きる順序とタイミングを計画する前頭葉の部分とつながっていて、思考の整理に重要な役割を果たすとも考えられています。

　生理学的には、連続する調和の取れた動作によって、**ニューロトロフィン**

［神経栄養因子 neurotrophin；神経成長因子 nerve growth factor（NGF）とも言われ、ニューロンの成長や死滅に関わる］の分泌が刺激され、ニューロン間のつながりを増大させるとハナフォードは考えています。たとえば、カリフォルニア大学アーバイン校の神経学者コットマン（Carl Cotman）による実験で、ねずみ車を走るねずみの方が、動かないねずみより、多くのニューロトロフィンを分泌することが知られています（Hannaford, 1995/2005）。そして同書では、ニューロトロフィンの分泌を促進する人間のための実践法として、簡易な動作をとることによる脳機能活性化プログラム：**ブレインジム**（Brain Gym）を紹介しています。

　以上見てきたさまざまなことから明らかなように、感覚の追跡と言語化を組み合わせる表現的な動作・運動を使うサイコセラピストは、今や、さまざまな先端的な科学的な土台に基づいていることに自信を持ってよいのです。なお、身体やダンス・ムーヴメントを使った具体的な手法については、第 7 章および第 8 章をご覧ください。

第 3 部

ソマティック心理学の諸領域とアプローチ

第7章　ソマティックス（ボディワーク）
——身体技法の諸相

> 私がこの世界に存在するしかたは、「からだ」としてしかない。そして姿勢とは、このからだ＝われが世界とふれる境界線であって、そこに主体＝われが必死になって生きようとしている状況がまざまざと顕現しているのだ。
>
> 竹内敏晴『ことばが劈かれるとき』

1. ソマティックスとは何か

　ソマティックス（somatics）とは、学術的には「身体学」と呼ばれる学問であり、実践的には身体療法とも呼ばれる**身体技法**の総称です。身体技法に対しては、ボディワークという呼び名もありますが、本書では、おおむね、ソマティックスと同じ意味で使っていきます。ソマティックスのワークは、ソマティック心理学と共通であったり、関係深いものも多くありますが、それらとは心理学・心理療法でない点で区別されます。解剖学に基づいているソマティックスは多くありますが、きっちりとした心理学の理論に基づいているものや、触れることによる介入の心理的な衝撃への系統だった観点、つまり専門的な心理療法的観点から対処法が考慮され、教育されているものはあまりありません。もっとも、そのような「ソマティックス」があれば、ソマティック心理学に分類されることになるともいえます。

　ソマティックスには、非常に多くの種類があります。たとえば、ロルフィング、エサレン・マッサージ（ボディワーク）、センサリー・アウェアネス、アレクサンダー・テクニーク、フェルデンクライス、ローゼン・メソッド、ボディ・マインド・センタリング、ルーベンフェルド・シナジー・メソッド、クラニオセイクラルなど、さまざまな個性的なアプローチが存在しますが、創始者たちの多くは心理学や心理療法の専門家ではなく、大学や学術団体にも属して

いません。これらのワークの多くは、学問的な心理学の知識や研究によって開発されたものというよりは、長年の個人的な訓練や修行、施術の経験を通じて、技量を磨き、発展してきたのが実態です。このことは、心理の専門教育を受けていないことに対する批判ではありません。なぜなら、長年の経験や実践によって証明されてきた実績こそがソマティックスの核心部分を占めるともいえ、心理学的な規制に縛られないことから、かえって独創的な発想がもたらされることもありうるからです。

　しかしながら、同時に、現代的なソマティックス（ボディワーク）は、心理的、感情的な部分も扱っていく必要性が増してきているといった傾向もあり、ますます心理学的な知識がボディワーカーに求められてきていることもまた事実です。逆に、心理学、心理カウンセラーの側からも、「苦手」な身体的な側面を無視できなくなってきているのです。また、幼児は動作やタッチを通して世界を体験するので、大人になったクライエントが幼児期の体験にアクセスするためには、ただ言葉を使うよりも、身体に働きかけるほうが直接的なアプローチになると、多くのボディワーカー（またはソマティック・プラクティショナー）は感じていることでしょう。このような潮流において、ソマティック心理学は、ソマティックスと心理学（心理療法）との間の相互理解や共同作業を促すものとして、大きく期待されているといえるでしょう。

　身体技法は、何もマッサージ的な色彩の強いボディワークに限りません。よって、ソマティックスからの見方では、ダンス・ムーヴメントを含め身体が関わる方法は、基本的にソマティックスの分野の一部と見なします。心理療法としてのダンス・ムーヴメントであれば、ソマティック心理学に含める方が適切かもしれません。また、大局的な文脈においては、ソマティックスにソマティック心理学を含んだり、ソマティック心理学にソマティックスを含む場合もありえるでしょう。

　ソマティックスという言葉は、1977年に**ハンナ**（Thomas Hanna 1928-1990）によって発行されたジャーナル "Somatics" で使用されたのが最初とされます。ハンナは、人間の意識成長の可能性を考えた思想家であり、フェルデンクライスをアメリカに紹介した人物でもあり、後には独自のハンナ・ソマティック・エデュケーションを創設しました。

　ここでの「**ソーマ**（soma）」とはギリシャ語ですが、物質的、機械的、無意

識的なものとしての身体（body）ではなく、**気づきの伴った意識的な体験としての**（いわば一人称的な）**身体**を意味します。よって、そのような文脈における身体の研究および実践分野をソマティックス（身体学）と名づけました。「ボディワーク」という言葉には、身体を客観的対象としてみる三人称的なアプローチも多く含まれているため、一人称のアプローチに対する言葉としては必ずしも厳密ではないのです。

今日では、ソマティックスという名称は、身体の体験的な、または一人称的な学びを探求する分野全体を意味するものとして欧米では使用されるようになっています。それ以前にも、さまざまな身体技法の研究はあったのですが、流派・学派が乱立し、それぞれの間の対話も無く、学問的裏づけも薄く、自己成長や身体の調和という同じ目標を掲げながらも、その多くは自己完結していたようです。ハンナは、さまざまな身体技法が、孤立・反目するのではなく、建設的に話し合うための共通の場が必要だと考え、ソマティックスという新しい分野の総称を考え、ジャーナルを編集したのでした。

2. ソマティックスの歴史

ソマティックス（またはボディワーク）という言葉が生まれる以前から、今日ソマティックスに分類されるような手法は存在していました。ご存知のように、東洋の文化では、身心一如を目指すような独自の身体技法や身体学が、宗教、武術、芸能などの修行や東洋医学を中心に発達してきたわけですが、それらに関してはさまざまな書籍や教育機関がすでに日本にありますので、本章では西洋の流れを主に見ていくことにします。

1) 近代前史（19世紀前後）：ジムナスティック時代
――スウェーデン体操 VS. ドイツ体操

第2章で触れた「メスメリズム」が注目を浴びた時代でもある19世紀前後に、**ジムナスティック**（Gymnastik, 体操）という概念が生まれ、ヨーロッパ中に広まっていくことになります。特に、スウェーデン体操とドイツ体操は、二大体操と呼ばれ、互いに競いながらも普及していったのです。

スウェーデン体操とスウェーディシュ・マッサージ

　一般的に欧米では、ただ「マッサージ」といえば、**スウェーディシュ・マッサージ**（またはクラシック・マッサージ）を意味します。それほど欧米では親しまれている伝統的な手法なのです。スウェーディシュ・マッサージの主要な目的は、身体全体の循環や動作の可動域を改善しながら、リラクセーションを増すことです。通説では、スウェーディシュ・マッサージは、スウェーデン人の**リング**（Per Heinrik Ling 1776-1839）によって、19世紀初頭に導入されたといわれています。リングはいわゆる「スウェーデン体操」の創始者としてよく知られている「巨人」であり、マッサージだけでなく、広く身体の健康のために貢献したのです。スウェーデン体操は、解剖学・生理学・東洋の伝統的な血液（およびリンパ）の循環や、その他の医療的なリハビリテーションのための身体訓練を統合することによって作られた**徒手体操**［器械や道具を使わない体操］です。そのような文脈から生まれたスウェーディシュ・マッサージは、（少なくとも当時の）科学に基づいて作られた身体の血液やリンパなどの軟組織構造に働きかけ、新陳代謝を活発にすることで悪い物を体外に出し、良い物を体内に生み出し涵養するという癒しのためのアプローチなのです。技法としては、オイルを使うことで摩擦を少なくした手によって、さまざまなストローク［マッサージの際の手の振幅］が使われます。

　リングは、自身が患っていたリュウマチの治療法も含め、フランスやドイツを旅し、旅で出会った中国人の友人から推拿（トゥイナ）や武術（ウーシュ）を学んだといわれています。リングのワークは当時の伝統的な医学界から非難もされましたが、1813年、**王立体育研究所**（The Royal Institute of Gymnastics）をストックホルムで設立します。リングの晩年には、すっかり一般社会からもスウェーデン体操やその関連のスウェーディシュ・マッサージは受け入れられていたそうです（Claire, 1995）。

ドイツ体操

　19世紀前後を境にして、「自由・平等・博愛」の理念を掲げたフランス革命（1789-1799）によって、欧州の人々の身体感および身体が大きく変化することになります。

コラム〈ソマティックス、ボディワーク、マッサージの違い〉

　ソマティックスとボディワークは、単に呼び方が違うだけで、内容はほぼ一緒と考えることもできます。微妙なニュアンスの違いですが、ソマティックスの方が、意識的な気づきに注目する一人称的イメージがあります。ボディワークと聞いて、マッサージ（または手技療法）を連想する人の多さと比べると、ソマティックスと聞いてマッサージを連想する人は少ないでしょう。フェルデンクライス（ATM）やセンサリー・アウェアネスなどは、ソマティックスという表現の方がしっくり来ます。同様に、ダンス・ムーヴメント手法も、ソマティックスと呼ぶ方がよいでしょう。また、ボディワークを中心に考えると、マッサージ的、理学療法的な三人称のボディワークとソマティックス的な一人称（または二人称）のボディワークとの二つに大別できるでしょう（図1-1参照）。

　では、手技療法（massage therapy）とボディワークの違いはどうでしょうか。重なる部分も多く、定義も不明確なので、施術者自身ですら区別していない人も多いかと思われます。一般に手技療法とは、身体的な疾患、慢性的な痛みや疲労感や筋肉の緊張などを、直接的に身体（フィジカル）に触れ、働きかけることで緩和する方法の総称です。ボディワーク（一・二人称）とは、物理的に骨や筋肉に働きかけることで、クライエントの慢性的な歪んだ姿勢や動作のパターンを変化させ、身体（ソマティック）的な気づきを促進するもので、感情的、心理的、またはスピリチュアルな気づきがもたらされる場合もあります。身体そのものの矯正や、リラクセーション、緩和治療というより、身体を介しての自己成長を得ることが主たる動機や目的なのです。

　しかしながら、入り口として身体関係の障害の治療から始まり、次第に心身関係の気づきの面に興味を持つようになる人も多いことでしょう。多くのボディワークは、クライエントの受身性が強く（特にマッサージテーブルに横たわり、指示に従って姿勢を変えるなど）、ハンズオン（hands-on）の場合、マッサージと重なる部分も多く、外見だけでは区別できないでしょう。また、たとえ、同系統の手技療法をしていても、施術者がソマティックス（一・二人称）的な態度で施術を行なっているのか、単に緩和のためのマッサージとして行なっているかにより、ソマティックスにもマッサージにもなると考えることもできます。

> マッサージ・セラピストとボディワーカーの名称はほとんど同様に使われることが多いようです。ただ米国では、繁華街などで見られるマッサージ・パーラー（性風俗店）の存在から、ボディワーク、ボディワーカーという言葉を好む人も多いです。なお、ボディワークには「自動車の車体修理工場」という意味もあるので、特に男性には誤解される可能性もあります。マッサージ・プラクティショナーなどのように「プラクティショナー（施術者）」という言葉を入れて使う人も多くいます。

　フランス革命によって、「国民」という理念が浸透し、国民が主権を持つ国家・国土を守ることが国民の義務となり、国民皆兵の思想が生まれ、実施されました。それ以前の戦争は、国はいわば国王の私有物であり、国王や領主が自らの家臣や傭兵を使って、私有財産たる国土の保全もしくは拡大のために行われていたのです。フランス革命の理念の拡散を恐れる周辺諸王国は、フランスに介入し始めました。それを跳ね除け、自由・平等・博愛の理念を堅持するために、フランス国民は、結局、ナポレオン・ボナパルト（1769-1821）にフランスを託したという流れがあります。ナポレオン戦争においてフランス軍は強かったのですが、その背景には、国民皆兵による祖国防衛意識の高い兵隊の豊富な供給源と、一般国民が兵隊として効率よく動けるための軍事教練（一種の身体技法・作法の教育）のシステムがあったと考えられます。

　そのような時代に、当時の学校教育においても、身体の使い方について関心が持たれるようになります。ドイツの教育家**グーツムーツ**（J.C.F.Guts-Muths 1759-1839）は、ジムナスティックを学校教育に取り入れるよう努めました。彼は「ドイツ体育の祖父」と呼ばれています。ジムナスティックは、日本語では「体操」とも訳されますが、体育教育のことです。

　グーツムーツは、8年間にわたる現場実践を基盤にして、『青少年のためのジムナスティック』（1793）などの著作を著わし、心身の調和的発達と幸福を体操の目標として掲げました。そして体操とは若々しい喜びに満ちた活動であり、青少年の心身の調和的完成を目標とするものであると説き、当時の西洋世界に強い影響を与えたのです。彼は、走、跳、投、レスリングなどのギリシャ的体操や、平均台、水平はしご、運搬、縄とび、ダンス、散歩、水泳など、日常生活のなかに自然に存在する運動を含めた広範囲なものをとりあげ、現在の

体育教育の原型を作ったといえます。そして、先にも述べましたように、近代になってヨーロッパ諸国が、体操もしくは体育教育の積極的な導入を推進した大きな理由の一つには、有事の際に国民を優秀な兵隊にするための基礎体力や作法を身につけさせるという目的もあったのです。

「ドイツ体操の父」と称されるヤーン

ヤーン（Friedrich Ludwig Jahn 1778-1852）は、ナポレオンのフランス軍に母国プロイセン（ドイツ）が敗北した大きな理由を、兵士の身体能力の違いにあると考え、統一ドイツの実現化と共に、国民全員を対象とした体操（もしくは）体育教育の充実を唱え、実践しました。器械体操の基礎を築き、ドイツ体操（ツルネン Turnen）を、スウェーデン体操と並ぶ二大体操に育て上げたのです。

以上のように、体操は国民の健康、体力の増進に確かに貢献したのですが、その背後には兵士としての基礎教練の性格があるため、内面的な要素は軽視され、もっぱら外面的な体力や身体にその興味が絞られるというアンバランスも根本的に内包していたのです。つまり、自然な身体感覚とつながったり、自由な身体表現を伸ばす一人称的な身体は無視または制限され、三人称的な面からの機能的な身体能力の開発が「体操教育」の第一目標だったのです。

2）黎明期（19世紀末〜20世紀前半）
────世紀末ウィーン文化からワイマール文化の時代の心身論

ヨーロッパ随一の名門ハプスブルク家によって統治されるオーストリア＝ハンガリー二重帝国、とりわけ、その首都であるウィーンは、当時の世界文化の中心地でした。その帝国は多様性を内包した多民族国家であり、貴族や富裕層の援助（そしてユダヤ人の活躍なども含め）によって成熟した（または退廃した）文化を誇り、コスモポリタンな思想を育んでいたのです。「エロスとタナトス」というフロイト思想の中心概念でもあるこの言葉が、ウィーンの世紀末を象徴しているようにも思えます。

このウィーンを中心とする世紀末文化から、ドイツ・ベルリンを中心とし、自由と革新性に富んだ「黄金の20年代」と称されるワイマール文化期（1919-

1933)まで(つまり、世紀末から第一次世界大戦によるハプスブルク王朝の瓦解を経て、ヒトラーによる第三帝国成立まで)の期間が、現代の思想にも強い影響を残しているドイツ語文化圏を中心に出現した精神文明の黎明期だったのです。哲学から、物理学、化学、建築学、生物学、天文学、医学、精神医学・心理学、心身医学、身体学、舞踊学、美術、音楽、神秘学に至るまで、多岐にわたる分野の直接的な基礎がこの時代に発しているのです。

心身統合の文脈でいえば、この時代は、1960年代以降のカリフォルニアにおける人間性回復運動(ヒューマン・ポテンシャル・ムーヴメント)の先駆けであり、第一の人間性回復運動の時代と呼ぶこともできます(アンダーソン, 1983)。ウィーン世紀末文化からワイマール文化期にかけては、今日につながるさまざまな心身統合アプローチが花開く揺籃期だったのです。

ジムナスティックからワンダーフォーゲルへ

従来のジムナスティック教育・運動に反発する動きが、19世紀の後半から明らかになってきました。その主要な推進役を担ったのは、兵士としての徴用の対象外であった学生と女性であったことは不思議ではないかもしれません。たとえば、**ワンダーフォーゲル運動**はそのような潮流を代表するものの一つです。19世紀末(1896)から20世紀初頭にかけて、ドイツ語文化圏ではワンダーフォーゲル(Wandervogel, 渡り鳥)と呼ばれる徒歩旅行を中心とした青年運動が盛んになります。今日の日本では、ワンダーフォーゲルと聞いても、山岳部に類似したサークル活動としてのイメージしかありませんが、本来のワンダーフォーゲルでは、上級生が下級生を指導しながら、生きた教育を実践するために、ハイキングなど実体験を通じて自然環境や生物学に親しんだり、史跡や社会見学を通じて歴史や文化に親しむことを含め、今日の言葉で「ホリスティック」とも呼べるようなさまざまな活動が行われていたのです。ドイツでのワンダーフォーゲル運動は、**ヒトラー・ユーゲント**(青年隊)に吸収されたため途絶えましたが、今日でも、ワンダーフォーゲルの思想は、ユースホステル運動の底流として存続しています。

ちなみに1907年前後の英国では、**ベーデン・パウエル**(Baden Powell)らにより、「人格・健康・技能・奉仕」を基本理念とする**ボーイスカウト運動**が起

こっています。そして、女性が主役となる新たな身体表現や身体教育も生まれてきました。その代表的な先駆者は、**エルザ・ギンドラー**（Elsa Gindler 1885-1961）でした。ギンドラーは、身体の機能面のみ焦点を当てるジムナスティックに反発し、独自の身体技法（ヒューマン・ワーク）を開発していったのです。

身体の気づきと限界：エルザ・ギンドラーの神話と系譜

　ベルリンを拠点に、硬直的なジムナスティック教育に反対するギンドラーは、体験的な（一人称的な/ファーストパーソン）身体の内面的な気づきのワークの構築に力を注ぎました。「ソマティック心理学の祖母」と呼ばれることもあります。ギンドラーは結核を患っていて、その症状の改善のためにさまざまな方法を求めました。その結果、ギンドラーは自身の身体内部のプロセスに自分が気づけるようになれば、自然と身体は調節され、病気を治すことができるという考えに至り、自身のワークを生み出していったのです。

　ギンドラーは自身のワークを、ある特定の動作を習得するジムナスティックではなく、意識の集中によってのみ獲得できる身体組織の十全な機能性を追究するものとして位置づけています（Johnson, 1995）。それは**調和の体操**（Homonische Gymnastik）とも呼ばれましたが、ギンドラー自身はワークに特定の名称を付けたり、テクニック的なことを教えることで、限定されることを嫌いました。ギンドラーは、呼吸に注目することを基本とするリラクセーション法を確立し、各個人が自身に適切な身体表現（行動）を体験的に学び、育てていくことを重視したのです。

　ギンドラーは、人間はどの程度まで、繊細かつ知覚的な力を伸ばすことができるのか、どの程度まで、自然の力と協力することができるのかを探求することに一生を費やしました。たとえば、一つの与えられた活動による自発的なエネルギーの発達や、私たちを通して起きる生命と再生のプロセスや、活動と休息のダイナミクスや、常に存在する重力などについて探求したのです（Selver, 1999）。ギンドラーは経験を通して、次のような考えに至りました。

① 私たちは潜在能力のすべての領域を見つけることはできないが、それは徐々に開かれていくものである。

② 私たちは、エネルギーの消費と活動の質に関して、効率の悪い使い方に慣れてしまっている。
③ 誰もが潜在能力を持っている。

このような考えは、現代の神経学的研究からの発見や、禅やタオイズムなどの古来の知恵とも似ています。私たちは過去から持ち続けている囚われを手放し、無限の潜在能力を体験し、発展させることができるのです。そうすることによって初めて、ギンドラーがかつて述べていたような（人間が本来的に持つようにデザインされている）「普通の生活」を私たちは送ることができるのです（Selver, 1999）。

ギンドラー・ワークの影響

　欧州では、多くの身体の気づきのシステムが、ギンドラーのワークの影響下に発展していきます。たとえば、ベルリンの**ミッデンドルフ**（Middendorff 1910-2009）のブレスワーク（呼吸法）や、心身医学のヴァイツゼッガーとの共同ワークも行った体操教師であり運動療法士のフックス（Marianne Fuchs）の機能的弛緩システムなどがあります。
　また、ギンドラー自身は決して心理療法家ではありませんでしたが、彼女の多くの生徒の中には、当時拡大していた精神分析学の関係者も含まれていました。フロイトの弟子の**オットー・フェニヘル**（Otto Fenichel 1898-1946）と妻クララ（Clare）はギンドラーの生徒でした。ライヒの最初の妻アニー（Annie）はそのクララに学んでいました。また、ライヒの二番目の妻でダンサーであったエルザ・リンデンバーク（Elsa Lindenburg）は、ギンドラーに師事しており、彼女を通じて、ギンドラーの身体ワークは、ライヒのヴェジトセラピーに大きな影響を与えたともいわれています。ヴェジトセラピーは、怒り、恐怖、悲嘆、喜びなどの強い感情（ダニエル・スターンの区別ではカテゴリー性の情動）との関係性に焦点を当てるものですが、ギンドラーの身体の気づきの教えは、スターンの区別でいうところの生気情動や、呼吸内部と外部のリズム・運動・感情のより繊細な状態の気づきのプロセスに、より密接な関係を持っていたのです。またユングの同僚であり生徒でもあった**ハイヤー**（Gustav Heyer）の妻ルーシー

(Lucy) もギンドラーの生徒であり、後に**ローゼン・メソッド**にもつながっていきます。ゲシュタルト療法を開発したフリッツ・パールズの妻ローラ (Laura) もギンドラーの生徒でした。

　米国にギンドラーのワークが伝わったのは、1938年のギンドラーの弟子**シャーロット・セルバー**（Charlotte Selver 1901-2003）の亡命によってでした。セルバーは、ワークを「**センサリー・アウェアネス**（sensory awareness 感覚の気づき）」と名づけ、パールズ、アラン・ワッツ（Alan Watts）、エーリッヒ・フロム (Erich Fromm) らに施術します。その後、セルバーは、ワッツの紹介でエサレン研究所においてワークショップを開いたことで人気を博し、人間性心理学にも大きな影響を与えていきます。さらに、エサレンでセンサリー・アウェアネスを体験した横浜国立大学の伊東博（カウンセリング心理学専攻）によって、ギンドラーの魂は日本にも伝えられることになります。伊東は、1973年以降、エサレンにて学んだセンサリー・アウェアネス、アレクサンダー・テクニーク、アリカ・システムなどを折衷的に取り入れ、日本に紹介し、身心一如の「**ニュー・カウンセリング**」を提唱するに至るのです。

　ギンドラー・ワークとその影響についてより詳細に知りたい方は、ウィーバー（Judyth O.Weaver）の記述をご覧ください（*Handbuch der Korperpsychotherapie*, 2006）。

<u>ボディワークの長所と短所</u>

　ところで、ギンドラー系の呼吸や筋肉の調子を調律していくセンサリー・アウェアネスのようなワークの長所は、身体イメージにさらに焦点が当てられ、感覚の気づきが運動的な気づきへと導かれる限りにおいて、身体イメージが部分的に依拠する身体図式は修正され、発展し、再教育されることになります。一方、フェルデンクライスの**機能的統合**（functional integration；FI）や、**アレクサンダーのアレクサンダー・テクニーク**なども同様ですが、これらの身体技法は心理療法的な指向がないため、多くのプラクティショナーは、問題のある呼吸や運動に気づくことによって生じるクライエントの強烈な感情に対する有効な対処法が用意されておらず、感情的な問題に直面することを避けがちになるのが難点です。

近年、日本においても、野口整体が見直されてきたり、坐禅が女性の間でもひそかなブームになったりと、身体の気づきに対する関心は再び盛んになってきているようです。しかし同時に、身体ワークの持つ限界をカバーできる、よりホリスティックなアプローチが必要となってくることでしょう。身体の気づきの体験と心理療法の洞察の双方の統合が要求されるのです。このような流れからも、肯定的なものであれ、否定的なものであれ、身体の気づきを扱うことを目的にしているソマティック心理療法の必要性はますます高まっていくと思われ、潜在的な需要は大きいでしょう。事実、すでに欧米では、ソマティック心理療法は、特に心身問題の障害であるトラウマ療法には不可欠なアプローチと考えられてきています（第9章参照）。

3) エサレンの半世紀（20世紀後半から21世紀初頭）
──人間性回復運動（1960-70年代）

第二次大戦後、日本の敗戦、中国の共産化、中国のチベット侵攻、ベトナム戦争などの結果、アジア系移民・難民も増加し、それと共に東洋文化が西洋世界に流入し、東洋の身体技法も紹介されたのです。**東洋の身体知**（Eastern Body）と**西洋の理知**（Western Mind）とが出会ったとも評されます。そのような背景もあって、禅、気功、チベット仏教やヨガ、合気道やカンフーなどのマーシャル・アーツ（武術）などの身体的な実践が流行し、カリフォルニアなどを中心としてボディワーク的なものが注目されました。そして1960年代から始まる**人間性回復運動**の潮流の中で、エサレン研究所などでボディワークが人間性心理学・ゲシュタルト療法などと出会ったことで、相互の関係性も深まっていったのです。そこから、ソマティックス（身体学）やソマティック・サイコロジー（身体心理学）が発展していったのです。

1962年、カリフォルニア州の海岸線を走るハイウェー1号線沿いのビッグ・サーという小さな温泉の出る保養地に、スタンフォード大学の卒業生であった**マーフィ**（Michael Murphy 1930-）と**プライス**（Dick Price 1930-1985）によって**エサレン研究所**（Esalen Institute）は設立されました。そこで、アイダ・ロルフのロルフィングやシャーロット・セルバーのセンサリー・アウェアネス、そして太極拳なども含め、たくさんの身体技法（ボディワーク）が、ゲシュタルト療

法、エンカウンターグループと並ぶ三本柱の一角として提供され、世界中の「先端的な」人々に影響を与えていったのです（アンダーソン,1983/1998）。それから半世紀を経た今日では、すでにエサレンは、人類の潜在能力の開発運動の先端拠点としての歴史的な使命は果たし終えたといえるかもしれません。しかし、今なお、当地ではさまざまなワークショップが開かれ、世界中から集まる人々との交流が持たれ続けていることは素晴らしいことです。

エサレン研究所が中心となった人間性回復運動は、結果として、ソマティクスと二つの心理学を生み出しました。まず**トランスパーソナル心理学**は、人間性心理学とユング派の流れから生み出されました（精神分析学派が強い影響力を持っていた米国の心理学界において、ユング心理学は、人間性心理学やトランスパーソナル心理学への注目によって、ようやく一般的な認知度が高まった面があります）。もう一つの心理学、**ソマティック心理学**は、人間性心理学とライヒ派（ゲシュタルト療法を含む）の流れからが生み出されたのです。そして「ボディワーク」などの一人称的な実践体験（ワーク）は、**ソマティックス**（身体学）として、学問的に扱われることが可能となっていきます。ソマティックスという言葉は、物質的な、機械的な、無意識的なものとしての身体ではなく、気づきの伴った意識的な体験としての身体の学びを意味するのです。

3. ソマティック・スペクトル

ボディワークと心理療法、そしてスピリチュアル・プラクティス（精神的修行）は部分的に重なりながらも、連続体（スペクトル）を形成しているものとしてとらえることができます。ボディワークだけを見ても、スペクトルになっており、純粋に肉体的、骨的、筋肉的なワークから感覚的なものへと移行的に捉えることができます。たとえば、カイロプラクティック、指圧から、ロルフィング、アレクサンダー・テクニーク、そしてセンサリー・アウェアネス、フェルデンクライスへという風にです。心理療法の方も、身体感覚、感情から心（マインド、認知的能力）、それらの包括的なものへのスペクトルになっています。たとえば、フォーカシング系のアプローチ、身体心理療法（ハコミ、プロセスワークなど）、そして認知行動療法的なもの、精神力動学的療法です（図1-1参照）。

ソマティック心理学の第一人者でもあるCIISのドン・ジョンソン教授は、

Bone, Breath, & Gesture: Practices of Embodiment（1995）において、各アプローチを、重点の違いから大きく三つに分類しています。下記はその一例です。

① **身体的な構造と機能の複雑な関係性・意味に重点**（本章第4項を参照）
  F.M. アレクサンダー（アレクサンダー・テクニーク）
  モーシェ・フェルデンクライス（フェルデンクライス・メソッド）
  アイダ・ロルフ（ロルフィング）
  ボニー・ベインブリッジ・コーエン（ボディ・マインド・センタリング）
  ジュディス・アストン（アストン・パターンニング）

② **体験に重点**（本章第5項を参照）
  エルザ・ギンドラー（ヒューマン・ワーク）
  シャーロット・セルバー（センサリー・アウェアネス）
  マリオン・ローゼン（ローゼン・メソッド）
  イルゼ・ミッデンドルフ（ミッデンドルフ・ブレスワーク）

③ **身体の動きを回復する多くの可能性に重点**
  イルムガルド・バルテニエフ（ラバン・メソッド）
  メアリー・ホワイトハウス（オーセンティック・ムーヴメント）
  ゲルダ・アレクサンダー（ユートニー）
  エミリー・コンラッド（コンティニュアム）

 ドン・ジョンソンは、ソマティックスと考えていないので外しているのかもしれませんが、ボディワークということでは、④として、**クラニオセイクラル・セラピー**（John Upledger）、**レイキ**、ブレナン式ヒーリング（Barbara A. Brennan）などのエネルギーワークの分類を設けることも可能でしょうし、⑤として、スウェーディシュ・マッサージや指圧などの純マッサージ系を入れることも考えられます。また、③に関しては、広義のソマティックスですが、本書では、ダンス・ムーヴメント療法として、第8章で別途扱います。
 よって、本章では、①と②の分類のソマティックス（ボディワーク）についてみていきます。以下、ドン・ジョンソンの分類を下に、個別のワークをいくつか見ていきしょう。

4. 身体的構造・機能に重点を置くメソッド

1) ロルフィング：筋膜に働きかける

ロルフィング（Rolfing）は、身体の結合組織（特に fascia, 筋膜）に働きかける構造的統合を図るハンズ・オン・ボディワークです。堅くなっている身体部位を解放することによって、習性によって限定されている可動性を自然でフレキシブルなものへと改善します。**アイダ・ロルフ**（Ida P. Rolf 1896-1979）によって開発されたものです。

ロルフは、ロックフェラー研究所の生化学を専門とする科学者でしたが、自身や息子の脊椎にかかわる健康問題、そして事故でピアノが弾けなくなったピアノ教師などを助ける方法を探しました。ヨーガ、オステオパシー、カイロプラクティック、アレクサンダー・テクニーク、ホメオパシーなどにも触れ、試行錯誤の末、独自の「**身体構造の統合**（Structural Integration）」理論に基づいたロルフィングを作り上げたのです。

ロルフィングでは、人間の構造および機能に最も重要な影響をあたえるのは、重力であると考えます。重力との無意識の葛藤が、精神的、感情的、身体的な機能不全に関わっているのです。構造的統合によって、重力と調和を保てる身体へと再構築されます。「機能は構造によって限定される」というロルフの格言がその原理を端的に示しています。そして、身体の構造と機能は、解剖学的には、筋肉や臓器などを包み、それぞれをつないでいる**結合組織**（connective tissues）、特に**筋膜**（fascia）よって限定されることを突き止めたのです。以上のような考えに基づき、ロルフは、手技によって全身の筋膜に働きかける 10 回が 1 セットの治療フォーマットを完成するに至ったのです。

2) アレクサンダー・テクニーク：脊椎に働きかける

アレクサンダー・テクニークとは、オーストラリアの**アレクサンダー**（F. Matthias Alexander 1869-1955）が作ったソマティックス（心身療法・心身教育システム）です。アレクサンダーは、シェイクスピア劇の俳優でしたが、公演の途中で声が出なくなり、活力が無くなる体験が慢性化していました。医師に相談

しても解決しないため、独自に症状を解消するために姿勢、筋肉の正しい使い方を身につけていったのです。彼の作り上げた**アレクサンダー・テクニーク**（Alexander Technique）は、現在でも俳優や歌手やダンサーなどのパフォーマンス向上のためにも使われています。

アレクサンダー・テクニークでは、子ども時代からの誤った身体の使い方が、ストレスとなり、緊張感や、痛みを持つようになると考えます。頭と首と胴体の関係性が最重要であり、それらの部分（特に背中）の姿勢を調整することで身体的な問題の解消を図り、自己および自己の身体をより上手く使う機能を発達させるのです。このような機能はプライマリー・コントロールと呼ばれ、誰もが生得的に持っているのですが、再学習の必要があるのです。

プライマリー・コントロールは、身体を支え、バランスをとるための始源的で最も重要な身体制御のメカニズムです。アレクサンダーは、発声器官をうまく機能させようといろいろと試していたとき、首との関係における頭の使い方、胴体と体の他の部分との関係における頭と首の使い方が意識的かつ継続的になされた場合、全身の使い方が確立されるということを発見したのです。そして、さまざまな内臓を始めとするすべての身体機能も最高の水準で働いたのでした。逆に、そのプライマリー・コントロールの邪魔をすると、常に身体の基本的機能の水準は低下したのです。つまり、まず、頭と首の使い方によってプライマリー・コントロールが成り立ち、次に身体のすべてをコントロールできることを発見したのです（コナブル＆コナブル, 1997）。そのように、首および頭は、プライマリー・コントロールに関わる非常に重要な部位ですが、コナブルら（1997）は、この点に関するアレクサンダーの主張を次の二つの法則としてまとめています。

① **「人間の動きの法則 1」**

　　首の筋肉の習慣的緊張は、必然的に体全体の緊張を引き起こすことが予測される。**体全体の緊張を解くには、首の筋肉を解放することから**はじめなければならない。

　　理由1：首の緊張は、骨格全体における骨と骨の関係を歪め、骨格全体の能力がそこなわれ、体重をうまく配分することができなくなる。
　　理由2：首の緊張は、随意運動をサポートする不随意筋に干渉する。

②「人間の動きの法則 2」

　動いているとき体が自由であれば、頭が先に動いて体がそれについていく。特に注意すべきことは、**頭が先に動いて体がついてくる**、という順序である。

　アレクサンダーの没後、一時停滞していた時期もありましたが、オランダの動物行動学者**ティンバーゲン**（Nikolaas Tinbergen 1907-1988）が、1973年のノーベル生理学・医学賞の受諾演説で、自ら実践してきたアレクサンダー・テクニークを絶賛したこともあって再び脚光を浴び、今日に至っています。この技法の目的は、クライエントに刺激に対する意識的な反応の仕方を教えることで、新しく、ストレスが少なく、より効果的な行動のパターンを自由に選択できるようになることにあります。アレクサンダー・テクニークの通常のレッスンは、45分間とされています。

3）フェルデンクライス・メソッド：新たな神経回路形成に働きかける

　これは動作を通して、人間が本来持つ機能を回復し、最大にするための総合的な再教育、**ソマティック・エデュケーション**（somatic education）のアプローチで、**モーシェ・フェルデンクライス**（Moshe Feldenkrais　1904-1984）によって開発されました。彼は物理学者・技術者であり、柔道家でもあります。もともと自分の膝の痛みを和らげるために、神経生理学、サイバネティックス、心理学などさまざまな分野の科学的な知識を使って組み立て、独自のメソッドの完成に至りました。

　一般的に、3歳以前の子どもは感覚運動的な体験に依拠して動作を身につけますが、現代社会に生きる私たちは、少し大きくなると、社会的・文化的な規範に従った立ち振る舞いをし、自分自身の身体感覚からは遠ざかっていく傾向にあるといえるでしょう。大人になると、自分の行為に集中することなしに、自分自身との関わりに気づくことは困難です。フェルデンクライスは、小さな子どもが自分自身の感覚や身体のすべての部分を使うことを観察し、そのような有機体（生物）による自然なプロセスを通した学びを**オーガニック・ラーニング**（organic learning）と名づけました。

　フェルデンクライスは、そのような身体との解離によって、習慣的で、通常

は意識していない筋肉の緊張のパターンや心身症状が生み出されるのであると考えます。そして、子どもの動作の学び方を真似することで、大人であっても、子ども時代の動作の感覚を思い出し、体験することを通じて身体によって規定されている習慣性から心身共に解放される心理療法的な価値も持つメソッドを創り出したのです。

　フェルデンクライス・メソッドは、身体をゆっくりと動かすことで、神経システムと神経反応を再パターン化することに焦点を当て、無意識的な身体の動作を、自然な優しいプロセスを通じて意識化することを目指します。そして身体的な機能の回復、または統合によって、一層活力を増し、充実した日常生活を楽しく送れるようになるとします。米国などでは、筋肉に関わる障害、脳性小児麻痺、ダウン症、発達に関わる問題、神経的、整形外科的な問題への改善法の選択肢一つとしても考えられているようです（Fogel, 2001）。

　そのような目的を達するために、フェルデンクライスは大きく二つのフォーマットを提供します。ATM（Awareness Through Movement　動作を通じた気づき）とFI（Functional Integration　機能的統合）の二本柱です。ATMは、インストラクターの指示で身体の各部をゆっくりと動かしていく、集団クラスの形式です。フェルデンクライスは、彼のメソッドを教えるために、何千種にもわたるATMの練習を創り出したわけですが、その多くは、幼児が外部環境への適応を探索しながら、初めて転がったり、坐ったり、ハイハイしたり、歩いたりする動作にもとづいているものです。生徒はまず最初、床に仰向けに寝てリラックスします。それからインストラクターの指示に従って、ゆっくりとした動作を重ねていくのです。それぞれの動作自体は簡単なものであり、努力は必要ありません。そして単純な動きの体験のプロセスが、身体全体とどのようにつながっているのかを感じていきます。一方、FIは、プラクティショナーとクライエントとの一対一のハンズオン（直接、肌に触れる）形式のボディワークです。クライエントはマッサージテーブルに横たわり、プラクティショナーは手で優しく身体に触れ、動かしていきます。深いリラクセーションや運動感覚的な気づき、そして新しい動かし方を学ぶことが目的です。どちらのワークも45分から1時間程度かかります。

　フェルデンクライスは、感覚的な刺激は、どのような意識的な理解よりも、私たちの無意識や自律的な機能に近いといいます。感覚レベルは、言語レベル

より、直接的に、効果的に無意識とコミュニケーションできると考えるのです。ある意味、言葉は私たちの真意を表現するより、隠すことに長けているのです。それゆえに、人にタッチするということは、非常に本質的なことです。なぜならタッチする人の心の持ちようが、タッチされる人に非言語レベルで直接的に伝わるからです。たとえば、施術者が不安や友好的でない概念を思うだけであっても、そのことはタッチの質に現れ、ネガティヴな思いがクライエントに伝わるとフェルデンクライスは断言します。二本の手によるタッチを通じて、タッチする人とその受け手の双方が、一人称のときとは別の二人称的な新しい場を形成し、両者は新しい存在となるのです。タッチされている人は、無意識的にタッチしている人の感情を理解し、無意識的にそのフィードバックをします。タッチをしても、クライエントから何も感じないときもありえます。このような時、フェルデンクライスは、クライエントが何を必要としているのか、クライエントをよくするためにこの瞬間に何ができるのかだけを感じようとします（Jhonson ed.,1995）。

フェルデンクライス・メソッドの背景理論

　フェルデンクライス・メソッドは、動作のパターンは**神経システム**（神経シナプスの結合の仕方）によって決められるということを前提としています。そして、人間は、**三つの発達段階**を通して動作・行動を身につけていくと考えます。第一段階：自然のままの行動、第二段階：個人的な方法に基づく行動、第三段階：社会的な要求（ニーズ）に適応する方法論の確立です。

　つまり、人間が生まれたときには、神経系は十分に発達しておらず、随意運動の機能を制御できません。生後2、3年の間に、幼児は両親の動きや反応の真似を通じて、基本的な動作・行動のパターンを個人的および社会的習性として身につけることになります。このことは、生涯その習性によって動作のみならず、動作・行動に関係する感情や思考まで制約されることを意味しているのです。フェルデンクライスは、一般的に、人間は動作の持つ潜在能力の5パーセント程度しか使っていないと言います。よって、人間が、自由な動作・行動で、十分な潜在能力を発揮しようと考えるとき、神経システムレベルで身体を再教育することが必要となるのです。

意識の覚醒に導く4つの要素

　フェルデンクライス（1982）は、人間意識を覚醒状態にするためには、つまり、潜在能力を発揮できる状態にするためには、**感覚**、**感情**、**思考**、**運動**という4つの要素が調和のとれた発達をしている必要があると主張します。

① **感覚**：五感の他に、痛覚、空間定位、時間経過、リズムから構成される運動感覚。
② **感情**：喜び、悲しみ、怒りなどの情動だけでなく、自尊心、劣等感、霊感など、意識的、無意識的情動。
③ **思考**：知性の働き、左右、善悪など対立概念の把握。分類、法則の認識、想像力や想起。
④ **運動**：呼吸、飲食、言語行動、血液循環、消化活動などを含め、全身と各部の状態と形態に生ずる時間的空間的変化。

　フェルデンクライスは、人々が日常を健康に送るためだけのメソッド開発に一生を費やしたのではありません。彼が究極的に目指すものは、調和の取れた覚醒した意識の獲得による**人間変革**です。そのためには、思考や感情の面より、運動（動作）の矯正の面からのアプローチが最も効果的であるとの考えから、動作に関わるメソッドに注力したのです。
　フェルデンクライス（1972/1982）は、4つのアプローチの中で運動面のアプローチを選ぶ理由をいくつか挙げています。

① 神経系は主として運動に頼っている。
② 運動の特質は識別しやすい。
③ 私たちは、想像以上の豊かな運動の体験を持っている。
④ 運動能力は自己評価に重要である。
⑤ すべての筋肉活動は運動である。
⑥ 運動は神経系の状態を反映する。
⑦ 運動は意識（気づき）の土台である。
⑧ 呼吸は運動である。
⑨ 筋肉は習性パターン構成の要である（筋肉および運動野の働きがないと、

感覚・感情・思考を統合できない)。

　以上のように、フェルデンクライスは特に運動(動作)に対象を絞って、身体を習慣という囚われから解放することによって、他の要素(感覚・感情・思考)も順次解放され、人間の無限の可能性が開くと考えたのです。フェルデンクライス(1982)は、こう述べています。「覚醒した意識が、感情、感覚、運動、思考とひとつになるとき、発見、創造、革新、そして悟りが可能になる。おのれの小さな世界とまわりの大きな世界がひとつのものにほかならず、この統一のなかで、もはや自分が独りではないことを体得するのである」(pp.75-76)。端的に言うと、**「調和のとれた発達こそ望ましい」**ということが、フェルデンクライスの結論であり、そのためのワークがフェルデンクライス・メソッドなのでした。

ソマティック・エデュケーション

　フェルデンクライスは、ボディワークの中でも、**構造的・機能的・動作統合法**(Structural/Functional/Movement Integration)に分類されます。学習した姿勢や感情や身体的ストレスへの反応として特定の習性パターンを私たちは身体的(動作、神経結合、筋肉、骨格などにおいて)に保持しており、それらの保持されているものを解放することによって変容を身体の面から起こし、ひいては意識の変革を促すという考えが前提としてあります。これは、先に見てきたロルフィングやアレクサンダー・テクニークと同様です。よって身体的な再教育、**ソマティック・エデュケーション**(somatic education)が必要なのです。構造的な組織体としての身体に焦点を当てたフェルデンクライスとロルフはともに親交があり、また、フェルデンクライスはアレクサンダーのワークも尊敬していたと言います。

4) コーエンとボディ-マインド・センタリング

　BMC(Body-Mind Centering)は、1960、1970年代に、ダンス教師であり、理学療法士の**ボニー・コーエン**(Bonnie Bainbridge Cohen)によって作られました。理学療法、モダンダンス、武術などの日本の心身アプローチなどから、BMC

を開発し、1973 年に BMC の学校をマサチューセッツ州のアマースト (Amherst) に設立したのです。

　BMC の目的は、心を身体に**センタリング**することで、心身統合を実現することです。BMC は、身体と運動意識のメソッドで、幼児の感覚運動の通常の発達段階にもとづくエクササイズを大人がおこないます。コーエンは、産前期から幼児期までの発達における感覚運動の段階を、一つずつ体験していくことで、多くのクライエントを援助できることを発見したのです。必要であれば、言語による指示を与え、またタッチも使用します。このようにして、クライエントは自己感覚と再度つながり、成長の過程で見失ってしまった自己を見つけ出すのです。

　クライエントは最初に、重力、呼吸運動、心臓の鼓動を感じる産前期の体験に誘導されます。それから、新生児が口で探求し、ものを吸うような動作をしながら、口の周りの感覚を感じることに焦点を当てるエクササイズをします。幼児の最初の動作は、胴体と脊椎を通じて生まれるものです。腕と脚で押したり、引いたりする動作を習得する前に探求されます。大人たちは、幼児の行動を真似ることで、新鮮な感覚や動きを直接的に即効的に感じます。幼児の動作を十分に体験した場合だけ、大人にも変化が起きることをエクササイズの体験者（クライエント）は意識的に認めるようになります (Hartley, 1995)。

　たとえば、ハイハイを体験することで、「サポート（身体を支えること）は、動作に先行する」ことを理解できるかもしれません。幼児が、ハイハイを学び前進するためには、片手と片膝で自分自身を支えるのに十分な強さが要求されます。同様に、人生において、より肯定的な選択肢を選べるように動ける前には、人生を改善したいと思うほど自分を気遣うことが必要であることに、クライエントは気づくかもしれないのです。**身体面**で自分を支えることと、**感情面**で自分を支えることの間の相互作用によって、しっかりとした試みの拠り所が創造されるのです。

「感じること」の身体面と感情面

　この身体面と感情面との間の相互作用は、「**感じるということ**」についても当てはまります。コーエン (1993) によると、感じることには二種類のものが

コラム 〈フェルデンクライスと野口晴哉〉

　以下に紹介するのは、ジャーナル Somatics の創刊者トーマス・ハンナによるフェルデンクライスの高弟ミア・シーゲル（Mia Segal）へのインタビュー記事からの話です。

　1969年から1971年までの3年間、日本に滞在していたシーゲルは、そのときに、野口整体で知られる野口晴哉とも親交を深めているのです。

　ある日シーゲルは、約束もなく野口のもとを訪れます。

　突然やってきた面識も無いシーゲルを、野口は受け入れ、活元運動や愉気の場を紹介します。シーゲルは「教えに興味はありますが、すでに師がいるので同じようにやろうとは思いません」と、野口に言います。そして、シーゲルは師のフェルデンクライスの話をするのです。「あなたの先生が扱うのは、躰ですか、それとも霊ですか？」と野口は尋ねます。シーゲルは、戸惑いながらも「どうしてその二つを分けることができるでしょうか」と答えます。そして、野口は、お互いに施術をすることを提案します。それから、シーゲルは野口のさまざまなクラスに顔を出すようになります。待合室などでは、一日中、ベートーベン、ブラームス、シューベルトなどの西洋のクラッシック音楽が流れています。野口によると、クラッシック音楽は生命力を再活性化するとのことです。

　野口は、毎月2度か3度、3日3晩続く講習会を開いています。野口から誘われたシーゲルは、日本中からやって来る200～300人の参加者と一緒に講習会にも参加します。シーゲルは、野口の施術を観察し、「野口は電気のような生体エネルギーを人に伝えて治療する」と表現しています。今であれば、「気」という言葉が適切かもしれません。

　ある日、シーゲルは、野口の顔の左半分が曲がっていることに気がつきます。2、3時間後、彼の顔を見ると、今度は右半分が曲がっているように見えます。それから、もう2、3時間後に見ると、左半分の顔が曲がっています。シーゲルは混乱しますが、結局その疑問を直接、野口にぶつけます。すると、「どうして、私が2日間眠ることなく教えることができると思う？それは常に脳の半分が起きていて、残りの半分が眠っているからだよ」と答えます。野口は居所睡眠（local sleep）を随意に統制できたのでしょうか？

　シーゲルは、野口との体験をフェルデンクライスに手紙で伝えていました。

> そしてシーゲルはフェルデンクライスを日本に招聘します。フェルデンクライスは柔道家でもあり、講道館への訪問も楽しみにしていたのですが、来日すると真っ先に、「野口に会いたい」と言ったといいます。
>
> 　フェルデンクライスは、野口の 300 人の生徒を前に、FI と ATM をデモンストレーションしました。そして彼は、野口の反応を知りたがりました。
>
> 　野口は、「ATM は興味深い、特に動作を想像するように指図したところは、私にとって新しいものです。FI の方は、私がしていることと違わない。違う点があるとすれば、私は生徒たちに食べ物を与え、彼らの横においてやっているが、優しいフェルデンクライスは生徒たちの口に食べ物を運んでやり、消化までしてあげているところだ」と感想を述べました。
>
> 　その後、シーゲルは自身の行うセッションを今までより短くすることにしたそうです。フェルデンクライスもセッションを短くしたようです。
>
> 　フェルデンクライスは 1 ヶ月の日本滞在でしたが、野口にもう一度会うために予定を変更しました。野口はフェルデンクライスのためにパーティを開いてくれたそうです。
>
> 　パーティ会場の一角は、蕾(つぼみ)の状態の花があったのですが、生徒たちがその花に気を送って、満開にするというのです。生徒たちが気を送ると、フェルデンクライスとシーゲルの目前で、その蕾は真っ赤な花を咲かせ、二人は言葉が無かったといいます。
>
> 　フェルデンクライスは、その後も、たびたび野口晴哉との体験について語ったといいます。
>
> 　　　　　　　　　　　(Somatics Autumn/Winter 1985-86, pp.8-20　より)

あります。一つは、身体面に属する**五感で感じること**（sensing）です。もう一つは感情面に属する**感情を感じること**（feeling）です。

　五感で感じることは、知覚を通した**神経システム**に関連しています。一方、感情の流れを感じることは、血液の循環、リンパ液、脳髄液などを含む**流動性システム**に関連しているといいます。これらの二つは一方が優勢になれば、もう一方は劣勢となって、シーソーのようにバランスが変動するのです。よって、たくさんの五感で感じるワークは、繊細な内面感覚的な気づきを得るのには適しているのですが、感情を感じることから逃れているともいえるのです。つまり、五感で感じることばかりをしていると、感情的な統合を抑圧することになるのです。しかし、感情を感じるということは、流れ出す溶岩のような混沌と

した激流であり、うまく制御することはできません。それゆえに、五感で感じるという内省的な作業によって、感情の激流を冷やす役目を果たすことができるのです。五感で感じることは感情の激流からの避難場所です。つまり、五感で感じることと感情を感じることとの間を、バランスよく移行することを繰り返すことで、多くの流動性の問題を解決することが可能となるのです（Cohen, Johnson (ed.), 1995）。

タッチと BMC

　BMC では、タッチを使うことで、直接的に細胞に働きかけていきます。それは、身体の静的なバランス状態を得るためではなく、エネルギーの性質や動きに変化を起こすためであり、私たちの内的および外的環境に適応できる流動的な心の性質を獲得することが目的です。タッチを通じて細胞に気づきの意識を持ち込むことは、それだけで動きの変化をサポートするに十分たりえます。

　クライエントの身体に触れるとき、プラクティショナーは自分の身体や、クライエントへのつながりを求めている細胞に気づきの焦点をあてます。このことは共鳴のプロセスを通じて、クライエントとつながる手助けとなるのです。身体の異なる細胞、骨格、筋肉、臓器、結合組織、神経系などは、異なるタッチの質をもたらします。身体に感じる微細なエネルギーの動きに手を置くことをクライエントに受け入れてもらうことで、最も有効なタッチの質やどの場所がタッチを必要としているのかなどの情報を得ることができます。プラクティショナーは身体に触れ、身体のどの場所が意識されてくるのかをただ待ちます。

　タッチによる細胞レベルでの覚醒でも十分な効果が期待できます。細胞が細胞自身の存在を意識することを認め、身体が自然と癒されていくプロセスを歩むための空間を創り出すからです。プラクティショナーは、マインドフルネスの状態でクライエントに触れることを通して、微細な身体的なフィードバックをおこないながら、クライエントの身体に起こるプロセスをただ見届けるのかもしれません。もしくは、意図的なタッチや特定の新しい身体パターンを創り出すテクニックを使うことで、新しい感覚や情報をクライエントにもたらすかもしれません。過去に作られた拘束から解放され、自分が誰であるのかを、微細な運動エネルギーの流れの中で自由に表現できるようにクライエントをサポ

ートしていくことが、プラクティショナーの役割です（Cohen, 1993）。

　コーエン（1993）によると、心が動くときには、身体も動きます。どのような動作も、その瞬間の身体を通じて、心がどのように表現しているのかを明らかにしているのです。動作の質の変化は、心が身体の異なる部分へと注意を移したことを示します。逆に言えば、心や意識を身体の異なる部分に向けることで、質の異なる動作を始めることができるのです。

　私たちが、ソマティックスのワークで、身体システム（動作の質や感情の調子）を使って身体表現をするとき、逆に、日常的によく使っている身体システムはその間、意識されなくなり、日々、酷使している神経システムなどを休めることができるのです。普段、抑圧されて意識されず、表現されることのないシステムは**シャドー・システム**（shadow system）とも呼ばれます。一旦、このシャドーシステムが意識化され、表現されると、そのシステムは再び無意識の世界に戻ってもよいのです。一度つながることで、それは日常の表現スタイルをバランス的に補完するサポート・システムになるからです。このようなプロセスを経て、より簡単に自分の本性を表現することや、自分の中で自分ではないと感じている部分の統合がサポートされていくとコーエンは考えるのです。

動作パターンについて：4つの基本形

　　① **脊椎運動**（Spinal movement）：魚のような動き、脊椎による回転
　　② **相同性運動**（Homologus movement）：両生類・カエルのような動き
　　③ **同側性運動**（Homolateral movement）：爬虫類のような動き
　　④ **対側性運動**（Contralateral movement）：哺乳類の動き

　コーエンは脊椎動物の動作パターンを分析し、上の4つの基本形に分類しました。

　興味深いことに、これらの基本動作（図7-1）は、魚類から哺乳類への系統発生的な動作であると同時に、赤ちゃんの歩く発達プロセスの個体発生的な動作でもあるのです。コーエンは動作がどこから始まり、どこで終わるのかを観察し、動作の開始には二つのパターンがあることを見つけました。

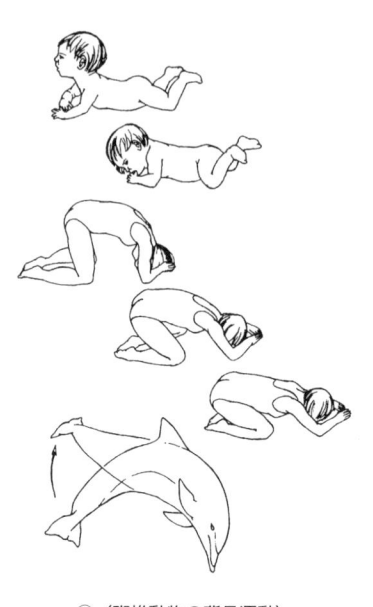

① 〈脊椎動物の背骨運動〉

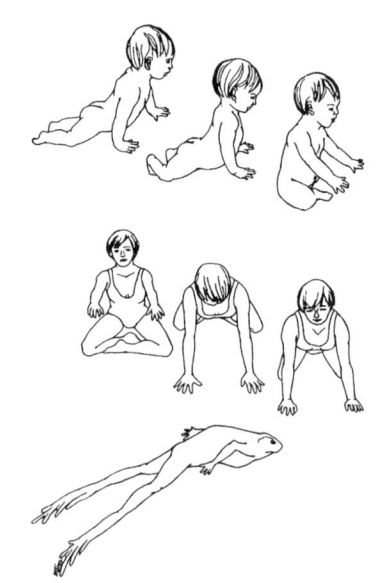

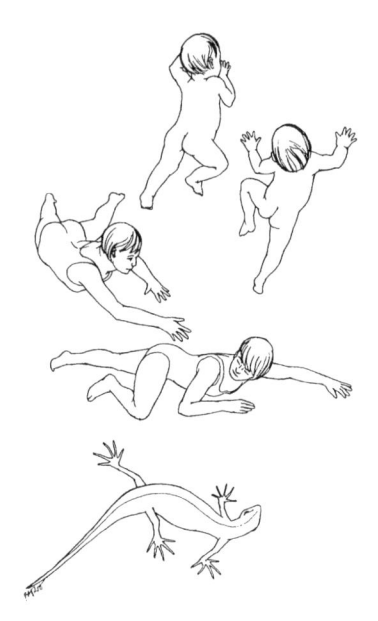

③ 〈爬虫類の同側性運動〉

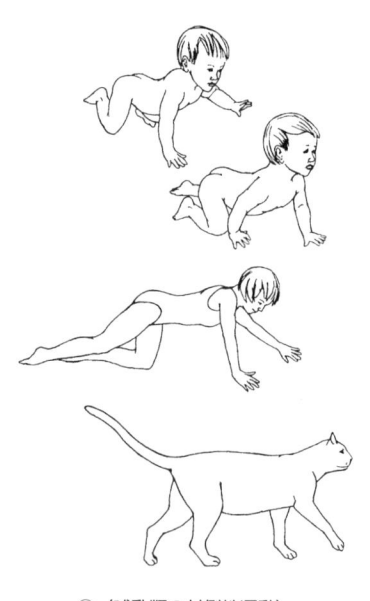

② 〈両生類の相同性運動〉

④ 〈哺乳類の対側性運動〉

図 7-1

(Aposhyan, 2004 より)

◎「溜め（yield）」と「押し（push）」：表面から身体を持ち上げ、高度を変化させること。
◎「伸び（reach）」と「引き（pull）」：身体を空間へと引き込むこと。

たとえば、赤ちゃんのハイハイや軍隊の匍匐前進のような動作の場合、「溜めと押し」の行動では、自己の内部に意識が向けられ、身体感覚、自分の重み、重力、筋肉を体感します。「溜め」は**グラウンディング**です。そして「押し上げ」行動によって、自分を支えることができるという自信から、次の「伸びと引き」の行動へと移行できるのです。

このプロセスはスターンの「**新生自己感**」に対応します（第5章参照）。未知の空間への「伸び」は、自己の身体的な境界を認識した上での外部世界への好奇心からなされる冒険です。新しい空間に身体を「引き寄せる」ことによって、また身体が作る新たな境界を認識するのです。このプロセスはスターンの「**中核自己感**」に相当すると考えられます（Hartley, 2004, pp.126-127）。

（脊椎以前の生命体を含む10の動作パターンについては次頁コラムを参照ください。）

5. 体験に重点を置くメソッド

1）センサリー・アウェアネス：日常生活においてより意識的になること

1923年、**シャーロット・セルバー**は、ドイツ・ベルリンのギンドラーへの三度目の入門依頼で、ようやく弟子になることが許されたといいます。その後、1938年に米国に亡命したセルバーは、最初はニューヨークでギンドラーから引き継いだワークを教え始めます。そして1950年ごろから**センサリー・アウェアネス**という名称を使います。

センサリー・アウェアネスを「生ける禅」と評した禅僧アラン・ワッツの紹介で1963年にエサレン研究所でのワークショップを開きます。その「非言語的な体験」が参加者に衝撃を与えて大成功し、人間性回復運動、人間性心理学の分野にも影響を与えていったのです。その後、サンフランシスコ近郊に拠点を移し、103歳の人生において生涯現役でした。次に、セルバー自身の言葉で、センサリー・アウェアネスを語ってもらいましょう。

コラム 〈BMC の発達動作の基本 10 パターン一覧〉

脊椎以前の４つの動作パターンと脊椎以後の６つの動作パターン

① **細胞の呼吸の動き**
内部呼吸における身体の一つ一つの細胞の拡張と収縮。物理的身体の統合と異化。原初の一つの細胞（卵子）。単細胞生物（たとえば、アメーバ）。呼吸、生命プロセスが行われる受胎から一生を通しての存在。

② **臍を中心とした放射型**（navel radiation）**の動き**
臍を通じて、身体の先端（手足）を中心に統合する。ヒトデ、子宮内の存在。

③ **口腔の動き**（mouthing）
下あごに頭を固定。幼児をあやす動作。ヒドラ（刺胞動物）、ホヤ（原索動物）。出産以前と出産時；初期の幼児期に支配的。

④ **脊椎以前**
頭と胴体との間の動作を尻尾と統合する：脊椎や臓器の「軟らかい背骨」によって始められる背骨の運動。脊髄のパターンが背景にある。出生前、出生時、初期の幼児。「ドゥーイング（doing）」の心への移行。

⑤ **頭からの脊椎の押し上げ＋お尻からの脊椎の押し上げ**
頭からお尻への脊椎の統合。脊椎の動き。尺取虫、芋虫、出生前、出生時、乳児期。

⑥ **頭からの脊椎の引き寄せ＋お尻からの脊椎の引き寄せ**
全身を伝わる脊椎の動きが、頭や尻尾から導かれ、子供が高度を変化することができる。魚、出生時、乳児期。最初は口から始まり、他の感覚は生後２〜３ヶ月で発達する。

⑦ **上体からの相同性の押し上げ＋下体からの相同性の押し上げ**
両腕（手）が一緒に身体を後方に押し上げる。それから、両足（膝）で前方に身体を押し上げる。うさぎ、カンガルー、その他の哺乳類、たとえば、全速力時の馬、犬。上体から、誕生から３ヶ月まで。下体から、３〜５ヶ月まで。

⑧ **上体（手）からの相同性の引き寄せ＋下体（足）からの相同性の引き寄せ**
両腕を前方に伸ばし、前の空間に身体を引き寄せる。それから、両脚を後方

に伸ばし、後ろの空間から身体を引き寄せる。手足の指から動作が始まる。カエルのジャンプ。リス、全速力時の他の哺乳類。5〜7ヶ月。

⑨ **上体（手）からの同側性の押し上げ＋下体（足）からの同側性の押し上げ**
腹部で這う。右腕を後方、右脚の方に押し、右側を引き伸ばし、左側を曲げる。このことで、左足から左手に押し通すことや、そして前方への運動の準備となる。反対側が動き始め、引き伸ばされる。両生類と爬虫類、たとえば、トカゲ、ワニ。哺乳類のいくつか、ラクダ、ゾウ。中ぐらいの速度で走っている動物。上体から、5〜6ヶ月。下体から、6〜8ヶ月。

⑩ **上体（手）からの対側性の引き寄せ＋下体（足）からの対側性の引き寄せ**
手と膝が交差しながら動く。歩行、走行など。手の指が前方にいき、反対側の脚を引き寄せて、前方に移動する。足の指が後方に伸び、反対側の腕を引き寄せ、後方に流れる。歩く時のほとんどの哺乳類。人類。長い腕を持つ類人猿は、腕を伸ばして引き寄せることも関与させる。上体から、7〜9ヶ月。下体から、9〜11ヶ月。およそ1年後から、対側性の歩行と走行は徐々に発達していく。

　すべての動作パターンは、一度発達し、統合されると、洗練され続け、子供時代から成人を通して、強化される。通常の状況では、すべてのパターンは生涯に渡って存在し続ける。記載している月齢は、それらの動作パターンが出現し、一時的に優勢となるおよその時期を示している。個体差により、細部は異なるが、基本的な動作の変化が現れる流れは、自然の摂理に従う普遍的なものである (Cohen, 1993, pp.84-85)。

センサリー・アウェアネスのワークでは、日常のすべての単純活動、つまり、生まれてから行っているすべてのこと、歩くこと、立つこと、坐ること、横になること、動くこと、休むこと、見ること、話すこと、聴くことなどの最も早い幼児期に学んだことを、私たちは実験していきます。エルザ・ギンドラーが『人生とは、私たちのワークのための遊び場です』と言ったようにです。

私たちの日々の生活、たとえば、髪を梳かしたり、お皿を洗ったり、誰かとお話ししたりといったことが、発見に十分な機会を与えてくれます。そのような人生の『重要でない』面において、のめり込みすぎるあまりに何が起きているのか明確に感じとれないことが多い人生の『重要な』面での態度と同じものを、私たちは体験することができるのです。

センサリー・アウェアネスの練習は、セラピー的な効果を持つことがよくありますが、だからといって、私たちのワークはセラピーであると考えるのは誤解です。私たちの目的は、より健康に生きることではなく、より意識的になるということです。より幸せに生きることではなく、生来の自然との調和を持って生きるようになることなのです。私たちの生来の自然に近づくほど、より健康で幸せに生きることや関わることが自ずとできるようになります（Selver, 1999, p.7）。

センサリー・アウェアネス関連の日本語文献には、『センサリー・アウェアネス』、『ニュー・カウンセリング』（ともに誠信書房）などがあります。

2) ローゼン・メソッド：筋肉を通して感情に働きかける

ローゼン・メソッド（Rosen Method）は、ナチス・ドイツから逃れてきた**マリオン・ローゼン**（Marion Rosen 1914-2012）によって始められたアメリカの代表的なボディワークの一つです。その「**優しいタッチ**（Rosen touch）」の質によって欧米ではよく知られています。タッチを通して、「今・ここ」の瞬間との対話、施術者と患者間の心身の言語的、非言語的な対話、施術者内部の心身の対話、患者内部の心身の対話が同時になされます。そして真摯な態度の中に「気づき」を生み見出すという、極めてブーバー的な「我と汝」の要素を持つ二人称のボディワークです。

西洋の心理学的、スピリチュアル的なアプローチには、高度な言語能力を要求され、日本人にとって取っ付きにくいものも多いのですが、ローゼン・メソッドは沈黙と直観を重んじ、「今・ここ」での実在性、自然なプロセスを重んじます。施術者は、「**知らないこと**」**に常時向き合うこと**（not-knowing）を要求されるのです。これはローゼン・メソッドの持つ、職人的・徒弟的な修行気質であり、仏教、道教的ですらあります。現代のアメリカにおいてこの精神的伝統が生き続けていることは新鮮な驚きであり、「我と汝」関係のワークとして優れたものであると評価できます。

　ローゼン・メソッドは、理学療法の流れを汲むものです。長年の理学療法士としての経験の結果、ローゼンが作り上げました。十分な自己表現の可能性を最大限に発揮できる状態を獲得し、または復活させることが、ローゼン・メソッドの目的であり、自己の気づきと自己受容のための道なのです。今日、米国ではカリフォルニア州を中心に、ヨーロッパでは北欧を中心に広まっています。たとえば、スウェーデン（北欧）最大のマッサージ・スクールである**アクセルソン・インスティテュート**（Axelsons Gymnastiska Institut）において、ローゼン・メソッドは長年の人気クラスです。また、ノルウェーのマーサ・ルイーズ（Märtha Louise）王女もローゼン・ボディワーカーであるなど、北欧でのローゼン・メソッドの知名度は本家の米国を凌ぐほどです。

　施術の形式は、マッサージテーブルにクライエントに横たわってもらいます。前半はうつ伏せ、後半は仰向けの姿勢の場合が一般的です。プラクティショナーは両手を使って、通常50分のハンズオンの施術を行います。さまざまな身体的な情報を得るためには、直接に肌に触れることがよいのですが、薄手の着衣の状態でも施術は受けられます。心理療法と同様に何度か受けることが望まれますが、セッションの回数は人によって異なります。一度でよい人もいれば、何年も通うクライエントもいます。

ローゼン・メソッドの基本

　ここでは、ローゼン・メソッドの基本的な考えのいくつかを話したいと思います。ローゼン・メソッドは、心と身体を相互作用している一体のものとみなします。身体は心に満たされていますし、心は身体があるから存在できるので

す。ローゼン・メソッドのプラクティショナーは、さまざまな心理的な要素を考慮しますが、特に感情の役割を重要視します。プラクティショナーは、クライエントの身体を通じてクライエントの心とつながります。

　他のボディワークにおいては、手技による操作（働きかけや矯正）がクライエントに対して行われることがよくあります。しかし、ローゼン・メソッドのプラクティショナーは、気づきや変化のファシリテーターなのでそのような操作はしません。プラクティショナーは、クライエントが慢性的に筋肉の緊張しているところや、呼吸による身体の動きが見られないところを観察します。何らかの心理的な障害が原因で硬くなっている筋肉の箇所にやさしく触れることで、プラクティショナーはクライエントが、さまざまなレベルで何を抱え込んでいるのかを浮かび上がらせ、筋肉の緊張を緩めていくのです。プラクティショナーの手は、クライエントのプロセスに従って動きます。そうすることで、クライエントは気づきを得たり、身体を緩めることができるようになるのです。

　プロセスの展開が進むに従って、プラクティショナーとクライエントは身体的に起きたことや心理的に体験したことを話し合うこともあります。慢性的な筋肉の緊張は、過去（幼少期）の未処理のトラウマと結びついている感情を抑圧するためにつくり出した身体的な表現である可能性があります。プラクティショナーがクライエントの緊張した筋肉に触れ、クライエントの気づきで緊張が緩和するとき、幼少期の出来事が感じられることがあります。このような洞察から、クライエントがトラウマ体験を乗り越えるためにつくり出した筋肉の緊張のパターンが緩むことはよくあります。クライエントは真実の自己を体験できる可能性を持つのですが、真実の自己とはクライエント本人にとって、まったく新しい何かではありません。真実の自己とはすでに体験しているのに、いまだ受け入れていなかったり、忘れてしまっている自己なのです。クライエントにとって、必要なのは新しい知識ではなく、新しく知ることなのです。

　心身関係の変化は呼吸を通じてなされるので、ローゼン・メソッドのプラクティショナーは呼吸に細心の注意を払います。呼吸は心身関係の変化のバロメーターであり、意識と無意識の領域を跨ぐものです。プラクティショナーはクライエントがリラックスし、意識的な呼吸をやめるときの呼吸の変化に注意を払います。なぜなら呼吸が変化するときに触れている筋肉の緊張部分が、抑圧された感情と結びついていることを示しているからです。プラクティショナー

は外から変化を観察しますが、そのことをクライエントに伝えることで、内的体験を感じてみる機会をクライエントに与えることもあります。随意的な呼吸は意識活動とつながり、不随意の呼吸は無意識的な活動と結びついていると考えられるので、呼吸は心と身体の対話を聞くのに最も利用しやすいものなのです。この意味で、最も注目すべき部分は**横隔膜**です。呼吸に関わる主要な筋肉である横隔膜には、随意神経系と（不随意系である）自律神経系の双方が張り巡らされているからです。横隔膜が固くなっていると、身体は十全に機能しません。

　クライエントの無意識のプロセスは、身体を形成していると表現できるでしょう。重い身体障害がなくても、慢性的に緊張した身体を持っている人はたくさんいます。身体的な緊張が長期に及ぶと、自己実現の可能性を閉ざしてしまうことにもつながります。自己実現は、慢性的な緊張が軟らかくなる結果として起こるのです。ローゼン・メソッドのプラクティショナーはクライエントの呼吸の動きを感じ、見て、追跡していきます。トラウマを受けた当時には防御のための筋肉の鎧（緊張）を身に纏うことは必要な心理的防衛機制であるといえないことも無いのですが、それをいつまでも身につけていると疲れるだけで、障害にしかなりません。プラクティショナーは障害にコンタクトしますが、トラウマ的な経験の内容自体を知ることは目的ではありません。しかし、クライエントは障害と結びついた感情に意識的になることで、この世界に存在する新しい道にアクセスできる可能性があるのです。

　最後に、メソッドの創始者であるローゼンのコンタクトに関する引用をあげてみます。

> 　接触（contact）は、私たちが誰かに触れるたびに創られています。関係性が作られるのですが、このことはプラクティショナーとクライエントの双方に衝撃を与えます。私たちが特定のクライエントを見るにしたがって、関係性はより深くなります。信頼がクライエントの中で育つにしたがって、クライエントの呼吸はさらに深くなっていきます。私たちは、真正（authentic）な声が届く場（space）を創造しているのです。
> 　プレゼンスは静けさ（stillness）と関係していますが、私たちはただ漫然とクライエントの体の上に手をおくのではないことと思っています。クラ

イエントを本当に感じるために手の中が開くことを意味しているのです。実際に愛撫しなくても、同じようなやさしい愛情を伝えていると言えます。私たちの手を通して、「見返りを求めて尋ねることなど何もせずに、私はあなたと一緒にいますよ。あなたが誰であろうが、私は一緒にいますよ」と宣言しているのです。触れられた人を受け入れるこの開かれたタッチには何かがあるのであり、そしてここから信頼を育てることができるのです。信頼は横隔膜の運動や呼吸が深くなることで示されます。この信頼は、クライエントの健やかさや、安心、新しく見つかった信頼感（その信頼感とは、おそらく長い間、クライエントが注意深く閉じ込めたままにしてきたものです）などの感情を与えます。この場において、プラクティショナーには、さらに満たされた呼吸や、顔の血色、涙が見られ、また以前には決して話すことの無かったことについてクライエントが話したりするのです。

（*Rosen Method Bodywork*, 2003 より訳出）

統合的なアプローチを

　ソマティックスとソマティック心理学は、車の両輪に喩えることができます。もちろん、一人ですべてをカバーし、習得することはできませんが、お互い理解を深め合い、交流を保ち、ともに成長しあう姿勢は双方に不可欠です。ここでも調和、バランスが要求されるのです。もっと普遍的に表現すると、一人称、二人称、三人称のすべての観点から、統合的に心身へアプローチし、研究し、実践することが大切なのです。

　本章では、欧米のソマティックスを見てきましたが、東洋の身体技法を人称の観点で捉えるのも面白いでしょう。たとえば、自身の身体内で気を回し、練る小周天は、一人称のボディワークに、また自身の身体を使って天地（宇宙）と交感し、気を回し、練る大周天は、二人称のボディワークと呼べるかもしれません。

第8章　ダンス・ムーヴメント
——動くものとしての身体を知る

> ダンス・ムーヴメント・セラピー（DMT）とは、個人を、感情的、認知的、身体的、そして社会的に統合することを推進するために、ムーヴメント（動作）を心理療法的に使用するものである。
>
> 米国ダンスセラピー協会（ADTA）

1. ダンス・ムーヴメント療法とは何か

　1940年代に始まった学派であるダンス・ムーヴメント療法は、心と身体は不可分であり、心で体験されることは身体でも体験されているという前提に基づいています（Levy, 1995）。ダンス・ムーヴメント療法は、ダンス療法、または表現芸術療法などとも呼ばれます。それらは広く心身一元論を基本とし、身体を窓口に心理的な問題への対処を目的とすることから、ソマティック心理療法（またはソマティックス）に分類できます。たとえば、米国コロラド州のナローパ大学のソマティック心理学研究科は、米国でも数少ないダンス療法のADTA認定大学院プログラムを持っています。またエメリー・コンラッドのコンティニュアムなどもソマティックスという言葉を使って自らを説明しています（本書251頁参照）。ダンス・ムーヴメント・アプローチ（手法）という表現もあり、この場合は、必ずしも「療法」であるとは限りません。

　ちなみに、ダンスとムーヴメントとが併記されることが多いですが、それはダンスとムーヴメントとの間には重なる部分が多いながらも、ニュアンスの違いがあり、双方を包括したいからです。ダンスには音楽に合わせてダイナミックな動作で自己表現するといったイメージがありますが、ムーヴメントという言葉には、音楽は必ずしも必要ではなく、ある一定の動作の表現そのものに重点が置かれるイメージもあります。たとえば、フェルデンクライスのATMや、

ボニー・コーエンの BMC の幼児の動作の再体験、または合気道の型などは、ムーヴメントと呼ぶことはできるでしょうが、ダンスと呼ぶには無理があります。しかし、いずれにせよ厳密な区分があるわけではありません。

ダンス・ムーヴメント療法家（オーセンティック・ムーヴメント）の**チョドロウ**（Joan Chodorow,1991）は、ダンス療法を次のように紹介しています。

> 癒しの儀式にダンスを用いることは原始社会に端を発しますが、ダンスセラピー自体は比較的新しい分野です。…（中略）…ダンスセラピーは「心とからだはいつも相互にかかわりあっている」（Schoop, 1974）という前提に基づき、からだと心の関係を重視する生理学心理学的な概念に支えられています。さらに「概念化の際の理論的な相違から、様式や技法は異にしているが、根本的な動きの理論は同じである。ダンスセラピーは、人間行動のすべてに関する構造化された理論とともに、活用できる方法である（Chaiklin, 1975）」とされています。
>
> （平井タカネ監訳『ダンスセラピーと深層心理』1997, p.7）

深層心理学（特にユング心理学）の立場からダンス・ムーヴメントを捉えるチョドロウ（1991）によると、身体体験や表現的な動きに深い理解をもたらす深層心理学と個人的・文化的・集合的な表象において心の理解を深めるダンスセラピーとの組み合わせによって、心理療法は、それまで必ずしも十分に使われていなかったユング心理療法における代表的な技法、すなわち、**アクティヴ・イマジネーション**（能動的想像法）の一つの具体的な手法を獲得することになったのです（第 3 章参照）。

身体によるアクティヴ・イマジネーションに関しては、ユング心理学者のウッドマン（1980）も、次のように述べています。

> 感情と音楽に身を委ね、それに対応する自分自身の深層心理を体験することは、現代の女性にとって恐ろしいことです。しかしながら、そのように無意識の中へと飛び込むことによって、彼女たちは生命力とつながることができるのです。女性は原始時代のダンスをすべきであると言っているのではありません。音楽と創造的なダンスを介することは、忘れられてしまっている筋肉に、意識をもたらす最も確かな道の一つであることを提示し

ているのです。自分自身の身体との対話は、アクティヴ・イマジネーションの一つの形です（p.113）。

また、チョドロウ（1991/1997）は、ユング心理学における身体（とその動き）と情動との関係性について、次のように簡潔にまとめています。

> からだの動きを用いるうちに、私は心とからだに介在する不思議な境界面について、関心をもつようになりました。ユングはこれを類心的（psychoid）レベルと呼び、無意識の深層においてからだと心、直観とイメージを連係する機能として、このレベルをとらえています。この境界に位置しているのが情動なのです。情動は身体的でかつ精神的なものです。…（中略）…ダンスはこれらすべての基本的情動［喜び・興奮・悲しみ・恐れ・怒り・軽蔑・羞恥・驚き］と関連しており、その表現形式は個人的であると同時に普遍的なのです。情動は明確でなくても、私たちのからだの動きに表れてきます。ダンスセラピーも情動の表現や変容そのものなのです（前掲書, 9頁）。

ここで確認しておきたいことは、ダンス・ムーヴメント・セラピーと形式的・社交的・芸術的な「ダンス」とは異なるということです。ダンス・ムーヴメント・セラピーの主な目的は、身体動作を通じて情動的なエネルギーを喚起し、一人称的な気づき、自己表現、心理的なダメージからの回復を得ることです。他人に美しく見せることは目的ではなく、高度な表現技術や定められた型の表面的な習得を目指すものでもありません。よって、優れた舞踏家が必ずしも優れたダンス・ムーヴメント・セラピストになれるわけではありませんし、その逆もまた真です。ニジンスキー（Vaslav F. Nijinsky 1890-1950）のように天才バレエダンサーが心身のバランスを欠いて精神障害を抱えることもありえます。また、身体的な障害を持つ人がダンス・セラピストになれる可能性も十分あるのです。

以上から、ダンス・ムーヴメント・セラピーとは、心身一元論を基盤とし、分離傾向にある身体と精神とを、情動の媒介によって統合するための方法であることが明解になったかと思います。さらに詳しくダンス・ムーヴメント（セラピー）についてみていく前に、「動作・運動」の基本研究についてみていき

ましょう。

2. 動作（ムーブメント）の基礎理論

1）ダーウィンの身体動作理論

自由にさまざまな表現をとる身体動作（運動）を、少ない自由度の幾何学的・力学的な特徴を示すユニットの組み合わせとしてまとめるという考えは、かのチャールズ・ダーウィンに始まります（田中・森・佐藤, 2001）。ダーウィン（1872）は、動物と人間が感情を表現する際の無意識的な身体表現や動作のほとんどは、三つの原理によって説明できると考えました。

第一の原理は、「**連想表現の原理**（the principle of serviceable associated habits）」です。ある一連の行動の背景には、実行するかどうかに拘らず、それに対応する感覚や衝動を満たしたいという心理的な状態が直接的、または間接的に連想されているのです。たとえば、家猫は、キャットフードを十分に与えられていて、食べる必要がない環境に暮らしていても、ネズミを見つけると捕まえようとする攻撃性の習性をもち続けます。

第二の原理は、「**反対表現の原理**（the principle of antithesis）」です。ある心の状態によって、特定の習性的な行動を起こします。たとえば、犬は、飼い主に従順なとき、姿勢を低くし、尻尾も下げます。そして、反対に攻撃的なときには、立ち上がり、尻尾を立てるといったように身体動作としても前者とは逆の表現をするのです。

第三の原理は、「**神経系の直接的な行動の原理**（the principle the direct action of the excited nervous system）」です。刺激に興奮すると神経系の作用で身体が震えるなどの症状が出ます。

ここで注目するのは、第一と第二の原理です。身体動作の基本は、連想表現の原理にもとづく**攻撃（戦闘）性**、反対表現の原理にもとづく**服従性**の二極構造によって説明できるとダーウィンは考えたのです。つまり、動物や人が本能的に持つ戦闘性と服従性と間の相互作用によって、特徴ある身体表現がなされるのです。攻撃性に由来する身体表現法は、戦うときの身体表現の類似動作（拳や蹴りなどの硬さを表現する往々にして直線的な動作）を見せることで、怒り

や決意などの攻撃性を相手に連想させる「連想表現の原理」に従います。一方、服従性に由来する身体表現法は、服従性を示すために、攻撃性の身体動作とは反対の弱々しい身体表現（柔らかさを表現する曲線的な動作）を相手に見せて、安心感や優しさを示す「反対表現の原理」に従っているのです。

以上のように、ダーウィンの身体動作理論は、攻撃性と服従性の身体表現をもとに組み立てられましたが、それら以外の表現行動は説明できないという限界があったのです。1973年にローレンツ（Konrad Lorenz）とともに、動物の本能行動の生得性に関する「**生得的触発機構**（innate releasing mechanism）」の理論でノーベル生理学・医学賞を受賞した動物行動学者ティンバーゲンは、ダーウィン理論を踏まえた上で、攻撃性と服従性以外の表現行動を動物が行うことができる理由を追究しました。そして、①表現行動の量（行動が表現される回数、速度、空間的な広さ、使用される身体部位の多さ、など）によって意味の違いが生まれること、②表現行動がパターン化（儀礼化・象徴化）する場合があること、③攻撃形態と服従形態が混在する行動表現である葛藤行動、などにその答えを見出したのです（Tinbergen, 1951）。たとえば、ノーベル賞受賞対象となった研究であるトゲウオの一種であるイトヨの求愛ダンスは、葛藤行動のように見えますが、求愛場面で起きた葛藤行動が、相手に肯定的な影響を与えることが偶然的に明らかになったことから、繰り返し行われることで、特定のコミュニケーションとしての意味が自然淘汰的に付与され、一つの行動パターンとして定着したものと考えられます。その研究は、*The Study of Instinct*（1951）にまとめられています。

2）ラバンの動作分析理論

以上のようなダーウィンの身体動作の理論に影響を受け、ダンスの専門家の立場からより精密に動作（運動）の分析研究および実践をおこなった人物に、**ルドルフ・フォン・ラバン**（Rudolf von Laban 1879-1958）がいます。ハンガリー人のラバンは、カリスマ的なダンサー兼ダンス理論家で、独自の動作体系（movement system）に基づくダンス理論（Laban Movement Analysis；LMA）を打ち立てたドイツ表現主義の中心人物です（中田, 2005）。ドイツ表現主義とは、外面の形式美や過去の伝統、そして現在の秩序を否定する革新的な立場をとります。ラバンは、ドイツなどでの活躍後、英国に亡命し、ダンス教育に力を注ぎ

ました。

　ラバンは独自の動作体系を、ダーウィン理論をより細分化することで構築していきました。まず身体動作を**戦闘（攻撃）形態**（fighting form）と**陶酔形態**（indulging form）**の二極構造**として設定しました。戦闘形態とは、ダーウィンの攻撃性の流れを汲むもので、能動的でメリハリがあり、力強く活発な身体動作を意味します。陶酔形態とは、服従性の流れを汲むもので、受動的で流動的、柔らかく落ち着いた（または弱々しい）身体動作を意味します。

　また、ラバンは、東洋の武術の動きから空間とエネルギーの適切な使い方を学び、独自のダンス理論を構築していきました（Barteniff, Somatics Autumn, 1977）。その成果は、**エフォート・シェイプ理論**（Effort/Shape）、**空間調和法**（Space Harmony）、**ラバノーテーション**（舞踊記譜法）などとして結実しました。今日においても、ラバンのダンス理論は、その「網羅性・明快性、そして使用する数理的明確性において、最も優れている」（田中・森・佐藤, 2001）とみなせるものです。以下、簡単にラバン理論の基礎のいくつかを見ていきましょう。

<u>エフォート理論</u>

　身体動作の力学的・質的な様相を表記するための理論です。**エフォート**（Effort）とは、空間とエネルギーの相互関係性によって生み出される動作の質であり、運動を推進する内面の力です。エフォートは、もともとドイツ語の「Antrieb」であり、運動することの動機（またはエネルギー的な衝動）を意味します。

　力加減（weight）、**空間**（space）、**時間**（time）、**流れ**（flow）の4つのエフォート（動作要素）に細分化されます。そしてそれぞれは、ダーウィン理論の服従性と攻撃性との分類に由来する**陶酔形態**（indulging）と**攻撃形態**（fighting）に区分されます。

① **力加減のエフォート**：身体動作の力強さにおける、**力強さ**（strong）と**弱さ**（light）との間の変動を意味します。身体動作が強ければ、戦闘形態です。弱いと陶酔形態です。
② **空間のエフォート**：身体動作の方向性における**直線（集中）性**（direct）

と**曲線（分散）性**（indirect）との間の変動を意味します。手足や視線の方向性が一定方向に向かっている（収斂している）直線（集中）性は、戦闘形態の特徴です。逆に方向性が一定方向に揃わず曲線（分散）性があるのは陶酔形態です。

③ **時間のエフォート：突発性**（sudden）と**維持性**（sustained）との間の変動を意味します。突発的な身体動作は、戦闘形態の特徴であり、逆に持続的・継続的な動作は、陶酔形態の特徴です。

④ **流動性のエフォート**：筋肉の緊張の流れのことであり、**拘束**（bound）と**自由**（free）との間の変動を意味します。筋肉が固くなり、重々しい拘束されたような緊張した身体動作は、戦闘形態です。逆に筋肉の緊張が弛緩した状態で、力が身体を流れる自由さを感じる身体動作は、陶酔形態の特徴です。

シェイプ理論

　シェイプ（Shape）は、身体と外部環境との相互作用による身体の全体的な形状（型）に関するものです。**シェイプの流れ**（成長する、縮む、折りたたむ、開くなど）、**指示性**（〇〇のように）、**形取り**（鋳型にいれる、貼る、適応する）という3種類のバリエーションがあります（Bartenieff, 1980）。

　シェイプの解釈にはいくつかありますが、ここでは、わかりやすいといわれる**ケステンバーグ**による**二次元的シェイプ**の説明をします。二次元的シェイプとは、身体動作を、垂直・水平・側面上の二次元に投影したときのシルエットによって表わします。動作主の胴体（骨盤）の向きを基準として、垂直・水平・側面の方向性を決めます（図8-1）。

① **ドアの面（垂直面・正面）シェイプ**（Door Plane Shape）
　垂直面上のシルエットが、戦闘状態では上方に、陶酔状態では下方に移動します。

② **テーブル面（水平面）シェイプ**（Table Plane Shape）
　水平面上のシルエットが、戦闘状態では、狭い面へと移動変化し、陶酔状態では広い面へと移動変化します。

③ **車輪の面（側面）シェイプ**（Wheel Plane Shape）
側面上のシルエットが、戦闘状態では後方へと移動し、陶酔状態では前方へと移動します。

① Door Plane
垂直面

② Table Plane
水平面

③ Wheel Plane
側面

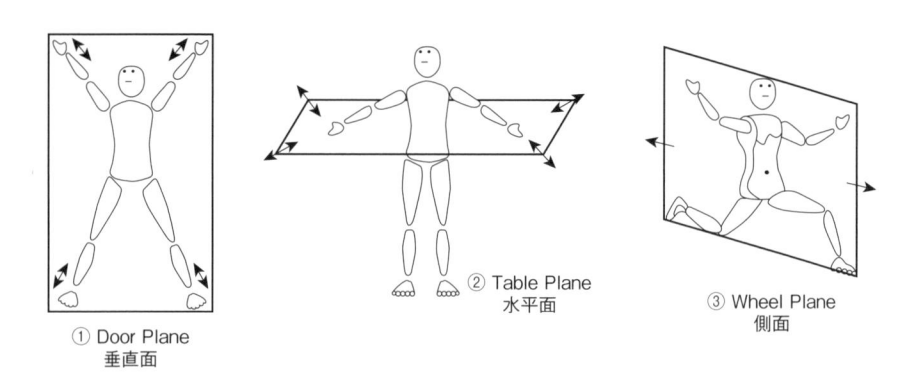

図 8-1（Longstaff, 2000 をもとに作成）

空間調和法

立方体や八面体、二十面体などの多面体的形態の中心・平面・点・表面を利用して身体と空間との関係性を扱うものです。

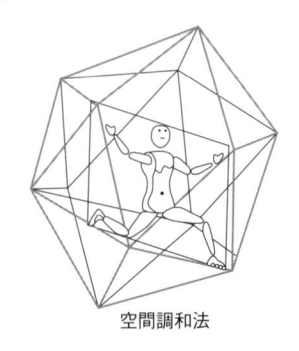

空間調和法

ラバノーテーション

ダンスおよびダンスセラピーにはさまざまな種類があり、その特徴も異なり

ます。しかし、動作の表記に関しては、**ラバノーテーション**（舞踊記譜法）という表記法が広く使われています。踊り手が認知しやすく、かつ、表現される感情や文化による違いを明確に反映するすべての人間の動作の普遍的な表記法の必要性を感じたラバンは、身体動作の表現的性質の分析法（動作分析）の理論化に注力したのです。ラバノーテーションは、いわば動作の楽譜であり、体の中心軸を基準に、身体各部の前後左右の動きなどの動作を空間的に表記、記録するもので、今日でも精密に動作を表記するためのメソッドとして使われています。

　ラバンは動作を基盤に、人間の全体性をつかもうとしたのです。そして、そのための枠組みである動作分析（LMA）を私たちに残してくれたといえるでしょう。ラバンの動作分析の研究は、彼の死後もバルテニエフ、ラム（Lamb）、ケステンバーグらの後継者たちによって継承され、複雑な人間の動作をよりシステム的に分析できるように洗練されていったのです。

　ラバンの同時代人で、また別の動作体系（movement system）を作った人物に、スイスの**ダルクローズ**（Émile Jaques-Dalcroze 1865-1950）がいます。彼は動きのリズムを主に理論を考案し、子どものための音楽を使った身体教育法である**リトミック**（Rythmique / Eurythmics）教育の開発で今日でもよく知られています。ダルクローズの手法に対して、ラバンはもっと身体を自由に動かせるべきであると考えていたそうです（Barteniff, Somatics Autumn, 1977）。

<u>動作分析の応用例</u>

　ラバンのもとでダンスを学んだ**バルテニエフ**（Irmgard Bartenieff 1900-1981）は、ドイツ生まれのダンス・セラピストです。1936年に米国に亡命したバルテニエフは、ラバンの動作分析理論を解剖学・神経生理学の概念と結びつけ、ポリオ（小児麻痺）の子どもたちとの治療プログラムに取り組みました。彼女の手法は、身体活動の多面的可能性を発展させるものとなりました。そして、ダンサー、ハリウッドの芸能関係者、ダンス・セラピスト、理学療法士、心理学者、人類学者などにラバンから受け継いだ動作分析法を教え、米国で広めたのです。また、バルテニエフは、精神病患者を含む人間の運動パターン、母子関係、動物行動学に関するさまざまな研究にも積極的に関わりました（チョド

ロウ, 1997)。

　ところで、日本の能役者・能作者の**世阿弥**（1363-1443）は多くの能の演技論・演出論・稽古論などについて書き残していますが、1424年に成立したといわれる能楽書『**花鏡**』は現存する世界最古の身体動作理論の本とも言われています。中田亨（2005）はラバンの観点から能の動作を次のように分析しています。世阿弥は身体動作を「**手**」と「**舞**」とに区分します。「**手**」とは、具体的で特定の身体動作を真似た、速いテンポで行われる動作で、男性の役が適しているとされます。一方、「**舞**」とは、抽象的で緩やかなテンポで行われる動作で、女性の役が適しているとされます。そして作業対象に向かう直線的な「手」は攻撃形態に似ており、回ったりする曲線的な「舞」は陶酔形態に近いと推測できます。一般的に、ダイナミックな運動エネルギーでの表現を重視する西洋と「形」「様式美」を重視する東洋との違いはあるものの、攻撃形態と陶酔形態を基本とした動作表現は、普遍的なものであろうと考えられます。

<u>コーエンと四肢動作の相関性</u>

　ボディワークの章（第7章）でもふれましたが、コーエンは、四肢のどれとどれがつられて動くのか、手足のペアリングによる動作には基本パターンがあることを明らかにしています。そのパターンは、完全に自由に選べるのではなく、動作主の心理状態、成長状態、進化の度合いなどに応じて決定されると考えるのです。以下、再確認してみましょう。

典型的な動作の連動パターン：
　① 臍などの中心点から、四肢をすべて同じ伸縮タイミングで動かす全一致型。クラゲのような全身均一の動き。
　② 脊椎（背骨）を中心とした動き。シャクトリムシや魚類の泳ぎの動き。
　③ 上半身と下半身で制御を分離する上下半身分離型。蛙飛びのような、両腕や両脚が揃った同相性動作。カエルのような両生類の動き。
　④ 左右半身で制御を分離する左右半身分離型。日本人が昔行なっていた同じ側の手と足が一緒に出る「**ナンバ歩き**」のように、左同士、右同士の手足が連動する同側性動作。または、トカゲのような爬虫類の動

き。
⑤ 右手と左足、左手と右足がペアとなって左右交互に出るような、人間の一般的な歩行である対側性動作。

中田（2005）によると、全一致（navel radiation）型は、二胚葉動物〔クラゲ、サンゴ、イソギンチャクなどの刺胞または腔腸動物。放射相称で外胚葉と内胚葉を持つ〕程度の進化度でも、また新生児程度の発達段階でも選択できます。またパニックなどの強い興奮状態では、反射的・強制的に全一致型の動作（たとえば身をかがめるなど）が選択されるのです。

ダーウィン、ラバン、コーエンらのソマティック理論を活用して、人間の非言語的な身体動作の理解をロボットにさせることで、機械と人間とのより統合的なコミュニケーション（インターフェイス）の構築を工学の視点から探求する中田らの試みは、ソマティックスの立場からも非常に興味深いものです。

3. さまざまなダンス・ムーヴメント手法

近代舞踊（モダンダンス）の前提となる「自然な動作」を提唱した一人が、フランスの音楽教師、**フランソワ・デルサルト**（François Delsarte 1811-1871）です。ジムナスティックのような外面的・機能的なものとしての身体動作から、内面的・感情的なものとしての身体動作（声やしぐさを使っての感情表現）を指導し、デルサルト・メソッドは欧米中に広まりました。ダンカン、ラバン、F・M・アレクサンダーなどに影響を与えたとも言われます。

そしてモダンダンスの第一世代は、伝統的なバレーのくびきから抜け出した**イサドラ・ダンカン**（Isadora Duncan 1878-1927）、**マーサ・グラハム**（Martha Graham 1894-1991）、**ドリス・ハンフリー**（Doris Humphrey 1895-1958）らの米国女性です。彼女たち先駆者よってモダンダンスが形成されていく過程で、動きとリズムによって、深い感情とコンタクトできることが明らかになっていったのです。

1930年代以降、モダンダンスの第二世代の**マリアン・チェイス**（Marian Chace,1896-1970）、**ホワイトハウス**、**シュープ**（Trudi Schoop）らが、この感情の力と心理療法を組み合わせることで、**ダンス・ムーヴメント療法**（Dance

Movement Therapy；DMT）が誕生したのです。正式には 1940 年代にワシントン D.C. のセント・エリザベス病院の精神科においてチェイスが行なったグループワークがその始まりとされることが多いようです。

チェイスは、新フロイト派の精神分析医で対人関係学派の**フロム・ライヒマン**（Frida Fromm-Reichmann 1889-1957）や同じく新フロイト派の精神分析医で対人関係学派の**サリバン**（Harry Stack Sullivan 1892-1949）らの影響も受けながら、集団の相互作用的な関係性の中で各人が感情を表現し、集団内で共感を育てていくことを重視しました。また、患者グループのプロセスを促進する補助として、さまざまなレコード音楽を用いたのです。チェイス（1953）は言います。

> 音楽はセッションを通じて、グループの雰囲気と一致するように選んでいる。抑鬱が支配しているグループではゆっくりとしたワルツからはじめ、次にアップテンポなワルツ、そしてポルカやスクエアダンスの音楽へと発展させ、再びアップテンポのワルツに戻る。興奮状態の患者のグループでは大きな音や音楽で動くことからはじめて、瞑想的な音楽、たとえばバッハの組曲やドビュッシーのプレリュードなどで終わる。
>
> （チョドロウ, 1997, 35 頁）

音楽は情動に強く働きかける効果があるので、多くのダンスセラピーやエサレン・ボディワークなどでも使用されます。もちろん、選曲を間違うと逆効果の可能性もあります。ビオダンサ・システムをつくった心理学者ロランド・トーロ・アラネダ（252 頁参照）は、当初、チリの精神病院にてダンスと音楽を使い、効果も出したといいますが、その後、患者相手のみではダンスと音楽が限定されるということから、自己実現を目標とする「健常者」向けのアプローチへの転換をはかったとも言われています。

さて、チェイス以外のダンスセラピー（ダンス療法）の先駆者たち（ホワイトハウス、エスピナークら）も、ダンスを精神疾患の患者に応用することを試みます。当初は、精神科医の指導の下に、集団療法の中に部分的に導入されました。先駆者の多くはダンサー出身で、ダンス・ムーヴメントの実践的、直観的な方法論は持っていましたが、心理の専門家ではなく、心理療法としてのダンスの根拠となるような心理学の理論を求め続けたのです。そしてついに 1966 年、**米国ダンスセラピー協会**（ADTA）が設立され、その初代会長にチェイス

が選出されてダンスセラピーの理論的基盤が整えられていくのです。

二つの潮流：米国の東海岸と西海岸

　米国東海岸では、チェイス（ワシントンD.C.）がダンス療法のパイオニアとなりました。また、エヴァン（ニューヨーク）がダンス療法を広めました。これらは臨床的な治療を目的とするもので、たとえば、精神科医と組むなど精神疾患の治療の補完的な役割を担うことから始まったのです。

　一方、米国西海岸を中心とした動きでは、治療的な面もありますが、より自己表現・自己成長が強調される独立系のアプローチが多く、ダンスセラピーかダンスかのグレーゾーンに位置するものもあります。これにはエサレン研究所の存在なども関係あるでしょう。エミリー・コンラッド（ニューヨーク出身、ロサンゼルス在住）のコンティニュアム、ガブリエル・ロス（サンフランシスコ出身）のファイヴリズム（拠点はニューヨーク）、アンナ・ハープリン（および娘のダリア）のタマルパ研究所（サンフランシスコ・ベイエリア）などの活動がよく知られています。

　以下、それらのいくつかについて、部分的ではありますが、さまざまなテイストをみていきましょう。

1）エヴァンのダンス療法

　ダンス療法の草分けの一人である**ブランチェ・エヴァン**（Blanche Evan 1909-1982）は、ニューヨークを拠点に独自のダンス療法の概念を形成していきました。エヴァンは**アルフレッド・アドラー**（Alfred Adler 1870-1937）の個人心理学の影響を受けていたともされ、クライエントが個として、表現的な動作に対する自然な潜在能力を発達させることに重点を置きました。「動作が機能的に反応するように、身体を再教育する」ことを強調したのです（Evan, 1951, p.88）。具体的には、クライエントの過度の緊張を解き、動くための準備の後、さまざまな動きの経験を重ねることで、即興を用いた自己表現に誘導します。そして、セラピストがクライエントの動きを解釈し、無意識を洞察するのではなく、クライエント自身が言語化を通して、自己省察することを重視しました（Evan & Rifkin-Gainer, 1982）。

エヴァンのメソッドは、強い自我を持っているクライエントが、深層の自己を探求するために役立つものであり、精神と身体との間のダイナミックな相互作用の活性化を意図していました。エヴァンの弟子であるダンス・セラピストのバーンスタイン（Bonnie Bernstein）は、エヴァンのメソッドの中心概念のいくつかを、以下のようにまとめています。

◇精神―身体（psycho-physical）の結合

精神―身体の結合が意味することは、心理面と身体面で同時に起きる体験や、心身の密接な相互関係です。感情的な反応、記憶、思考を含む人間の体験は、運動感覚の要素を含んでいるとエヴァンは示唆します。身体動作＝踊ることを通して、内なる精神が外部に見える形として表現されるのです。内省を深め、治療的な変化のプロセスを促進するために、精神―身体の結合した状態が探求されるのです。エヴァンは「精神―身体の結合の体験は、人間の基本的欲求である」（Evan, 1949 p.54）と述べています。

◇動作化（Mobilization）

リズム、空間、強度、身体動作、内容など、ダンスの要素の探求を通じて、身体意識を増し、動作の種類を広げるために整理された連続した指示を意味します。目的は防衛機制を解くことなく、クライエントの身体を開くことにあります。内容に向かわずに、身体を動かすこと、広げること、発見することです。その指示の例としては、以下の三つがあります。

① 身体構造の焦点を当てた指示。たとえば、脊椎の動ける範囲を探求してみましょう。
② ダンスの要素の変化（拡張）の指示。たとえば、徐々にテンポをとても早いところから、遅いところに持っていってください。
③ 新しい動作のダイナミクスを実験することを勧める指示。たとえば、飛び跳ねたり、滑ったり、炸裂したりしましょう。

◇即興（Improvisation）

エヴァンが求めるのは、内省を指向するダンスであり、いわば「**動作の自由連想法**」です。それは、心理的、身体的、精神―身体的なテーマによって導か

れるものです。即興は、自身が課題と一体化して、その中で自然と表れてくる身体動作に受容的に身を委ねることです。行動の観点から述べると、即興とは、自身の過去と現在が生み出すものです。現実と幻想の調停であるともいえます。「誠実な即興は、無意識への最短ルート」なのです。

エヴァンは、代表的な即興のテクニックを四つあげています。

① **外在化**（externalizing）においては、クライエントは夢や幻想や身体的記憶を、ダンスで表現されます。
② **行動化**（enacting）においては、クライエントは重要な人生体験を再び作りあげます。過去に表現できなかった感情から生まれる動作をすることで、新たな行動を選択するかもしれません。
③ **身体化**（physicalizing）においては、以前、脳の思考・記憶・認知を司る場所に保存された感情が、動作で表現されます。
④ **予行練習**（rehearsing）においては、セッション外の行動変化に備えるために仮の反応がつくられ、予行練習として即興的に試してみます。

◇**機能的技術**（Functional techniques）

身体メカニズムに焦点をあてた動作教育の方法です。システム的な練習の進行や強さ、フレキシビリティ、回復力を増すための連続的な動作が含まれています。身体をリハビリすることは、精神—身体の健康回復にとって不可欠です。このワークを通じて、クライエントは「非機能的な」緊張を解放し、動作の癖を修正し、身体の自然な能力を蓄積します。機能的テクニックは付属品ではなく、セラピーのプロセス全体の中ですべてを結びつける役割をしているのです。

◇**民族的ダンス**（Ethnic dance）

世界中のさまざまな民族・文化のダンスや音楽を、セラピーのプロセスを促進するためのリソースとして、状況に応じて適宜活用します。たとえば、力強さを表わすときは戦士の踊りやドラム、ゆったりとした安定感を表わすときには、太極拳的な動きや、ゆったりとしたメロディの音楽などを使用するかもしれません。

◇**創造的ダンス**（Creative dance）
　クライエントの従来の創造性の限界を打ち破る体験をもたらすことが目標です。嵐、動物の持つ野性の力、海の波の動きなど大きな力や、障害、カオス、挑戦的・圧倒的な存在を感じることがテーマとなることがあります。しかし、苦痛でつらい側面に直接的に焦点を与えることは避けます。

◇**言語と発声**（Language and vocalization）
　感情的な表現をしながら声を解放します。踊りながら意味のある発声をするのです。たとえば、「私は息苦しさを感じている」といいながら、同時にその感情を身体表現で示します。また、ダンスのグループの中で、参加者同士が、言葉を使って話し合うことは、相互扶助の環境を形成しますし、また、参加者各個人のダンスと人生とのつながりを考える機会が持てることは、心身統合の面からも非常に有意義です。

◇**ホームワーク**（Homework）
　クライエントは、セッションと次のセッションの間に、ホームワークを通じて、新しい洞察と新しい身体の動かし方を学ぶのです。ワークはセッションの中だけで終わるものではなく、次のセッションまでの一週間の間も行われるもので、次のセッションで明らかになることを知る必要があります。
　ホームワークは、セラピーをセラピーの外の生活・人生と結びつける助けとなります。人生の転機を迎えることを支援してくれるものです。たとえば、取引先との商談の最中に自分の動きに気づいたり、家族と会う前ににこやかな表情や雰囲気を即興でつくることなどもホームワークとなります。

2）その他のダンスセラピスト

◇**トゥルーディ・シュープ**（Trudi Schoop 1903-1999）
　チューリッヒ生まれ、アメリカ・ロサンゼルスに移住しました。神経精神科医と交流しながら、統合失調症の患者にダンスをセラピーとして提供し始めました。彼女は、患者の妄想を実際に表現することは、心理的な原因に拘らず、有益であるといいます。その理由としては次の三つのプロセスが体験されうるからです（シュープ，1974/2000）。

① 患者は妄想の秘密部分を分断し、外に表現することでそれを乗り越える。つまり、患者を脅かしていた力を破壊できる。
② 患者は自分の存在の現実と幻想の両面を認められることで、空想の世界に逃避する必要性が減る。
③ 想像の世界を身体で表現するためには、常に現実と空想の世界の双方を評価しなければならず、両者の正常なバランスを発見できるようになる。

以上のようなプロセスは、何も精神病の患者への治療としてだけでなく、作曲家、建築家、舞踊家などの芸術家の活動や子どもたちの遊びとも基本的に通じるものがあると考えることができるのです。患者が創造性・想像性を抑圧せずに、現実とうまく折り合いをつける能力を育てる援助がセラピストには必要とされるのです。

また、シュープ（1974/2000）は、ダンスの具体的な治療目標として、次の四項目を挙げています。

① 身体の中で使われていないところや、誤って用いられている部分を本人に確認させ、機能的な動きに方向づけること。
② 心と身体、幻想と現実の間の相互関係を調和させること。
③ 心の中の葛藤を、身体の動きに変えて積極的に関わること。
④ 患者の環境に適したいろいろな運動を用いること。これによって人間として生きていく自己を全体的まとまりとして体験することができる。

以上のような明確な治療方針を持つことの重要性を述べるとともに、シュープは、次のような言葉を付け加えることも忘れませんでした。「とても大切なことが見落とされてはいけません。つまりそれは、ダンスそれ自体のまさに真髄というもの、踊る人間を包むはかりしれない喜び、生命への愛、そして実存という魅力です」（前掲書、132頁）。

◇リリアン・エスペナーク（Liljan Espenak,1905-1988）

ニューヨークを拠点に、ライヒ系のバイオエナジェティックスやアドラー派の療法（個人心理学）を部分的に導入したといわれています。社会とのかかわ

りの構築を重視し、グループ内での非言語的なコミュニケーションに力を入れました。

◇**アイリーン・シーゲル**（Elaine Siegel）

　ダンス・セラピストにダンサー出身者が多く、心理学的な背景が乏しいことを指摘し、転移・逆転移・防衛などの精神分析の理論に基づいたダンス・ムーヴメントのアプローチを、個人セッションを主として試みました。

3）オーセンティック・ムーヴメント

　オーセンティック・ムーヴメント（Authentic Movement）は、日本ではあまり知られていませんが、米国を代表するダンス・ムーヴメント・アプローチの定番です。ユング派の**メアリー・ホワイトハウス**（Mary Starks Whitehouse 1911-1979）によって開発され、その後継者のアドラー、チョドロウらの寄与によって発展してきました。ユング心理学の代表的な技法である「アクティヴ・イマジネーション（能動的想像法）」の概念（第3章参照）に基づいているもので、その身体表現バージョンと見なされます。

　ホワイトハウスは、ドイツのドレスデンで表現・即興ダンスを学ました。渡米後の1950、60年代に、ロサンゼルスにてダンスセラピーの個人およびグループのセッションを行います。同時に、ユング派の分析を受け、またチューリッヒのユング研究所でユング心理学を学び、深層心理学とダンス・ムーヴメントを結びつけることに努めたのです。

　ホワイトハウス（1970）は、自分が教えているものはダンスではなく、人であることを教えているのだと悟ったときが重要な日となったことを告白しています。そして、一番の関心事はプロセスに関することであって、結果ではない。自分が追い求めてきたのは技術ではなく、人間の発達という別のものであるという可能性が開けたのだと述べています。

　まさにこのとき、ダンス教師ではなく、ダンス・セラピストとしてのホワイトハウスが生まれたのです。ダンスセラピーでは、個別の動作のテクニックを教えることではなく、セラピストとクライエントの間の人間関係に焦点を当てることを重視しますが、ここが、ダンス一般と決定的に違う点です。そのために、セラピストには、クライエントがオーセンティックに（真心から、素直に、

正しく）自己表現できるように、両者の信頼関係の構築を通じて創られる安全な環境を維持することが求められるのです。

ところで、ユング心理学の役目は、自我をセルフ（自己、または全体性）に仕えさせる「**個体化のプロセス**（individuation process）」をガイドすることです。個体化（または個性化）という人格の成長は、合理性、抽象性、知的内容を持つ理論モデルを学ぶだけでは不十分で、非合理性や本能、わけのわからない考えや行動を含んだ無意識と意識の体験を経ないことには実現しないのです（ホワイトハウス, 1999）。彼女は、重度の精神病のクライエントではなく、比較的安定した神経症のクライエントを対象に、病院ではなく、街中のダンス・スタジオでクラスを開きました。そして、カリフォルニアにおける人間性回復運動の先駆者の一人になったのです。

ホワイトハウスは、意識的に作る動きではなく、自己の内面の無意識から、自然に出てくる動き、そして「動かされている」という感覚に注目しました。つまり、意識的な動きと無意識の動きの双方に気づくことで、心身の統合的な覚醒を教えようとしたのです。ホワイトハウス（1965）は、心身の基本的な関係性について、身体は、性格の身体的な側面であり、動作は見ることのできる性格であると認識しています。

オーセンティック・ムーヴメントは、**動き手**（mover）と**観察者**（witness）の二人一組で行う自己探求のアプローチです。実際のワークでは、最初、動き手は目を閉じ、床に寝るなどの静まった姿勢でいます。動きの指示に従うのではなく、動き手の各個人が、内なる声を聞き、動きの衝動が起こるのを待ちます。その動き手の本性や過去に関わる動きが、自然なプロセスに従って立ち上がってくるのです。**意識と無意識との間の橋渡し**をおこなうのです。観察者は動き手が何をしているかだけでなく、見ていることによって観察者自身の中で起きている体験にも意識を向けるのです。観察者は何かを投影したり、判断したり、解釈したりするでしょう。そして、動き手は無意識から生まれた動きの衝動に従い表現することで、自己の欲求を認めることができるようになっていくのです（Adler, 1999）。ムーヴメントが終わると、ペアの観察者とお互いにその動きに何を見たのか、感じたのかをシェアします。動き手と観察者との関係性を通して、間主観的な洞察も深めていきます。究極的には意識の変容をもたらすことを目標としています。

アドラーによる5つの治療プロセス：ムーヴメント療法と心理療法の比較

　ホワイトハウスに師事した**ジャネット・アドラー**（Janet Adler）は、ムーヴメント療法は、心理療法と同じ治療プロセスの構造を持っているとし、5つの段階に整理しています。

◇**第1段階**：クライエントのオーセンティックなムーヴメントを探すこと。
　ホワイトハウス（1970）の定義では、オーセンティック・ムーヴメントとは、バレエや体操のような目的や決まりのあるものではなく、人にとって自然な動きを通してのことです。クライエントがその瞬間に感じることをその場で自由に表現していきます。だんだんとクライエントは動作が心地よくなり、制限されることなく感じるがままに動き続けます。自分の行動をまるで客観的に観察しているかのような意識状態にもなります。クライエントは無意識とアクセスすることを許すようになり、無意識と動作を通じて対話するのですが、自分の行動も意識しているのです。オーセンティック・ムーヴメントを自由に踊り、意志を伴いながらゆっくりとこのような体験を持ち込むことは、幼子の自然な発育と異ならないと、ホワイトハウスは言います。アドラーによると、このような段階は、クライエントが頭での判断を止め、心を開いて自由に話すように誘う心理療法の基本と同様です。それどころか、言葉より、身体を使う方が無意識と容易にアクセスできるのです。

◇**第2段階**：オーセンティック・ムーヴメントをより豊かに表現すること。
　ムーヴメントを信頼し、新しい発見を楽しむには時間が必要です。この段階のクライエントは喜びを感じて踊る自由を体験します。心理療法においても、継続して自分の本心を話す必要があります。この時期においては、ダンス療法、心理療法ともに、クライエントは、自分が好きなように踊ることや、話すことが許されていることを学びます。

◇**第3段階**：クライエントとセラピスト双方によって、同じ動きのパターンが繰り返し現れることが認識されるようになる。
　ムーヴメントに、強力に自分で限界をつくっている部分があるように思え、それに気づくことでクライエントはその事実を受け入れたくない気持ちをもつ

のです。心理療法においても、同様の現象が起こり始めます。クライエントは、同じテーマや同じ人物、同じ行動パターンについて何度も話すのです。

◇**第4段階**：ここから本当のワークが始まる。

　繰り返される行動を認識すると、クライエントは、特定のテーマに焦点を当てることを試し始め、それについてもっと知ろうとします。テーマを扱うことに動揺したり、直面しようと苦悩します。心理療法においても同様の状態が起こります。クライエントは繰り返されるテーマをより詳しく探求しようとします。この段階において、問題解決のためにクライエントをどの方向にガイドするかは、セラピストによってまったく違うものになっていきます。

◇**第5段階**：問題解決の段階。

　第4段階では、クライエントは体験する必要のある感情に入って行き、それに直面しました。この第5段階では、新しく出現した継続的に成長をするためのエネルギーを抱いて、その体験から出て行くのです。第4段階で深い体験をするほど、第5段階ではより力強く明快な解決に導かれます。そこでは、安心、驚嘆、明晰さ、平和といった自分を愛することを肯定するすばらしい感情が生じてきます。この段階のムーヴメント療法では、それ以前の段階と比べて、言葉が使われることも多くなります。身体によって体験された無意識の素材のプロセスを集め、統合し、組織化し、消化し、意識化される時がついに来たのです。心理療法における解決の体験は、ムーヴメント療法のそれと非常によく似ています。第5段階の心理療法でも、クライエントは、ジグソーパズルのピースがすべて収まったような明晰さや安心感を体験するのです。

　以上のように、オーセンティック・ムーヴメントの基本構造は、心理療法のそれと同様であり、ムーヴメント療法は、本質的に心理療法と同様の機能を果たしうることを、アドラーは示そうとしたのです。

　ちなみに、アドラー（1991）は、ダンスセラピーの二つの異なるアプローチについても語っています。一つ目のアプローチは、目標や外部構造に頼るアプローチです。いわゆる精神病水準（たとえば、統合失調症）のクライエントに適しています。そのようなクライエントの内面世界は混乱していて、核となる心理的な秩序が大なり小なり欠けているので、そのままの心理状態で内的な秩

序に触れることは困難です。よって、外部世界とのつながりを強化するような具体的な目標や構造を持ったワークが必要となるのです。

二つ目のアプローチは、より強力な内的構造のプレゼンス（存在）に頼るものです。クライエントの内面にある統合性を信頼することで、自然とプロセスが進展していきます。これは外面的な世界では有能であっても、内面的には空虚感を抱えているクライエントに適した方法です。自己の内部にあるオーセンティシティとのつながりに気づくことを目標とするワークが有効です。現実には、この二つの間を行き来するクライエントもおり、セラピスト（またはファシリテーター）は、常にクライエントの動きの質を観察することが必要であることをアドラーは強調しています。

4）ハープリンとタマルパ研究所

アンナ・ハープリン（Anna Harplin 1920-）は、アメリカ西海岸のダンス・アプローチを代表する伝説的人物です。ハープリンは、自然が持っている根源的なリズムとつながることの本質的な重要性を指摘しています。それは彼女の自然に対する三つの信念に根ざしたものです。それは、まず最初に、人間の身体は大地のミクロコスモス（縮図）であること。第二に、自然のプロセスは美に導いてくれるものであること。三番目に、自然はヒーラー（癒し手）であることです。自然を人間が利用できる対象物と見るのではなく、一緒に寄り添ってくれる親や友と見るのです。ブーバー哲学で言うところの「我とそれ」の関係性ではなく、「我と汝」の関係性の大切さを意味しているのでしょう。自然は身体的、感情的、精神的に私たちを涵養してくれる大切な源泉です。ダンスによって（創造的に、個人的に、集団的に）自然とつながることで、人は変容へと導かれていくのです（Harplin, 1995）。

ここで大切なことは、ダンスの最中の体験や気づきだけで完結してしまってはいけないということです。その体験から得たものをどのように日常生活とつなげ、生かしていくかということが重要なのです。このことは、ハープリンのエクササイズだけではなく、すべてのダンスセラピーに共通する点といってよいでしょう。次のコラムで、一連のエクササイズを紹介しておきます（以下、前掲書pp.208-211より）。

第8章 ダンス・ムーヴメント──動くものとしての身体を知る

コラム　〈シークエンス1：変容のダンス（生に向かっての動き）〉

テーマ：友である動物を見つけること。
意図：参加者に日々の生活をサポートしてくれる動物の性質と態度を体験させること。
チェックイン：セッションの最初に自己の心身の状態を短い時間確認する。
準備：動物に似た動きをすることによる広い範囲の身体訓練の提供。
進化的な動き：地べたから空へ。
実施の際の提案：進化的な動きは、通常の人には馴染みがなく、疲労します。よって、グループを実行グループと観察グループの二つに分けることはよい考えです。このことで参加者は、休憩や、さまざまな動きを観察する時間を持つことができるでしょう。

① 腕や足を使うことなく、地面を動きます。初めての参加者はこのようなことに抵抗を感じるでしょうが、しばらくすると、背骨を波打たせたり、蛇や蝶の幼虫のように丸まったりすることに慣れるでしょう。
② 地面を、肘と膝を使って、歩き回ります。このことで、ひねったり、回転させたり、伸縮したりという、背骨の機能が十分に使われるでしょう。
③ 手と膝を使って這います。この動作には、腕と足の協調が要求されます。
④ 手と足を使って空間を動き回ります。腰のあたりの自由な運動が勧められます。
⑤ 両足で立って、手を低い位置にして動き続けます。手は、猿のように稀に床をすります。バランスをとるために両足の間隔は広めに開けます。
⑥ 身体を少し高くして動きますが、まだ前傾姿勢です。
⑦ 直立して歩きます。そして感情の大きな変化に気づきます。
⑧ 鳥のように身体を地面から空中に浮き上がるようにします。
⑨ 最後に、床に横たわり、休むことで安心を感じるようにします。そしてここから、次頁の呼吸の瞑想に入っていきます。

〈シークエンス 2 : 呼吸瞑想への導入〉

① あなたは床に横たわります。
② 心が指揮者ではなく、呼吸の観察者でいるようにします。呼吸には 4 つのリズムがあります。

・息を吸い込む
・止める
・息を吐き出す
・静けさの空間にゆったりと留まる。しばらく待つ、そうすると呼吸は再び自分の身体に入ってくる。

③ 呼吸を大洋の波であると想像してください。波のうねりが大きくなってくるのは、吸い込みです。高さのピークが来て、下がる前に少し止まって、滑らかな大洋へと戻っていきます。大洋は、潮の満ち引きによって動かされています。呼吸もまた意志以外のものによって動かされているのです。

〈シークエンス 3 : ビジュアル誘導と絵（生命力によって）〉

① あなたの呼吸を身体に入れるようにします。
② 心の目に、青い点を思い浮かべます。息を吸い込むたびに、その点を大きくしていきます。全体のヴィジョンが青空になるまで拡大します。
③ この空を景観で満たして行きます。鬱蒼と茂った熱帯雨林、ジャングル、広大な平原、湖沼、砂漠、山野を思い浮かべてください。
④ これら自然環境の一つの中にあなたがいることを思い浮かべてください。
⑤ どのような音が聞こえてくると想像できますか？　どんなニオイ？　どのような色が見えますか？　どのような感触を感じるでしょうか？　今は、一日のうちで何時でしょうか？
⑥ 一匹の動物があなたの視界に入ってきました。その動物はどのように動いていますか？　どのような形に見えますか？　どのような音や声を出していますか？　それはどのような動物ですか？

⑦ 徐々に、あなた自身をその動物へと変容させていきましょう。あなたの顔、手、足、あなたの全身に至るまで。あなたはその動物なのです。
⑧ あなたのその動物としての動きや音や声を体験していきます。
⑨ 他人（他の動物）と交流しましょう。
⑩ 動物としての自分がどのように見えるのか紙に描いてみましょう。
⑪ もう一枚の紙に、その動物に関連する言葉を書き出しましょう。どのように動くのか、何をするのか、どのように感じるのか。
⑫ 書き出した言葉の中で、ひきつけられるものを4つ選んで丸で囲みましょう。
⑬ 選んだ4つの言葉を使って、歌ったり、詩や物語をつくりましょう。言葉を付け足してもよいです。あなたの動物はあなたに何を告げているのでしょうか？
⑭ A、B、Cの3人のグループで、あなたの動物のダンスをします。
　A：自分の動物を踊る
　B：Aのパートナーとして、声を合わせたり、サポートしながら踊る。
　C：Aのつくった文章を歌い、繰り返し、即興で何かを付け加えます。
⑮ 役割を交代します。
⑯ 3つのすべての役割では、即興の動作を入れてもかまいません。このダンスを通して、自分の仲間である動物に関する、より多くの情報が集められれば結構です。
⑰ 自分の仲間の動物に尋ねます。人生における病気や問題に対処するに際し、どのようにあなた（動物）は私を助けてくれますか？　私の人生のどのような部分を、あなたは表わしているのですか？　どのようにあなたは私を支援してくれますか？　その動物に名前を付けてください。
⑱ 仲間である動物とあなたの体験をシェアリングすることで、この一連のダンスをまとめてください。

　さて、プロのダンサーによる芸術的に素晴らしいダンス・パーフォーマンスと、クライエントによる心からの自己表現のダンス、また有能なダンス教師であることと、ダンス・セラピストであることは別物です。セラピーと呼ぶかどうかに関係なく、自己成長を目指すアプローチとは、日常生活、全人生に対して影響を与えることを意図しているものなのです。

ハープリンは特に、人間と自然とのつながりの回復を強調し、その手助けとなるようなダンスワークを行ってきました。それは、外なる環境である自然に向き合うことだけでは十分ではないと考えるからです。自然は決して外部ではなく、私たちの身体という自然の産物の中に分かち難くあるものです。私たちの身体が、私たちが直接的に体験でき、つながることのできる自然なのです。ダンスなどによって身体性を回復することは、すなわち自然とつながることそのものなのです。

　1978年、アンナ・ハープリンは、娘のダリルと共にサンフランシスコ近郊に**タマルパ研究所**（Tamalpas Institute）を設立しました。以来、身体性の統合による自己成長を目標に、ムーヴメントを基盤にした表現芸術教育やセラピーのトレーニング課程（通常2年）を30年以上にわたって提供しています。毎年、プラネタリー・ダンス（地球という惑星とそこに生きる生命を祝う踊りの野外イベント）を主催するなど、さまざまな活動をしています。今日では、韓国、フランス、ドイツ、英国、ラテン・アメリカでもトレーニングが開かれています。

5）ロスとファイヴリズム：5つの音楽で心身を統合

　ファイヴリズム（5 Rhythms）は、1960年代に、サンフランシスコ育ちの**ガブリエル・ロス**（Gabrielle Roth 1941-2012）によって作られた動く瞑想とも称されるダンス・アプローチです。この分野では、現在、米国で最もよく知られているアプローチの一つです。ロス自身はニューヨークに主な拠点を置きながらも、精力的に各地を巡っているようです。5つの異なる音楽（リズム）を通して、心身の統合を促進することを目的としています。5つの音楽による各パートは以下の通りです。

① **フローイング**（flowing）：水や空気の流れ、自己の内面に存在する生命力の流れとの一体化を感じる。

② **スタッカート**（staccato）：小刻みの直線的な音楽と動作。時間に管理される近代化社会をイメージさせる。

③ **カオス**（chaos）：たとえば、火山の噴火や暴風雨など、自然そして自己の身体に内在するすさまじいエネルギーの表現。

④ **リリカル**（lyrical）：かわいらしく、ユーモラスな音楽と動作。
⑤ **スティルネス**（stillness）：静寂性、荘厳性、静かな動作または停止のような動作の内省的なイメージの体験。

各パートに特徴的な音楽（それぞれ 10 分〜20 分程度）に身体を合わせながら、基本フォーマットとしては、5 つのパートを通して、直観に従って自由な自己表現で踊っていく、スピリチュアルな面も重視するダンス手法です。

6）コンラッドとコンティニュアム：流動体としての人間性の回復

ニューヨーク生まれで、ロサンゼルス在住のエミリー・コンラッド（Emilie Conrad Da'oud）は、プリミティヴ・ダンスを主とするダンサー・振り付け師でした。ハイチでは、タヒチアンダンスのドラムから太古のリズムを体感し、その動きからは海の波や魚の動きを通して、スピリチュアルな生命力の世界とのつながりを理解したのです。1960 年にニューヨークに戻ってからも、従来のダンス（動作）は、さまざまな文化レベルの制約を受けていることを痛感します。そのような制約を超えた有機体レベルでの生命力の脈動に対する直観をもとに、コンラッドは、波や液体の持つ普遍的な流れを探求し続けました。その動きとは、私たちが普段、意識していない環境と人間との間で生まれるものです。人間を、変容してきた生物の形態（biomorph）として捉えなおすことで、国籍や性別や文化を超えた動きが見えてくるのです。そして 1967 年に、今日、**コンティニュアム**（Continuum）と呼ばれる手法が誕生したのです。

人間の身体には、何十億年にわたる生命進化のプロセスが含まれています。特に大切なのは水の動きとのつながりです。水中から陸上に上がった人体の大部分は、今でも水分で構成されています。つまり、私たち自身の一つ一つの細胞の中に、太古の海やその記憶があるのです。私たちの存在とは、「内部に変容のための素材を抱えて動く地上の水」なのです（Continnum, 2003）。

文化的な縛りを緩め、共通の起源である「水」に浸り、一体化し、その声を聞き、体現することは本質的なことなのです。コンティニュアムを通しての骨・筋肉・細胞への探索は、どのような人にとっても有意義であり、人体とその本来的な潜在能力を理解することに役立つとされます。

4. 生命のダンス「ビオダンサ」

　以下、ダンス・ムーヴメント・アプローチであるビオダンサを、ここでは主に心理学的な観点からみていきます。

1）ビオダンサ（生命のダンス）とは何か

　ビオダンサ（biodanza）は、生命が根源的に持つリズムや知恵に基づいて作られた成長のためのシステムです。「ビオ（bio）」は「生命」を表し、「ダンサ（danza）」は、「意味にあふれた統合的な動き」を意味します。ビオダンサとは、人間が本来持っている生命力とつながり、心身の統合的な成長を援助するためのダンス・ムーヴメントです。1960年代に、チリ・サンチャゴの医療人類学者・心理学者である**ロランド・トーロ・アラネダ**（RolandoToro Araneda 1924-2010）によってつくられました。アラネダ（2010）によると、ビオダンサは、現代人の心身を統一された状態に戻すために、解離的な文化のせいでバラバラになっている頭（思考）・胸（感情）・腹（本能）を統合することを目的としています。生理学的には、人体という大きなシステムを動かしている、三つのサブシステム（神経系、内分泌系、免疫系）の統合を図るダンス・ムーヴメント・アプローチです。

　もともとは、精神病院の患者の症状を改善するために考案されましたが、今日では、主に自己成長のためのアプローチとして、世界54ヶ国、およそ10万人の間で広く楽しまれています（Amaro, 2009）。チリ、ブラジル、アルゼンチンなどのラテン・アメリカやイタリアを中心とした欧州で発展してきましたが、2000年以降は、米国や日本でもクラスが定期的に開かれています。

　ビオダンサは、「**今・ここ**（here and now; スペイン語でaqui y ahora）」に生きているという鮮明でしっかりとした感覚を体験する機会を提供することで、個人の人生と（長い目で見て）人類の進化を、よりよい統合的な方向に促進することを目的としています。音楽、ダンス（ムーヴメント）そして、人と人との情動レベルでの交流を通して働きかけるシステム的な心身統合アプローチと言えるでしょう。クラスでの生き生きとした体験は、スペイン語で「**ヴィヴェンシア**（vivencia）」と呼ばれます。ヴィヴェンシアは、私たちの持っている根源的

な感情や体験とつながる窓口であり、安全な環境で、真実の自己を自然に表現することを手助けしてくれるものです。ヴィヴェンシアは生命のオーガニックな運動（生命体が持つリズム、心臓の鼓動、他人とつながりたいという衝動など）に沿って進められていきます。

　ビオダンサを継続的に体験していくことで、人生における私たちのアイデンティティの形成能力や、人と結びつきを育てていく能力が強められていくとされます。ビオダンサは、週1回のクラスを核として、さまざまなテーマ別の週末ワークショップなどに集中的に参加することによって、体験を深め、定着をはかります。ヴィヴェンシアの参加者は、基本的に言葉を使いません。これは非言語的な体験そのものが、社会的・文化的な（ある意味、表面的な）違いに囚われることなく、さまざまな人と心理的、身体的、生物的に、より深いレベルでのコミュニケーションを成立させると考えるからです。

　ビオダンサでは、ダンス経験の有無や年齢、性別は関係ありません。なぜなら細胞レベルの脈動自体が根源的な生命のダンスであり、生きていること自体が踊り手である証拠だからです。

2）ビオダンサの基本構造と特徴

　ビオダンサは50年以上の歴史を持つにもかかわらず、アラネダは体系だった理論書をしたためることはほとんどありませんでしたので、養成クラスで使用されるテキストやワークショップ内での発言など、断片的な言説から理解するほかありません。こういった状況は、実践的なワークにおいては、それほど珍しいことではありません。

　副次的には心身病状の問題の回復にも一定の効果があると考えられますが、ビオダンサの主たる目的は自己成長のサポートにあります。誰もが持っているとされる潜在能力の促進に焦点が当てられ、ポジティヴな面をより活性化することが意図されます。自律神経系（交感神経系および副交感神経系）の活動を活発にさせるワークも多く、内面体験として感情が揺り動かされることも多々あるでしょう。

　レギュラークラスの構造としては、週1ペースでの定期な参加が望まれます。クラスは、最初の20分程度は、言葉によるシェアリング（分かち合い）。その後、1時間半程度の「ダンス」のヴィヴェンシアの二部構成となります。シェ

アリングのパートは、**言語による**ヴィヴェンシア（ヴァーバル）とも呼ばれます。ダンス終了後にダンス中の体験について話すことはありません。体験が拙速に言葉に置き換えられることで限定され、特定のものに焦点が絞られてしまうのを避けるためです。性急な言語化による認知的な理解は一旦、棚上げにして、その体験を体験そのものとして自然なプロセスにおいて熟成させる必要があるとされます。そのときの体験およびその後の日常生活を含めての体験は、次週のシェアリングの時間に分かち合うことになります。ビオダンサの特徴のいくつかを列記します。

- ビオダンサは、人間のもつポジティヴな点に注目し、そのさらなる促進を目指す。そのためには、週に一度のレギュラークラスに継続的に参加することで、中・長期的に神経のシナプス結合を肯定的なものに変容させ、その定着を図る。
- 神経生理学的な観点からは、交感神経系と副交感神経系のワークをバランスよく組み合わせることで、心身の調和をもたらすことが基本の一つとなっている。
- 生命中心原理（Biocentric principles）を重視し、本能的、集合無意識的な領域などとのつながりの回復を目指し、人間が本来的に持っている発達（進化）の潜在力を伸ばすことを補助する。
- ビオダンサが重視する発達の潜在力とは、いわゆる近代社会では抑圧されてきた傾向や環境にあるものである。具体的には、以下の5つの発達ラインとして実現し、統合していくものである。

① **バイタリティ**（vitality）：「健康を享受したい」
生命力・活力、細胞レベルからの力など。

② **センシュアリティ**（sensuality、またはセクシュアリティ sexuality）：「喜びを味わいたい」
男性性・女性性、官能性、快感を味わうことのできる能力など。

③ **クリエイティビィティ**（creativity）：「創りだしたい」
子どもによく見られる自由な発想や行動力、人生を変容させるような創造性など。

④ **アフェクティビィティ**（affectivity）:「愛し、愛されたい」
情愛、慈愛、情動、親子の愛、生きとし生けるものを愛する能力など。

⑤ **トランセンダンス**（transcendence）:「生命の本質とつながりたい」
超越性、スピリチュアリティ、大いなる存在とのつながりなど。

・互いの存在を尊重しあいながら、タッチ（手で触れること）、カレス（優しく撫でること）、ハグ（抱擁すること）、その他の身体接触によって、皮膚感覚や感情と結びつくことで、親密性や境界性を体験し、内的洞察を得る。

・さまざまな身体表現・接触を通じて、多元的な（一人、二人、三人、それ以上、全員との間の）コミュニケーションを体験する。

・実生活の雛形としてのエクササイズであり、外の世界との関わりを大切にし、働きかけていくことで、人類社会を根源的な意味でより豊かにすることにつながることが期待される。

3) 他のワークとの関連

サイコドラマとの関連

　ビオダンサの構造をよく理解するために他のワークとの比較が有効です。ここでは、サイコドラマ、エンカウンター・グループ、ラバン理論を通して見てみましょう。

　サイコドラマ（psychodrama）は、**ヤコブ・モレノ**（Jacob Moreno 1889-1974）によって考えられた集団心理療法です。集団、社会性の中から個人を捉えていく、非常にユニークで優れたものです。米国で発展しましたが、20世紀後半、軍事政権下の南米諸国では、社会的抑圧からの解放の間接的手段としてサイコドラマなどの集団心理療法が積極的に受け入れられていました。アラネダが一時期、サイコダンス（psychodance）という名称を考慮したことからも、サイコドラマの存在に対する意識はあったと思われます。

　両アプローチとも、準備段階とメインの段階（アクション・ダンス部分）の二つのパートに分かれている基本構造は共通しています。

古典的な主役中心のサイコドラマは、①**ウォームアップ**、②**アクション**、③**シェアリング**の三段階で構成されています（Goldman & Morrison 1984/2003）。また、必要に応じて、④**ディスカッション**が設けられます。先に身体を使う部分があり、最後に（通常は）言葉によるシェアリングとなります。つまり、「**身体を使った体験→言語による統合**」という基本構造になります。

　一方、ビオダンサの通常クラスでは、最初の20分程度の言葉によるグループ・シェアリングが設けられ（ヴァーバル・ヴィヴェンシア）、自己紹介や近況報告などウォームアップ的なダンス部分への移行のための準備段階の役割があります。その後、1時間半程度のメインのダンス（ヴィヴェンシア）があります。ビオダンサは、翌週クラスの冒頭のシェアリングで前回の体験について語るので、「**身体を使った体験→言語による統合→身体を使った新たな体験**」というループ的な基本プロセスで構成されていることになります。

　そもそもサイコドラマは、その基本プロセスがその場で完結する（させる）構造を持つ集団心理療法であり、言語中心的な要素も保持しています。そして当初からのシナリオはなく、「今・ここ」のプロセス指向のアプローチとなっています。一方、ダンス・ムーヴメントのビオダンサのヴィヴェンシアでは、言葉はまったく使いませんが、エクササイズの基本テーマや構成は予め準備され、基本的にはそのプランに従ってクラスが進められます。ただし、ヴィヴェンシアは、言葉を使わずに身体表現を通じて常に実現されていくプロセスなので、これもまた「今・ここ」指向なのです。また、どちらも集団（グループ）でおこなわれますが、（少なくとも古典的な）サイコドラマでは参加者の中からクライエントを一人選び、その人の問題に焦点を当てるという意味で個人心理療法と言えます。その体験が集団療法となるためにも、後のシェアリングは構造化され、参加者と共有される必要があるのです。ビオダンサのクラスは、参加者は基本的に同じ立場でワークを体験しています。各人の内的プロセスは各人に委ねられ、個人心理療法的なものではないという違いがあります。

　また、サイコドラマのアクション部におけるプロセスは、（三段のウエディングケーキにもたとえられる）三重の同心円の外周部の出発から中心部へ、そして再び外周部へと戻っていくというルートをとります（図8-2）。

　私見では、ビオダンサの構造は、このようなサイコドラマの基本構造を参照しながらつくられたようです。ビオダンサはリズムを中心とした交感神経的な

第 8 章　ダンス・ムーヴメント——動くものとしての身体を知る

動作を積み重ね、そのピーク後は、ゆっくりと副交感神経系を活性化していき、その底から、再び交感神経系をアップさせていくことで、心身（および感情）のバランス（または統合）を図っていくという基本ルートをとっていきます（図 8-3）。

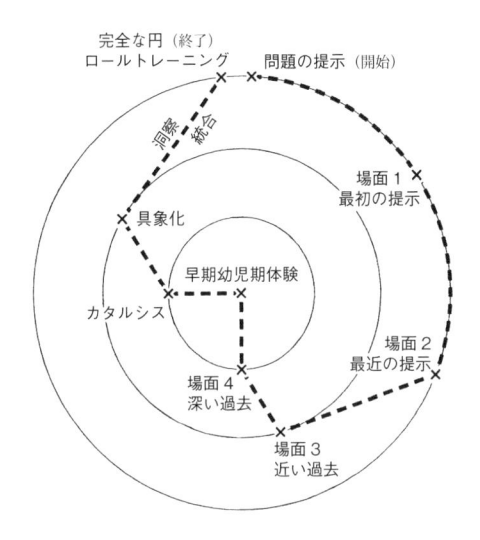

図 8-2　サイコドラマの「らせん」プロセス（一例）
（ゴールドマン，モリソン，1984/2003 より）

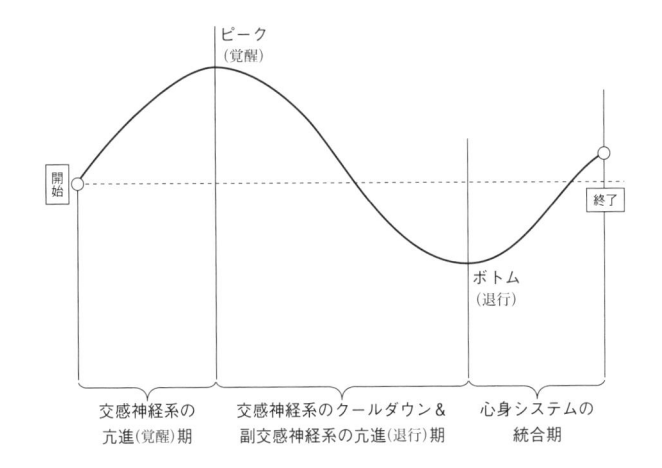

図 8-3　ヴィヴェンシアの基本プロセス（著者作成）

エンカウンター・グループとの関連

　アラネダ (2010) は、ビオダンサとは、「人間の出会いの詩 (the poetry of human encounter)」であると言います。そして、「エンカウンター（出会い）」という用語は、人間性心理学の文脈においては、主に**エンカウンター・グループ** (encounter group) を意味するものです。エンカウンターとは、「人工的・契約的なグループの中でホンネの自分を発見し、それに従って生きる練習をする場」です（國分 1981, p.10）。カール・ロジャーズ (1970/2007) によると、エンカウンター・グループに人々が惹きつけられるのは、心理的な飢餓感からです。学校や職場、その他社会や、家庭の中にさえ見出せなくなった「親密で真実な関係への飢餓」なのです。エンカウンターの場では、感情や情緒が自然に表現され、失望や喜びなどの深い体験も共有されます。また、新しい行動を存分に試すこともできます。自分のすべてが知られ、受容される体験を通じて、さらなる人間性の成長が可能となるのです。これらの点はビオダンサの「エンカウンター」も共通するところが多分にあるようです。

　エンカウンターは、構成的なものと非構成的なものとの二つに大別できます（國分, 1981）。**非構成的エンカウンター**とは、たとえば、ロジャーズのベーシック・エンカウンター・グループ (basic encounter group) よって知られている一般的なものです。参加者や集団プロセスの自発性を最大限に尊重するため、特定の目的、課題、段取りを事前に用意することを避け、ファシリテーターも極力介入しません。たとえ沈黙や停滞の時間があっても、それはそれで自然なプロセスとして肯定し、ただ受けとめていきます。筋書きが基本的に無いので、誰もが予想もしない大きな変化を体験することもあれば、何も起こらず、何もわからないまま時間が来て終了という場合もありえます。

　一方、カウンセリング心理学者の國分康孝 (1981) の言うところの**構成的エンカウンター** (Structured Group Encounter ; SEG) では、ファシリテーターが、ワークの目的、課題、基本の段取りなどを事前に決めます。ファシリテーターの指導によって、（身体を使うことも多い）課題やエクササイズが与えられ、プロセスが進行します。もちろん、集団のプロセスの状況によって、ファシリテーターは内容を調整します。非構成エンカウンターの方は、自然にまかせるだけに、グループ意識の形成に時間もかかり、「非効率的」になる危険性もありま

す。構成的エンカウンターは、目的も明確であり、オーガナイズされていて、グループ意識の形成も比較的短時間でなされるため、「効率的」と感じられるかもしれませんが、受身的、表面的であるという批判もありえます。

　双方に共通するエンカウンター・グループの問題点の一つは、①行動変化があっても長続きしないという点です。このことへの基本的な対処法は、週1回程度の頻度で一定期間（少なくとも、3ヶ月程度）のエンカウンターを継続的に設けることです。年に1～2度のイベント的な開催では、もちろん参加者が楽しめ、何らかのカタルシスや洞察や変容も体験できるかもしれませんが、多くの場合、一時的なもので、日常生活に戻ると、もとに戻ってしまうことでしょう。集団における交流を通じて、自己発見・成長を果たすというエンカウンター本来の役割は、日々の継続的なワークなしに果たすことが無理なことは、エンカウンター運動のメッカ、エサレン研究所50年の教訓からも明らかなところです。

　ロジャーズ（1970/2007）は、その他にも、エンカウンター・グループに特有の問題点として、②個人の深い問題をさらけ出し、十分解決されないままグループが終わる点、③カップルの片方だけが参加する場合では、意識のギャップが生まれ、二人の関係性における葛藤が明らかになることがある点、④メンバー間の非常に肯定的な暖かい思いやりや、愛情関係が生まれる点、⑤参加経験者の中には、自然のプロセスに従って素直に自己の気持ちを表現する場を意図的に操作しようとすることで、新しいグループに否定的な影響を与えることがある点をあげています。以上の問題点は、必ずしも「悪い」ものばかりではないですが、これまでの日常生活に大きな変化を与える可能性のあるものばかりと言えるかもしれません。エンカウンター・グループであるかどうかに拘らず、親密な関係性を重視するグループワークの場合には、留意しておくべき重要な特徴です。

　さて、ビオダンサとの構造上の比較に関して注目されるのは、構成的エンカウンターです。構成的グループ・エンカウンターとは、6つの「ホンネ（本音）とホンネ（本音）のふれあい」の体験をすることだと言います。①本音を知る（自己覚知）、②本音を表現する（自己開示）、③本音を主張する（自己主張）、④他者の本音を受け入れる（他者受容＝傾聴訓練）、⑤他者の行動の一貫性を信ずる（信頼感）、⑥他者との関わりを持つ（役割遂行）、の6つの体験です（國分，

1981)。

　自己覚知とはセルフ・アウェアネスのことで、体感的な自覚意識を意味します。自己開示および自己主張では、言語的、非言語的双方のコミュニケーションが要求されることになります。非構成的エンカウンターでは、言語的コミュニケーションが主体ですが、構成的エンカウンターでは、非言語的コミュニケーションも重要になります（國分、1981）。

　他者受容や信頼感は、二人称的な領域における内的体験です。役割遂行とは、動きやダンスなど実際の行動として、身体を使って外的に表現することです。これらの体験が一体となって統合的な体験となるのですが、ビオダンサのヴィヴェンシア（体験）とも共通します。また、ビオダンサのクラスの構成も、ファシリテーターの主導により、全体ワークの目的を明確にし、さまざまなエクササイズを組み合わせることでその目的を果たそうとする点において、構成的エンカウンターと基本構造が同じです。また、実際に行われる個別エクササイズの中にも類似したものもいくつかあります。ただし、構成的エンカウンターにおいては、一つのエクササイズに、30〜50分程度の時間をかけます。

　一方、ビオダンサの通常クラス（トータルで2時間程度）では、通常、15前後のエクササイズとそれに対応する曲が使われます。基本的に一つのエクササイズの時間は、それに使用される曲の長さとも関係してきます（もちろん、時間のかかるエクササイズの場合は、曲をリピートしますし、曲が長すぎるときは途中でフェイドアウトすることもあります）ので、それほど長くありません。また、先にも述べたように、クラスの冒頭を除き、言葉によるシェアリングの機会はありません。当然、エクササイズごとのシェアリングはなく、多くのエクササイズが一つのシークエンスの詩として、非言語的に体験されていくのです。

　以上、エンカウンターの基本的な特徴の多くが、ビオダンサのヴィヴェンシアにおいても同様に当てはまることは、時代的にもカリフォルニアを中心とするエンカウンター運動が、ビオダンサに一定の影響を与えたからであると推察できます。よって、ビオダンサを、「音楽を取り入れた構成的エンカウンター」として捉えることには一定の妥当性はあるでしょう。

基本形態	活性化	退行
身体動作	戦闘形態 (垂直的・能動的・直線的・動的)	陶酔形態 (水平的・受動(受容)的・曲線的・静的)
音楽	リズム中心	メロディー中心
自律神経系	交感神経系	副交感神経系
四大元素	火・地	風・水
性	男性性	女性性

表 8-4　ビオダンサ・エクササイズの形態分析 (著者作成)

ラバンの動作分析理論との関連

　ビオダンサでは、音楽に合わせて身体動作を表現していきますが、すでに述べたラバン理論の戦闘形態と陶酔形態という二極構造は、ビオダンサの中でも、**活性化**（activation）と**退行**（regression）という形で見出すことができます（表8-4）。

4) ビオダンサの社会的側面と課題

　ビオダンサは自由な表現、原初の人間性の回復、そして平和で心豊かな社会（コミュニティ）の形成を目的としますが、それには、ビオダンサが作られた1960、70年代の南米特有の時代背景が関係します。チリ、ブラジルなど軍事政権による表現の自由への抑圧、キリスト教カトリックの精神的支配、そして、同時期のカリフォルニアを中心とするヒューマン・ポテンシャル・ムーヴメントなどからの刺激です。ライヒの再評価もこの時代になって始まりました。アラネダは心身の密接なつながりや生物としての人間が持つ根源的な生命力に注目したライヒの業績を高く評価しています。**生命中心主義**（バイオセントリック）（biocentric）の原理などの概念はその影響も強く受けていると思われます。以上からも、ビオダンサは、米国西海岸と南米の風土とのコラボレーションによって生まれた心理舞踊と言えるでしょう。

　ライヒが強調し、1960、70年代の欧米で注目された大きなテーマに、性に対する尊厳の回復があります。これはビオダンサにおいても重視され、すでに述べた主要な成長ラインの一つとして位置づけられています。セクシュアルな

部分の抑圧という問題に関しては、21世紀の現在、西欧社会ではずいぶん改善されているので、40年前ほど強調する必要性はないという意見もあります。ただ、日本およびアジアの社会においては事情も異なりますので、安全な環境でセクシュアリティの課題と継続的に取り組んでいくことは、依然として重要なテーマです。

　ビオダンサの優れた点の一つは、神経生理学や心理学的な面に配慮しながらも、動作、音楽、タッチ、ハグなどの豊かな身体接触を積極的に利用することで、感情面を通して心身に働きかける統合的なプログラムが組み立てられている点です。こういった特性にはラテンの国で生まれたという事情もあるでしょうが、まさしく、多くの日本人が苦手としている領域ともいえ、慣れるまではある程度の抵抗感を感じるのが一般的です。しかし、日本社会に育った日本人であっても、多くの人は定期的にクラスに参加することによってそういった「壁」を乗り越えていけるといえます。それゆえ少しでも多くの日本人が、この面での身体、感情の発達に取り組まれることを望みます。

　そもそも、天岩戸のアメノウズメの踊りから始まり、一遍上人（時宗）の踊り念仏、盆踊り、幕末の「ええじゃないか」運動、阿波踊り、よさこい踊りなど、日本人のDNAの中には、踊り好きの民族性もあるのではないでしょうか。また、按摩、指圧、武道など、身体に触れる技法の文化も日本は豊かに持っています。よって、ビオダンサに限らず、さまざまな身体技法や身体運動を体験し、それに親しむことが、人間性を豊かにし、より心身の統合された健康的な個人および共同体の維持に貢献するものと考えられるでしょう。内向き志向と評される現代日本において、身体性の回復および促進は、今、最も必要とされる国民的課題の一つではないでしょうか。ビオダンサをインテグラル段階への変容のアプローチの一つとして位置づける試みについては、第11章を参照ください。

ダンスセラピーを受けるにあたって

　ダンスセラピーをダンス・ムーヴメント心理療法（サイコセラピー）とダンス・ムーヴメント・セラピー（またはアプローチ）に区分し、それぞれソマティック心理学とソマティックスに対応させることも考えられます。しかし、グレーゾーンが広いため、

厳密に区分することは現実的ともいえず、ダンス・ムーヴメント療法（セラピー）や単にダンス療法と総称されることも多いようです。よって、心理的要素を重視し、セラピストに一般的な心理療法（臨床心理学やカウンセリング心理学など）の学位を要求する団体もありますが、まったく要求しないものも多くあります。通常、ダンス・ムーヴメント・アプローチやボディワークの養成スクールの課程は、心理学・心理療法の専門家を育てるために構成されているのではないと理解しておく方がよいと思います。また、当然ながら、ファシリテーターやプラクティショナーの力量や特徴（得意分野や不得意分野）も各人によって異なってきます。

　セラピスト自身の背景や方針によって、心理的な要素が組み入れられていたり、逆に、心理的な領域にコミットすることを避けることもあるでしょう。心理面が考慮されている方がよい場合もありますし、純粋に身体的な面だけにフォーカスする方がよい場合もあります。クライエント・参加者の側からも、今の自分が何を必要としているのか、どのようなものが適切であるのかを問い続けることが重要です。よって、精神疾患などのある人や心理的に辛い時期にあり、感情的に極めて不安定な人には、いきなり深いところにある感情に向き合うのではなく、たとえば、優しいリラクセーションをもたらすちょっとした運動だけでも十分かもしれません。そのような心理状態では、たとえば、ビオダンサのような感情の活性化を促す可能性の高いワークを無条件に勧めることはできません。同じくボディワークにおいても、感情面に関わるローゼン・メソッドなどでも、トラウマ直後の人や、心理的な混乱状態にある人には、まず精神科医やサイコセラピストなどの心理の専門家にかかることを勧めています。メンタル系の通院歴を持っていたり、向精神薬を使用している人は、事前にファシリテーター、医師、心理の専門家などに相談されるとよいでしょう。

第9章　最新ソマティック心理療法
―― PTSDとトラウマからの回復

> 人間のスピリットは、その本来のグレイスフルネス（優美さに満たされている状態）を回復し、自我のためにそれがとらわれている状態から自由になり、宇宙の流れへの参加を感じたいと希求している。
>
> アレクサンダー・ローエン『からだのスピリチュアリティ』

　今日、心理療法として、ソマティック心理学に期待されているのは、たとえば、トラウマ・PTSDの分野や摂食障害など身体と関わる分野への適用です。トラウマ療法としては、神経生理学との連携による身体記憶や身体イメージの扱いが要点となってきます。本章では、近年、めざましい発展をしているトラウマ療法としてのソマティック・アプローチ、いわゆる第四世代ソマティック心理療法の基礎理解を深めていきましょう。

　本章の前半では、米国のロスチャイルド（Babette Rothschild）の『PTSDとトラウマの心理療法――心身統合アプローチの理論と実践』（創元社、2009）などを参考にしながら、PTSDおよびソマティック心理療法の基礎理解を進めていきます。ロスチャイルドの著作は、ソマティック心理療法の「常識」を語ってくれるバランスのよいものです。そして後半では、トラウマの身体心理療法の代表として、リヴァインのソマティック・エクスペリエンス、オグデンのセンサリー・モーター心理療法を取り上げ、概観します。また、身体運動、身体感覚を療法の核心として取り入れている点からソマティック心理療法と捉えることもできるシャピロのEMDRにも簡単にふれておきます。

1. PTSDとは何か

　PTSDは、米国精神医学会による『精神疾患の診断・統計マニュアル』の第三版、いわゆるDSM-III（APA, 1980）において初めて登場した診断分類です。

PTSD とは、日本語では「**外傷後ストレス障害**」という意味で、post-traumatic stress disorder の略式表現です。

ストレスという専門用語を作ったのは、ハンガリー系カナダ人の生理学者**ハンス・セリエ**（Hans Selye 1907-1982）といわれています。彼は、「任意の要求に対する非特異的な身体反応」を**ストレス**と定義しました。ストレスの中でも**外傷性（トラウマ性）**ストレスは、重度のものです。外傷性ストレスによって、身体の神経系の過覚醒が引き起こされ、脅威に直面したとき、いわゆる 3F と呼ばれる三つの基本反応の**闘争**（fighting）、**逃走**（flight）、**凍りつき**（freezing）のうちのどれかが選択されます。

このような高ストレス下では**ホメオスタシス**（恒常性）が乱れ、一時的に覚醒亢進状態が高まることを意味しますが、反応自身は自然なもので、生存の可能性を高めるという点からも適切なものです。通常は事後にそれらの反応は徐々に収まっていきます。しかししばらく経っても高ストレスの症状が収まらずに日常生活に支障をきたす場合、**急性ストレス障害**（acute stress disorder, ASD：PTSD の短期間バージョン）と診断されます。外傷性ストレスの症状が事件終了後も、1ヶ月以上持続する場合、心的外傷後ストレス（ポスト・トラウマティック・ストレス、PTS）という用語が適用されます。PTS の症状が悪化し、事件後 1ヶ月以上が経過しているにもかかわらず日常生活を送る機能に大きな障害が認められる場合、**PTSD** と診断されることになります。PTSD の主要な症状は、①**再体験**（re-experiencing）、②**回避・麻痺**（persistent avoidance & numbing）、③**過覚醒**（hyperarousal）の 3 つですが、いずれも身体症状に関わるものとなっています。

2. トラウマのメカニズム

トラウマの生理学的メカニズムにおいて、主要なものが **HPA 軸**と呼ばれる防衛システムです。

防衛システム：HPA 軸

HPA 軸（Hypothalamus-pituitary-adrenal axis）は、視床下部―下垂体―副腎の 3

つの部分の連携による「外部からの脅威」に対応する生存のための防衛システムです。トラウマ性の出来事に直面したとき、闘うか逃げるなどの脅威への準備行動をとるために、大脳辺縁系から神経伝達物質が放出されます。それによって、**自律神経系**（ANS）の**交感神経系**（SNS）は活性化し、極度の覚醒状態になります。交感神経系の覚醒に反応して身体変化が生じます。血液は皮膚や内臓から急速に筋肉内に流れ込み、心拍数、呼吸数、血圧が、筋肉に多量の酸素を与えるために上昇します。瞳孔は、より鮮明に見るために拡大します。一時的には高ストレス状態になりますが、トラウマ性の出来事を体験した多くの人は、交感神経系を覚醒させ、闘争や逃走を成功させることにより、ストレス・レベルも徐々に低下し、その後、トラウマに悩むことはなく、PTSDを発症することもありません。

　しかし、闘うことも逃げることもできない場合、大脳辺縁系は、もう一つの自律神経系（ANS）である**副交感神経系**（PNS）も同時に活性化させるのです（通常、副交感神経系は、交感神経系と相互補完的に働くので、同時には活性化しません）。つまり、交感神経が極度の覚醒を継続する一方、副交感神経は、身体の行動を凍りつかせます。車にたとえると、アクセルとブレーキーを同時に踏むような緊急事態です。動物にたとえれば、ネコに捕まったネズミのような硬直・弛緩状態です。これは外部からは麻痺、無感覚、仮死状態のように見えますが、このような**凍りつき**（freezing）**体験**においては、時間がゆっくりと流れ、身体感覚と感情が麻痺すると体験者は述べます。**解離の症状**と考えられます。動物に襲われた人や、高所から落下した人は、この種の解離は、体験中の身体的苦痛と感情的恐怖を軽減する効果があったと報告しています。そして、仮死状態のネズミは、ネコが興味を失った後に目覚めて逃げます。脅威から逃げることが不可能だと自覚したときにのみ発生する凍りつき反応は、生き残るための優れた機能の一つであるといえます。

　しかし、闘争―逃走反応を選択した人たちと比べて、トラウマ性の出来事の間に凍りつき症状を体験した人たちの場合、交感神経系と副交感神経系の双方が過覚醒状態である身体症状が慢性的となり、心理的、外部環境的な**誘発因子**（トリガー）によって容易にPTSDが発症する（図9-1参照）と考えられます（Bremner et al., 1992; Classen, et al., 1993）。トラウマ的な出来事を経験した「サバイバー」は、事後の人生においても過去のトラウマに苦しめられる確率が高い

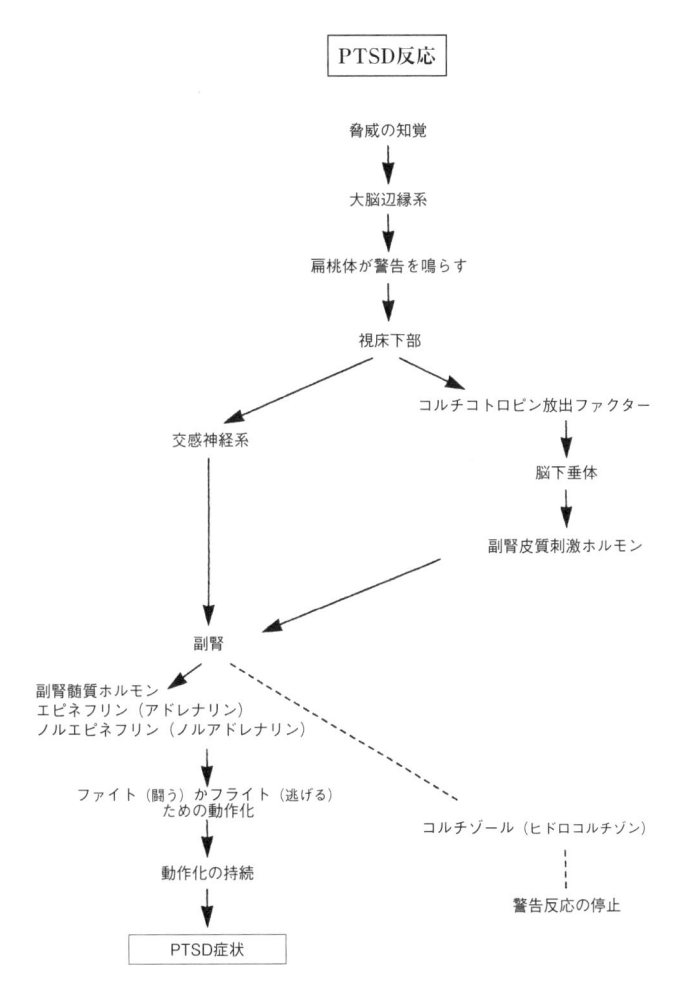

第9章 最新ソマティック心理療法——PTSDとトラウマからの回復

```
                    ┌─────────┐
                    │ PTSD反応 │
                    └─────────┘
                         
                      脅威の知覚
                         ↓
                      大脳辺縁系
                         ↓
                   扁桃体が警告を鳴らす
                         ↓
                      視床下部
                      ↙      ↘
              交感神経系    コルチコトロピン放出ファクター
                                      ↓
                                   脳下垂体
                                      ↓
                               副腎皮質刺激ホルモン
                      ↓       ↙
                      副腎
                      ↓
         副腎髄質ホルモン
         エピネフリン（アドレナリン）
         ノルエピネフリン（ノルアドレナリン）
                      ↓
         ファイト（闘う）かフライト（逃げる）
              ための動作化            コルチゾール（ヒドロコルチゾン）
                      ↓                      ┆
                  動作化の持続                 ┆
                      ↓                 警告反応の停止
                ┌─────────┐
                │ PTSD症状 │
                └─────────┘
```

図9-1　視床下部—下垂体—副腎（HPA）軸
（ロスチャイルド、2000/2009より）

のです。

　生存に関わる事態に対応するHPA軸の発動は副産物をもたらします。たとえば、体内の病原菌と戦う抵抗力まで、闘争—逃走のエネルギーにまわされるので、免疫システムの機能の低下がみられます。また、生存確率を高める緊急時対応がとられるので、情報処理が遅くなる大脳皮質を経由しません。よって、意識・思考レベルの低下がみられることになります（リプトン, 2005）。

3. 記憶と情動の科学

　トラウマ・PTSD の療法では、記憶の問題は脳の構造とも関連しながら中核の位置をしめます。ここでは、記憶の基礎知識およびトラウマ記憶に大きく関与している二つの脳の器官を見ていきます。

顕在記憶と潜在記憶

　基本的なレベルにおいて、記憶は感情（情動）と密接な関係を持っています。記憶の基礎を理解することは、感情について理解するに際して、ソマティック心理学を学ぶに当たって、また心身統合についての理解を深めるためにも必須です。一般的に記憶とは、内部および外部環境から知覚した情報を記録し、保存し、想起することに関係しています。すべての感覚は、世界をどのように知覚するかに向かって統合されるのです。脳は知覚を処理し、そして思考、感情、イメージ、感覚、行動的な衝動として、つまりは記憶として保存します。

　ある情報が、記憶になるためには、三つの基本段階を経る必要があります。すなわち、①記録のプロセスで情報を脳に刻み込む処理である**符号化**（encoding）、②いかに、そしてどのくらいの期間、その情報を保持するかという**記憶保存**（storage）、③保存された情報にアクセスし、再び意識上に持ってくる**記憶検索**（回復, retrieval）の三段階です。情報の種類によって、保存の難易度は違ってきます。一般的に、重要度が高く、感情的な負荷が高いほど（肯定的、否定的に拘らず）、情報（もしくは、多くの情報から作り上げられた一つの出来事）は、保存しやすいようです（Schacter, 1996）。

　1980 年代後半から 1990 年代初期に、基本的には、記憶には**顕在記憶**（explicit memory）と**潜在記憶**（implicit memory）という二つの大きな範疇があることが発見、検証されました。顕在記憶は意識的であり、言葉を必要とします。それは、概念、事実、記述、思考から成ります。一方、潜在記憶は無意識的です。それは、感情、感覚、動作、自動的な手続きから成っています。

　顕在記憶は、**宣言（陳述）記憶**（declarative memory）とも呼ばれます。そして、言語は、顕在記憶の保存と想起の両方に必要不可欠な媒体です。顕在記憶とは、

単なる事実の集積ではなく、思考と段階的な叙述が要求される想起の働きも含んでいます。顕在記憶のおかげで、体験を言葉で表すことができ、人生を語ることができ、意味を見出すことができるのです。トラウマ性の出来事の顕在記憶は、関連した出来事を想起し、時系列に詳しく話せることに関係します。近年、いくつかの PTSD の発症は、トラウマ性の出来事の記憶が、何らかの理由で顕在意識に保存されない時に起こるものと考えられています。

　一方、潜在記憶は非言語的です。潜在記憶は、自動的な手続き、内的状態に関わります。潜在記憶は、顕在記憶へと橋渡しする働きを無意識的におこないます。逆に言えば、非言語的な行動の統合は、習性、癖、潜在記憶といったものを理解することによってもたらされるのです。学説史的には「行動パターンは、繰り返しや関連付け（連想）によって学習される」という概念は、1949 年の**ヘッブ**（Donald Hebb）の『*行動の機構*』（*The Organization of Behavior*）で発表されたものであり、ニューロンの同期な発火が繰り返されることで、さらに同期に発火する傾向が強まることを唱えたのです。このような考えから、神経回路や神経ネットワークという概念が発達していったのです。そして 1986 年に、**シャクター**と**シンガー**によって、今日、脳科学やソマティック心理学の分野で非常によく使われる潜在記憶という概念が創られるに至ったのです。潜在記憶

	顕在的＝宣言的	潜在的＝非宣言的
プロセス（過程）	意識的	無意識的
情報の種類（タイプ）	認知的	感情的
	事実	条件
	心	身体
	言語的／意味論的	感覚的
	オペレーションの叙述	自動的スキル
	手続きの叙述	自動的手続き
大脳辺縁系構造の媒体	海馬	扁桃体
成熟度	3歳ごろ	出生時より
トラウマ性の出来事やフラッシュバック中の活動	抑圧	活性化
言語	語りの構成	言葉で表せない

図9-2　記憶のカテゴリー（ロスチャイルド, 2000/2009より）

は、**手続記憶**（procedural memory）とか**非宣言記憶**（nondeclarative memory）とも呼ばれ、学習した処理手続と行動の保存および想起に関わるものです。潜在記憶のおかげで、乗り方の手順を一つずつ想起しなくても、無意識に自転車に乗ることが可能になります。

身体記憶と脳

「**身体記憶**（somatic memory）」という用語は無意識的である潜在記憶を意味します。身体記憶といっても、記憶をしているのは脳であり、身体が記憶を保持していることを意味するものではありません。身体記憶は、脳と身体の神経システム（自律神経、感覚神経、そして体性神経）の相互コミュニケーションを意味します。たとえば、自転車に乗るとき、実際に動作を思い出すのは筋肉ではありません。動作のパターンは、脳内に蓄えられていて、自動的に行われるので、手順を考える必要はありません。自転車の乗り方やタイプの打ち方や泳ぎ方を一度身につけると（身体は）忘れません。

身体記憶は、基本的に脳内に蓄えられた記憶と考えられます。脊髄損傷によって脳と筋肉との間の伝達が妨げられ、麻痺に至る事実は、筋肉が、いつどのように収縮するかの動作を起こす指示を脳から受けていることを意味しています。たとえば、右手を事故で欠損し、もはや無いにもかかわらず、右手の手のひらが痒く感じるなどいわゆる「**幻肢症状**」が現れるのは、失った手足の身体記憶が脳に蓄積されているからだと考えられます。

身体もまた、トラウマ性の出来事を「記憶」しています。感情（たとえば、悲しみや怒り）や身体症状（たとえば、痛みや震え）で構成される身体感覚と、動作（たとえば、戦う、逃げる、凍りつく）を作り上げているパターンは、すべて脳内に記録されるのです。

扁桃体と海馬：情動と記憶に関する脳内器官

大脳辺縁系に属する情動の発生や記憶に大きな役割を果たす中枢である二つの関連領域があります。扁桃体と海馬です。

扁桃体（amygdala）は、ストレスとなる出来事に対する感情と反応を処理し、

第9章 最新ソマティック心理療法――PTSDとトラウマからの回復

蓄積します。恐怖や嫌悪などネガティヴで高負荷な感情は、それらの感情と結びつく身体感覚と一緒に大脳皮質において潜在記憶として記録されるようです。アドルフス（Adolphs, R. et al., 1999）らによると、右脳の扁桃体に損傷がある人たちは、恐れ、怒り、悲しみなどのネガティヴな表情の認識に障害が出るが、左脳の扁桃体に損傷を持つ人には障害がないことを発見しています。また幸せな表情の認識は扁桃体の損傷との関係はないといいます。扁桃体は、脅威に遭遇した時に、闘うか逃げるか、または凍りつくかに身体が備えるための警告機能を果たします。

扁桃体は、どれほど覚醒状態が高くなっても機能し続けると考えられています。このことは、感情の乱れ、身体感覚の障害、行動衝動の混乱などが、どこで覚醒したかの文脈性や、それらの症状に関する顕在記憶的な情報とつながらないまま、潜在記憶の中に存在し続ける、という厄介な状況を招く可能性があることを意味しているのです。

一方、**海馬**（hippocampus）は、時間と空間の中に記憶を文脈的または時間軸的に位置づける機能を果たします。情報は海馬を通じて処理された後に、大脳皮質に顕在記憶として記録されます。この機能が、トラウマ記憶と密接に関わってきます。つまり、自律神経系の覚醒が過度に高くなると、多量のストレス・ホルモンの分泌によって、記憶に時系列性（文脈）を与える海馬の機能が働かなくなるのです。トラウマ性の出来事に遭遇している間、過覚醒状態にまで至る極度の恐怖とストレスのため、そこでの出来事を理解する能力が低下することはめずらしくありません。その結果、トラウマ性の出来事は、過去の体験として時間軸上に定着できず、顕在的なものとして記憶されない状況を招きます。トラウマ体験時のイメージ、感覚、そして感情が呼び起こされても、潜在記憶であるため、過去のものとして明確に理解することが困難になるのです。

扁桃体は誕生時には成熟しており、その後、2、3年の間に海馬が成熟することがわかっています（Nadel & Zola-Morgan, 1984）。扁桃体は、幼児期の体験の感情的、感覚的な内容の蓄積を促進しますが、海馬はまだ機能していません。つまり、幼児期の体験によって作られた記憶は、感情と身体的感覚は含みますが、内容や時系列的な連続性を欠くのです。それゆえ、扁桃体と海馬の発達時期のギャップが、幼児期の体験を記憶として想起できない**幼児健忘症**（infantile amnesia）の現象を引き起こすと考えられます（Nadel & Zola-Morgan, 1984）。

感情の知性

 Emotional Intelligence（1995 邦題『EQ ——心の知能指数』）において、ゴールマン（Daniel Goleman）は、二つの知性があることを唱えます。**認知の知性**（cognitive intelligence）と**感情の知性**（emotional intelligence）です。感情の知性も実際には記憶や学習の能力を持っているのですが、「無意識」で行なわれるため、私たちは「意識的には知らない」だけなのです。脳生理学的に異なるエリアで機能するものであったとしても、双方向的な神経によって、思考と感情の二つの知性は、お互いにつながっています。よって、思考中枢も感情中枢に影響を与えるのですが、感情中枢とされる大脳辺縁系も、思考中枢の大脳新皮質に影響を与えるのです。

 近年の重要な発見は、しっかりとした神経回路ができていて、感覚から入力される情報は、大脳新皮質に伝達される前にまず大脳辺縁系の扁桃体でチェックされるということです（LeDoux, 1996）。意識的に物事が理解される前に、その情報の意味や重要性が、扁桃体にいわば蓄積されている非言語の感情記憶を通じて把握されるのです。物事を認識する前に、それが好きか嫌いか、また安全か危険かなどをすでに判断しているということです。扁桃体を含む大脳辺縁系には、感情的なものとしての記憶が書き込まれています。覚醒が強いほど、感情的な刻み込みはより強烈になされます。しかしながら、この神経回路は曖昧なところがあって、記憶は、関連すると思われるところ（たとえば、怒りなら怒りのところ、悲しみなら悲しみのところ）に分類され、時間的な新旧に関係なく書き込まれるのです。たとえば、あなたが、悲しみの要素を持つ体験を今現在しているとすると、過去の同じような悲しみの感情記憶と結びついて知覚されることになるのです。

 このような発見は、衝動性、恐怖症、PTSD、感情障害のような精神疾患の理解にとって非常に重要です。危機の間、大脳辺縁系による脳全体のコントロールは、合理的な思考をする新皮質に勝ります。いわゆる「**感情によるハイジャック**」と呼ばれる状態です。ルドゥーによると、この脳の回路は、意識的な認知機能を司る大脳皮質が関与しないという意味において、「無意識」の存在の生理学的な根拠を示しているのです。このような認知的な無意識は、感情記憶から生まれ、危機の知覚によって働きだします。

前述のように、扁桃体は出生時には機能する一方、出来事を文脈的に処理する海馬が十分に機能するまでには2、3年が必要とされます。しかし、感情的な意味での記憶は、出生以前の子宮内にいる胎児のときから生じているのであり、言語的でなく非言語的な形で、または感情の結びついた塊として貯蔵されているのです。これがユング心理学のいう「感情を伴ったコンプレックス」の始まりなのでしょう。スタイン（1998/1999）によると、ユングは、トラウマと結びついたイメージ群やそれらに纏わる凍りついた記憶（抑圧され、無意識に埋められた体験の記憶）が、コンプレックスを構成していると考えました。コンプレックスは、トラウマが情動の負荷された記憶イメージを作り出し、それが生得的な元型的イメージと結びつくことで、情動というエネルギーを持った永続的な心的複合体となったものです。その後も、この情動によって、関連するさまざまな連想される要素が次々と結びつけられることで、そのコンプレックスは成長していくことになります。

　私たちが合理的な観点から見て、ある出来事や刺激に対して過度の反応をしているときは、無意識である過去の類似する要素のある身体記憶、潜在記憶と結びつけて思い出している可能性があります。よって、実際の心理療法のセッションにおいても、クライエントに対して、海馬で言語的、文脈的に記憶されていることにワークするよりも、非言語的な感情のプロセスを通してワークをする方が有効であると想定されます。

　大脳の前頭前野は、大脳辺縁系とつながっており、調整スイッチの機能を持っています。感情が生じると、前頭前野はさまざまな反応の損得を分析して、より利益を得ることができる行動を選択しようとし、感情的なバランスを保とうとします。

　感情のハイジャックには二つのプロセスがあります。最初のプロセスは、刺激が扁桃体を誘発することです。そして次のプロセスは、前頭前皮質が調整に失敗することです。これはPET（陽電子放射断層画像）やfMRI（機能的磁気共鳴画像）によって実際にそのときの脳の代謝状態を観察することによって知ることができます。たとえば、PTSDに苦しんでいる人は、大脳新皮質は活動が低調で冷たく青いままであり、扁桃体の活動は活発でとても赤く示されます。

　外傷後ストレス障害（PTSD）の治療に携わる臨床家には、リラクセーションを学びながら、できるだけ感覚的な詳細をもって、安全な環境でトラウマの

> **コラム** 〈チョウチラのスクールバス誘拐事件〉
>
> 　1976年7月15日（火曜日）の暑い日、カリフォルニア州の人口5千人の小さな町チョウチラで、5歳から12歳までの子ども26人が乗ったスクールバスが乗っ取られました（Chowchilla school bus kidnapping）。子どもたちは狭い車に分乗させられ、11時間にわたって連れまわされた後、地中に埋められたトラック・コンテナーに閉じ込められたのです。そして暗闇の中で16時間すごした後に救出されることになります。当初、26人の子どもたち全員が「身体的には無傷」であり、心の障害を負ったのは一人だけとの報告がなされていました。
>
> 　テアは、事件の5ヶ月後の同年12月16日に実態の調査にチョウチラを始めて訪問し、そこで驚愕の真実が明らかになります。それは、心に何らかの障害を負ったのは、一人ではなく、26人中25人であり、大丈夫であったのは少年一人だけであるという事実でした。その一人の少年ボブ・バークレーこそ、絶望状態の集団において、最初に率先して自力で脱出穴を堀始めた少年だったのです。その後多くの子どもたちが協力してその作業に参加し、皆が生還できました。しかし、ほとんどの子どもたちの後の人生を大きく変える傷を残して。
>
> 　　　　　　　　Terr, L. (1990). *Too scared to Cry: Psychic Trauma in Childhood.*
> （西澤哲訳『恐怖に凍てつく叫び―トラウマが子どもたちに与える影響』金剛出版、2006参照）。

体験を再現し語ることが前頭前野を再活性化することを助けると考える人が多くいます（Charney, 1993）。

　もし大脳辺縁系が活発になり、前頭前皮質が耐えられなくなると、新しい情報を思い出す能力はおかしくなります。これは学習し、判断をするといった能力が子どもたちに育たないことを意味するので、とりわけ慢性的な感情ストレスをもつ子どもたちは厳しい状況に置かれます。もちろん、情操教育や感情の記憶にも影響を与え、子どもたちは、自分が本当に感じていることや欲していることを知ることができないまま大きくなる原因にもなります。

　臨床的な観点からみると、現在に起きている刺激（感覚）に注意を向ける能力を再教育することはトラウマ治療の有望な選択肢となりえるのです。

4. トラウマのタイプを見分ける

　人は皆、同じようにトラウマに対する反応を起こすのでしょうか。トラウマがタイプに分類できることと、その大切さを最初に提唱したのは、米国の精神科医**レノア・テア**（Lenore Terr）であり、子供のトラウマの研究を通してでした。それには米国ではよく知られている一つの事件がきっかけとなったのです。

　テアは、子どもたちのトラウマ体験を長年にわたって研究分析し、トラウマの反応には大きく二種類のタイプがあることに気づきます。トラウマを持つ子供たちは、大きくタイプⅠとタイプⅡの二つに分類できることを示しました。

　タイプⅠのクライエントとは、1回だけの突発的な体験として起きたトラウマ性の出来事を体験したクライエントを意味します。3歳以上でトラウマ性の出来事が起きたときは、歪んだ形であるかもしれませんが、「記憶」として残る傾向があります。タイプⅠトラウマは、**単回性トラウマ**（single trauma）とも呼ばれます（Doctor ＆Shiromoto, 2010）。

　タイプⅡのクライエントは、慢性的、反復的なトラウマ体験に曝されてきたクライエントのことです（Terr, 1994）。タイプⅡトラウマは、生育環境に関わることが多く、症状も長期化します。否定、麻痺、解離、怒りの症状を対処法（coping skill）として身につけている人が多くいます。3歳以下でトラウマ性の出来事が起きた場合、反応は、主に海馬の機能の未成熟のため、「記憶」としてではなく、感覚・身体記憶として記録され、後に、「視覚」や身体感覚の症状となって表れるのです。タイプⅡトラウマで、成人になっても無くならないものは**複雑性トラウマ**（complex trauma）とも呼ばれます（Doctor ＆Shiromoto, 2010）。

　テアは両タイプの共通する四つのトラウマ反応の特性として、①強烈な視覚化あるいは反復的な想起、②反復的な行動、③トラウマの出来事に関連した恐れ、④人間、人生、将来に対する基本的な態度の変容をあげています（西澤, p.109）。テアは、子どもは大人より、視覚的な反復想起が頻繁で、出来事を、身体を使った行動で再現することが多いとします（Terr, 1981a）。「行動の再現が頻繁に起こる場合、それが明確な人格特性となってしまうことがある。こうした行動特性が成人の人格障害へと発展していったり、あるいは、再現を身体

生理的なレベルで繰り返した場合には身体疾患のような表れとなることもある」(p.13)とテアは言います。これは、PTSDは、行動の再現性（身体）とパーソナリティ障害（心理）との関連性の障害であることを示しているのであり、ソマティック心理学の知見が非常に有効です。心身両面におけるトラウマ体験の統合と解決が、トラウマ療法の目標なのです。

トラウマのタイプは子どもだけに特有なものではなく、大人にも当てはまるものと考えられます（Rothschild, 2000/2009; Solomon & Heide, 1999）。たとえば、ロスチャイルド（2000）は、タイプIIのクライエントをさらに下位のグループに分けます。

・**タイプIIA**：多くのトラウマ経験に拘らず、個々のトラウマの出来事を区別できます。このタイプは、一時に一つのトラウマについて話すことができ、それに取り組むことができます。「タイプIIA」の幼児期の生育歴は、通常、安定性と健全な愛着を含んだものです。よって、このタイプの人たちは、回復力（resilience）を含む多くのリソースを持っています。

・**タイプIIB**：複数のトラウマが混在し、トラウマの個別性が明確でありません。タイプIIBは、一つのトラウマについて話し始めても、すぐに他のトラウマと混線してしまいます。ストレス・レベルが非常に高いため、出来事を筋道立てて話すことは困難です。

・**タイプIIB（R）**：安定したリソース（資源）の背景を持っていますが、トラウマ体験の複雑さに圧倒されており、もはや回復力を維持できません。

・**タイプIIB（nR）**：回復のためのリソースを奪われた不安定な背景を持っています。**境界性パーソナリティ障害**（BPD）の特徴がよく見られます。**解離性同一性障害**（DID）は、このタイプの極端な状態と考えられます。

クライエントのトラウマ・タイプの診断をすることで、基本的な治療の方向性がわかります。たとえば、タイプIとタイプIIAのクライエントは一般的に、セラピストへの転移の心配は大きくありません。治療関係に重心を置き過ぎずに、トラウマの出来事に直接取り組んでも問題ありません。

一方、タイプIIBクライエントには、治療関係を通じてのリソースの再構築

が、トラウマ記憶を直接扱う前提条件です。安定したリソースの豊かな背景を持っているタイプIIB（R）の人は、再び思い出すことでリソースとつながれます。しかし、リソースがほとんどないタイプIIB（nR）のクライエントの場合は、最初からのリソースの構築が必要となります。タイプIIB（nR）のクライエントにとって、セラピストとの治療関係への取り組みは最重要であり、セラピーの要となる要素です。

- **タイプIII**：これは、ロスチャイルドではなく、1999年に、**ソロモン**（Eldra Solomon）と**ハイド**（Kathleen Heide）の論文で導入された分類です。侵入とトラウマ体験の激しさによるタイプIIの細分化です。幼児期から何年もの間における複数回にわたる広範囲な暴力的な出来事が原因となります。また、確たる理由も無く、自殺願望や絶望感に襲われます。このタイプIIIの人は、通常、自分の子ども時代をポジティヴに評価していますが、注意深く話を聞くと、生育暦の中に長期の虐待があったことが明らかになります。多くのタイプIIIの人は、絶望、虐待の人間関係、親密さからの回避、信頼することに関わる大きな問題を多く抱えています。自分自身の感情を感じることが苦手ですが、頭痛や腰痛などの明らかな身体症状や薬物アルコールなどへの依存傾向を持っていることが多くあります（Doctor &Shiromoto, 2010）。このタイプIIIは、ロスチャイルドの分類ではタイプIIB（nR）に相当します。

トラウマ治療に**アタッチメント理論**を適用することは、タイプIIIまたはタイプIIBのクライエントの場合、特に重要です。彼らの多くは、機能不全で虐待的で怠惰な養育者に育てられていることがよくあります。こうした場合、セラピストとクライエントの間で健全なアタッチメントを育むことは、トラウマ記憶、とりわけ発達段階における初期トラウマに取り組むための必要条件の一つなのです。

5. トラウマ療法の「常識」

これまでの記述から、トラウマ、PTSDは心と身体にまたがる典型的な精神障害であることがわかります。米国のロスチャイルドはソマティック心理療法家の立場から、安全なトラウマ療法の基本をまとめています。

1）安全なトラウマ療法のための10の基本

ロスチャイルドは、以下のような安全なトラウマ療法のための10の基本を提示しています（『PTSDとトラウマの心理療法ケースブック』ロスチャイルド, 2000/2009）。

① 最初にして最も大切なこと：治療の内外においてクライエントの安全性を確立する。

② セラピストとクライエントの間のよい関係を伸ばす。（たとえ、数年かかろうとも）トラウマの記憶に取り組んだり、またどのような技法を適用する場合でも前提となる条件である。

③ クライエントとセラピストは「アクセル（＝プロセスを促進する作業）」を使う以前に「ブレーキ（＝プロセスを止める作業）」の扱いに自信がなければならない。

④ クライエントの内的および外的なリソース（＝健全性・肯定性の拠り所となるもの）を特定し、そのリソースの上に治療を構築する。

⑤ 心的防衛をリソースと見なす。コーピング戦略／心的防衛を取り除かずに、代わりにもっと多くの選択枝をつくる。

⑥ トラウマの仕組みを「圧力釜」と見なす。心理療法では、常に圧力（ストレス）を減じることを優先すべきであり、決して増やすことではない。

⑦ クライエントが療法に適応するのを期待するのではなく、療法をクライエントに合わせる。そのためには、セラピストがいくつかの理論や治療モデルに通じている必要がある。

⑧ トラウマとPTSDに関する心理学と生理学双方の理論について幅広い知識を持つ。そのことでミスを減らし、セラピストが各クライエントの必要性に応じた技法をつくり出すことが可能となる。

⑨ クライエントは各人が違うと考える。従順的でないとか介入に失敗したからといって、クライエントを判断しないように。また、一つの介

入が、二人のクライエントに同じ結果をもたらすなどと、決して期待しないように。

⑩ セラピストは、時には（治療の全コースの間さえも）どのような技法であってもすべて脇において、ただクライエントと話をする覚悟が必要。

2） 二つの「前提」と二つの「対応」

ロスチャイルドの「10の基本」とも重なりますが、セラピストは、以下のような二つの「前提」と、対応する二つの「対応」を「常識」として理解する必要があるでしょう。

前提1：トラウマ治療は危険になりうる

米国では、多くのクライエントにとって、トラウマからの回復の治療が、実際の事件と同じくらいかそれ以上の恐ろしい経験になっているとロスチャイルドは言います。ほとんどのトラウマは、比較的短い時間の出来事です。しかし、回復のための方法の選択が適切でない場合、一生にわたってその傷に苦しむことになります。

たとえば、「トラウマを思い出すこと」、つまり、トラウマの記憶を何度も何度も繰り返し調べ、再体験することが、トラウマ治療では当然の常識であると考える治療者も少なからずいるのですが、「常識」を通してみても、そのようなアプローチは多くの人にとって破壊的な行為となる可能性が低くないことは明白であるとして、ロスチャイルドは疑問を提示します。この心的外傷を再体験させることの危険性は、1932年の時点ですでに、フロイトの愛弟子であったフェレンツィによっても表現されています。

> 外傷的─分析体験において苦痛が耐えがたいところまで高まるため、患者は事件の客観的観察者、記録者の立場を放棄し、苦悩の嵐に呑み込まれてしまい、そうなると思考も願望もすべて押しつぶされ、理性に近づく道はことごとく閉ざされ、苦痛からの解放を求めて恐ろしい不安の叫びを上げることしか許されない。

（森茂起訳『臨床日記』, 2000, 196-197頁）

近年では、自己教示法、ストレス免疫訓練（ともに略称はSIT）などによって、ベック、エリスと並ぶ**認知行動療法**（CBT）の創始者である米国の心理学者**ドナルド・マイケンバウム**（Donald Meichenbaum）が、トラウマ心理治療として曝露的な再体験を使う方法はクライエントを危機的な状況に追い込む可能性が高いとして激しく非難しています。

実際、トラウマから回復した人は、それほど強烈なトラウマ記憶を持っておらず、すべての詳細を思い出したり、追及する必要はなかったりすることはよくあることです。多くのトラウマの犠牲者は、トラウマを思い出すように強要されることで、症状をさらに悪化させる危険があることにもっと注意を払うべきなのです。中にはトラウマからの回復には、まず症状の悪化が不可欠であるという人までいますが、「常識」に反する間違った認識であるとロスチャイルドは言います。トラウマ治療の基本は、クライエントを「安心させる」ことであるべきで、揺さぶり、苦しめることではありません。クライエントの「生活の質」を改善することが治療の一番の目的であるはずで、この文脈でのみ、過去の再体験はプロセスの一部として使われるべきでしょう。記憶が癒すものでなく、傷つけるものである限りは、トラウマ記憶を扱わないことが「常識」です。

対応1：過覚醒のレベルを下げることを優先する

前提1から導かれる対応1です。すべてのクライエントが、トラウマ記憶に取り組むことで、よい結果を得られるとは限りません。どのクライエントに主に封じ込める療法が適していて、どのクライエントに過覚醒状態を高める療法（たとえば、暴露法〔エクスポージャー〕）が適しているのかを見分けることは、安全にトラウマ療法を成功させるためには極めて重大です。過覚醒のレベルを低く保つことは、クライエント自身が、自分のセラピーのプロセスを熟慮し、統合し、意味づける環境を維持するための必要条件です。心理療法のセッション中に、クライエントが恐れを感じたり、混乱した心理状態になるときは、クライエントのストレスが極度に高まっていることを示しています。その心理的・生理的なエネルギーのレベルを下げることに細心の注意を払うのはセラピストの常識です。

前提2：クライエントは一人ひとり異なる

同じ人間は一人としていないのであり、複数の人に同様に効き目のある治療法はないというのも大切な「常識」の一つです。そして、クライエント一人ひとりの異なる要求に合うよう常識に基づいて治療が行われるときに、回復は最もスムーズに進展するというのもまた大切な常識なのです。
　セラピストが判断できないときは、クライエントに直接尋ねることも重要です。適切な質問をすれば、クライエントは、何が効果的で何がそうでないかを話すことができるからです。クライエントは、自分に効果があるのは何かについてよくわかっているのです。すべてのクライエントに合う唯一最高の療法など存在しません。
　一般的に、自分の実践に統合させるモデルやアプローチの数が多ければ多いほど、より多くのものをクライエントに提供できます。どれが最適に思えるかをクライエントに決めさせるのもよい方法ですが、悩ませることもあるので、一度に与える選択肢は多過ぎないように注意する必要があります。また、自分でセッションをコントロールしているという感覚をクライエントに与えることは、決定のプロセスにクライエントを巻き込む一つの長所でもあります。トラウマのクライエントにとって、自分の身体症状をコントロールできないということが大きな問題であり、コントロール感を獲得することは、トラウマからの回復にとって非常に意味深いことなのです。

対応2：適切な治療関係を考慮する

　「前提2」から導かれる対応です。サイコセラピストなら誰でも治療関係の大切さを理解しています。どのような治療関係が最適かは、クライエント一人ひとりによって違ってきます。また、特定の療法にこだわりすぎると、クライエントの個別対応性への焦点が曖昧となり、関係性の問題が後回しにされることにもなるでしょう。たとえば、タイプⅠとタイプⅡAのクライエントにうまくいったアプローチであったとしても、治療関係が最も大切であるタイプⅡB（またはタイプⅢ）のクライエントには難しいということは十分起こりえます。このようなクライエントに対応するためには、アタッチメント理論は必須です。アタッチメント理論は、人々の間の交流活動における心理的な衝動に焦点を当てます。第一養育者（通常は母親）と子どもの関係性はとても大切であり、後々の心理的な機能性に多大な影響を与えます。子どもと養育者の間の**健全な**

絆（bond）の構築が重要なのです。

　欧米では、1990年代以降、1950年代にボウルビィによって生まれたアタッチメント理論は再興し、今日では心理療法とトラウマ療法のほとんどすべてのモデルに浸透しています。中でもアタッチメント（愛着）の神経生物学についてのショア（Schore, 1994）とシーゲル（Siegel, 1999）らの著作にも大きく負っています。革新的かつなじみ深いというアタッチメント理論の近年の隆盛によって、サイコセラピストが直感や経験を通じてのみ知っていた考えや現象が、科学的な研究によっても担保されてきています。

　たとえば、セラピストとクライエント間の健全な絆が、子ども時代に持てなかったかうまく機能しなかった絆の代用になるという神経生物学的な証拠を私たち示してくれています。幼児期に持てなかったり、不十分であった情動的な二者関係性を補う機会提供の場として、治療関係の重要性が増しています。このことは心理療法にとって、科学は私たちがすでに知っていることを認めてきているということであり、治療関係は、たとえ現代的な技法を使わなくても癒す場でありうるということです。

　限度を設定されることで最も悪影響を受けるのは、タイプIIBのクライエントです。やっかいな問題を掘り下げ、傷つきやすい感情をさらけ出し、秘密を打ち明けるためには、あるレベルの信頼関係の構築が前提です。よって、EAP（Employee Assistance Program 従業員支援プログラム）などの場合、会社との契約によって（主に金銭的な補助という面で）セッションの回数が限られていますので、そのようなタイプのクライエントとの心理治療は困難なものになりがちです。また、セッションの回数が限られれば、クライエントが向き合うには準備不足であるにもかかわらず、トラウマの状況や記憶の解決に重きが置かれ、最も基本的な前提である安全性の確保ができない恐れもあります。

3）セルフ・ヘルプのための8つの鍵

　トラウマとの長年の臨床的な取り組みの経験を通して、ロスチャイルドは最新刊、*8 Keys to Safe Trauma Recovery*（2010）（『安全にトラウマから回復するための8つの鍵』邦訳未刊）で、自助（セルフ・ヘルプ）によるトラウマからの回復のポイントを、8つの鍵（キー）に集約しています。

第9章　最新ソマティック心理療法——PTSDとトラウマからの回復

> 第1の鍵：マインドフルネスの状態で、安全なトラウマからの回復の道について考える

　仏教などの東洋思想を根とする**マインドフルネス**（第3章参照）は、ゲシュタルト療法やソマティック心理学によって、心理学の世界に導入されました。1990年代以後、その実績から、マインドフルネスはトラウマからの回復のための重要な要素としての評判を勝ち得ています。今日ではトラウマ治療および研究の主流として、マインドフルネスの活用は必須なものにさえなっているのです。

　マインドフルネスは本来、東洋の瞑想やスピリチュアルな修行に関係するものですが、ここでは、米国での心理療法の文脈で使われているマインドフルネスに限定して述べたいと思います。マインドフルネスとは、身体感覚の意識（気温、緊張感、不安感など）、身体状態（空腹、眠いなど）、感情（幸せ、悲しい）など、イメージ、思考など、常に意識の中に入ってきたり、出ていったりしていることに自分で気づくことに焦点を当てることです。このことは、マインドフルネス状態にあると、身体のさまざまな情報にアクセスしやすくなることを意味しています。さまざまな情報にアクセスできることは、トラウマからの回復にも役立ちます。基本的に、マインドフルネスとは、今起きていること（それがどんな感情でも、思考でも、感覚でも、衝動であっても）を意識することです。

　神経学者のダマジオは、私たちの日常生活においては、認知の思考経路を使わずに、身体意識と感情意識（いわば無意識的な内臓感覚）によって、実際には物事の多くが判断されていることをソマティック・マーカー仮説によって示そうとしました（第5章参照）。私たちがマインドフルネスの状態になることによって、普段は意識していない自分の内部からの声を聞く機会が持てるようになります。トラウマの記憶の重大な部分に、潜在的な身体性記憶が関与していると考えられるので、マインドフルネスは、トラウマ記憶とのコンタクトを探るための安全な場となりうるのです。

> 第2の鍵：**生き延びたという結末から、トラウマと取り組み始める**

　まず、大変なトラウマとなる出来事を体験したけれども、ともかくも生き延びて、現在ここにいるという事実をはっきりと認識することが大切です。「結末としての現状」についてまず書いたりしてまとめる作業は、トラウマの過去

と今・現在は違うという認識が明確化されるので、トラウマ記憶に対する恐怖感の減少にもつながり、トラウマワークとして有効と考えられます。

第3の鍵：トラウマを思い出すことは必要ではない

トラウマ記憶への対処の基本フレームは、19世紀の終盤にはすでに考えられました。特に、フランスの精神科医**ピエール・ジャネ**が今日のトラウマ治療でも通用する枠組みの基礎を構想し、トラウマから回復するための三段階のシステムを開発したのです。

> 第一段階：安全性と安定性を確立する段階。
> 第二段階：トラウマ記憶の処理に関わる段階。
> 第三段階：第一段階、第二段階から得られたことを応用して、日常生活の中で統合することに焦点を当てる段階。

これは、著書 *Trauma and Recovery*（1992, 中井久夫訳『心的外傷と回復』1999）によって、長く日陰的な扱いであったトラウマ・PTSD の問題に注目を集めさせることに成功した**ジュディス・ハーマン**（Judith L. Herman）の**トラウマ回復の三段階**（第一段階の中心課題は安全の確立、第二段階は想起と服喪追悼、第三段階は日常生活との再結合）のもとになっているものといえます。ハーマンは幼児期からの長期・複数回にわたる虐待などによるトラウマ、いわゆる複雑性トラウマ（Complex trauma）による複雑性 PTSD の提唱で知られています。

ジャネは、第一段階が達成されてから、トラウマ記憶と取り組む第二段階へと進むように忠告しています。これは理にかなったものと思えますが、しかしながら、今日のセラピストの多くは、トラウマ記憶との取り組みを急ぎすぎているのです。トラウマの心理療法において、必ずしも皆がトラウマ記憶と取り組む必要はないとロスチャイルドは言います（Rothschild, 2010）。このあたりの状況をもう少し明確に知るためには、トラウマの種類についての理解を確認することも必要となります。前述のロスチャイルドの分類は、ここでは次のように提示されています。

① **解決済みのトラウマ**
② **単回性トラウマ**（single trauma, またはタイプ I）

③ **反復性トラウマ**（安定）(multiple trauma, またはタイプIIA)
④ **反復性トラウマ**（不安定）(multiple trauma, またはタイプIIB)

　②と③の場合、過去のトラウマと直接取り組むことが回復に有益な場合もあるでしょうが、①の場合、後悔など余計なものが出てくるだけであり、④の場合、ますます混乱を増長する可能性が高いので、トラウマと直面することは好ましくありません。

第4の鍵：フラッシュバックを止める

　以下は、フラッシュバックの状態を止めるための有効な手順の一つです。

① 身体の内部感覚に注意を払い、どのような感覚を感じているのか名前を挙げてみる。たとえば、心拍数、呼吸の変化、めまい、手汗をかく、足が震える、手が冷たい、胃がきりきりする。
② 感じている感情を特定する。たとえば：「私は恐ろしく感じます」
③ 身体症状は、ある記憶に対する反応であることを自分にはっきりと言い聞かせる。そうしたければ、フラッシュバックに短い名称をつける。
④ 外部から受ける感覚に注意を向けるようにする。少なくとも三つの見えるものや聞こえるものなどの名称を挙げる。
⑤ 今日が何年何月何日かを確認する。
⑥ 今いる自分の状況が、安全か危険かを評価する。
⑦ フラッシュバックは起きているけれど、現実には安全な環境にいる場合、自分に言い聞かせます：たとえば、「今、フラッシュバックを体験しているが、なんら危険な状況にいるのではありません」、または、「［③で付けたトラウマの名称］は、現在起きているものではない」
⑧ 安全な環境にいない場合、安全なところを探す。

第5の鍵：許しを受け入れる。羞恥心を受け入れる

　トラウマから回復するためには、罪や恥の感情を解消することが最大の問題である人もいます。トラウマに関して、特に、羞恥心と許しはつながっています。

① 「自分には限界があることを許し受け入れる」ことは大切な鍵です。

脅威に晒された状態においては、通常の大脳による思考の過程を経由せずに、大脳辺縁系の扁桃体が、受け取った外からの感覚情報を早急に処理し、身体に反応を起こさせます。つまり無意識のプロセスで自分が行動しているのであり、自分の行為について意識や理解していないのは神経生理学上、仕方の無いことです。よって、自分の限界を知り、自分を許す必要があります。

② 「自分の羞恥をシェアする」ことは大切な鍵です。

多くのトラウマからのサバイバーにとって、羞恥は大きな問題です。今日では、人類学者や心理学者によって、羞恥は、文化・社会の進化の過程で必要な役割を持ってきたことがかなり認められています。たとえば、近親姦は恥ずべき行為であるとされているので、社会規範が守られるという文化社会的側面があります。また、遺伝子の組み合わせの流動性が保たれ、多様な子孫を残すことができる生物社会的側面もあります。羞恥は、非常に社会的な関係性における感情なのです。よって、羞恥の問題を解消するためには、人との関係性についてワークすることが必要であると考えられます。海馬が過剰なストレス・ホルモン（コルチゾール）のため、トラウマの出来事が終了していると認識できない、扁桃体がストレス・ホルモンの放出を継続するのです。

トラウマ体験をした人の20〜25パーセントの人がPTSDになるといわれています（ロスチャイルド, 2010）。また、マイケンバウムは、米国国民の80パーセントが過去にトラウマ的な出来事を体験しており、そのうちの10パーセント前後の人がPTSDを発症するとしています（Meichenbaum, The 6th Evolution of Psychotherapy Conference, 2009）。このような反応は生理的（または無意識的）レベルのものであり、自分を恥じたり、責めたりする必要はありません。サポート・グループなど他人との体験のシェアは非常に有効と考えられます。

第6の鍵：より大きな一歩のために、小さな一歩を始める

いきなりトラウマの核心部分に直面するのではなく、自分の扱える範囲の小

さな問題から一歩一歩、自分のペースで進んでいって、自分で扱える能力が十分に育ってから、核心部分と取り組むのがよい方法です。

第7の鍵：**身体を動かす**

　身体を動かすことは、トラウマからの回復における効用が少なくとも二つあります。①凍りつき（freezing）状態で動けないことへの対処になること、②トラウマによるストレス反応の覚醒を封じ込めるための身体能力の増強になることです。

　①に関しては、もちろん、身体を動かせないから、凍りつき状態と呼ばれるわけですが、立ち上がるとか、一、二歩歩くとかといった単純な動作（それがたとえ指先の少しの動きや、視線の移動であっても）ができることによって、凍りつき状態の呪縛から逃れるきっかけ（まじない）にすることができるのです。

　②に関しては、マッサージやヨガなどの身体ワークを通じて、筋肉の緊張を緩和することは、ストレスから解放されるために多くの人が行っていることです。しかし、トラウマという大きなストレスを抱えている人には、そのまま当てはまりません。特に、PTSDや不安症、パニック発作の問題を抱えている人には、リラックスするほど、神経質になる場合も多いのです。そのような人の場合、身体を物理的に鍛えることが非常に役に立つことがあります。トレーニングによって、現実に筋肉が増え、身体が強くなることによって、身体的のみならず、心理的にも自分は守られているという安心の感覚が補強されるのです。

第8の鍵：**変容を創造する**

　不幸を幸福に変容させることは、トラウマからの回復にとても大きな効果があります。たとえば、自分が障害に苦しんでいるとすれば、同じ障害に苦しんでいる他人を援助する行動によって、援助される人だけでなく、援助している自分自身にも何かよい贈り物がもたらされるのです。目標を見つけ、それを成し遂げるコントロールの感覚を身につけることで、回復の道を歩むことができるようになっていきます。

　以上のようなセルフ・ヘルプのための8つの鍵が、トラウマ・PTSDに苦し

む日本人にとっても新しい「常識」となることを望みます。

> 6. さまざまなソマティック心理療法（SE、SP、EMDR）

　これまで見てきたロスチャイルドは、いわばトラウマ療法に普遍的な「常識」を教えてくれています。さまざまなソマティック心理療法がありますが、自分を身体心理療法家であると考えるなら、何らかの方法で、身体を心理療法のプロセスの一部と見なさなければなりません。ほとんどの身体心理療法家は、身体・感情・心の統合がセラピーの最大の目的であると信じています。

　しかしながら、どのようにこの目的に近づいていくのかは千差万別です。クライエントに触れたり、抱きかかえたり、または身体的に癒すセラピストもいますし、最大の目的を感情の解放に置くセラピストもいます。身体の複雑な機能（神経系、筋肉の解剖学的構造、内臓系など）や、これらの系統と心の間の統合に、より大きな注意を払うことが、ソマティック心理学の分野において長い間に育まれてきた流れでした。

　それでは、代表的なソマティックなトラウマ心理療法の個別例として、ソマティック・エクスペリエンス、センサリーモーター心理療法、EMDR を以下、概観していきましょう。

1）リヴァインのソマティック・エクスペリエンス

　ソマティック・エクスペリエンス（somatic experiencing; SE）は、**ピーター・リヴァイン**によって開発されたトラウマ療法です。彼の著書 *Waking the Tiger: Healing Trauma*（1997, 邦訳『心と身体をつなぐトラウマ・セラピー』2008）は米国ではよく知られています。リヴァインは、日常的に生存の危機に晒されている野生動物の観察、生理学的な研究から、このアプローチの基本的なヒントを得ました。たとえば、肉食動物から追い詰められ、逃げ切れなくなった獲物の草食動物はしばしば仮死状態になります。仮死状態になることには、さまざまな生存のための智慧が含まれています。仮死状態になることによって食べられそうになっている草食動物は痛みを感じません。それどころか脳内物質のおかげで快感すら感じるともいわれます。また、ほとんどの動物は死肉を食べないために、仮死状態の獲物を死んだものと勘違いして、肉食動物はその場を去る可

能性も高くあります。そしてしばらくして、危機的状況が去ってから、草食動物は意識を取り戻し、全身を大きくブルブル震わせてから、忌わしい出来事がまるでなかったかのように元気に駆け出していくのです。哺乳類では情動機能に深く関連する大脳辺縁系がある程度発達しているにもかかわらず、このように自然の状態では動物がトラウマを持つということはほとんどありません（特異な状況では、象牙の密猟などで象がPTSDに似た症状を起こすことなどは知られています）。

仮死状態（凍りつき freezing）になることは、本来生存のための一つの非常に有効な戦略です。しかしながら、人間においては、もはや不要である凍りつき現象をトラウマ後にも慢性的に再発し、PTSDの症状として持続することがあるのです。リヴァインは、このような動物と人間における結果の違いに注目し、動物の危機への対処法を生理学的、心理学的に研究し、人間のトラウマ治療に有効なソマティック・エクスペリエンスを作り上げました。

ソマティック・エクスペリエンスでは、どのような体験も5つの要素から構成されていると考えます。それらは、頭文字からSIBAMと称される**感覚**（sensation）、**イメージ**（images）、**行動・動作**（behaviors/movements）、**情動・感情**（affects/emotions）、**意味・認知理解**（meanings/cognitive understanding）の5つです。SIBAM理論によれば、トラウマ性の出来事に苦しんでいる人たちは、その記憶から一つないしそれ以上の要素が解離している、つまり、意識化されていないと推測されます（Levine, 1992）。トラウマ体験のすべての要素を統合し、意識化・文脈化することがトラウマ療法の目的です。よって、解離的な要素が特定されると、残りの要素との結びつきを構築し、強化するために、質問と指導がおこなわれます。このような手法を通じて、トラウマ記憶は、互いに無関係な断片の集まりではなく、一つの完成された全体図を形成し、体験の統合が可能となるのです（ロスチャイルド, 2009）。

リヴァイン（1997）によると、身体は生得的に治癒の力を持っているので、身体に保存されたトラウマ体験のプロセスを、気づきの技術を通して進めることができます。自律神経系の障害は、トラウマが未解消のための症状であり、自己調整のための能力に影響を与えるのです。トラウマを治癒するために、ソマティック・エクスペリエンスは、**フェルトセンス**、または身体の気づきの能力を使います。

フェルトセンスとは、フォーカシングの創始者ジェンドリンが初めて使った用語です（第2章参照）。ジェンドリン（1978）によると、フェルトセンスとは、心理的な体験ではなく、身体的な体験です。人や出来事などに対する身体的な気づきの意識です。あるときある事柄について感じていることや知っていることのすべてを含み、そして事細かにというよりは一瞬にしてすべてを伝えてくれるような内面からの輝きを意味します。

フェルトセンスを通じて、身体の声、トラウマのサインに気づき、トラウマの癒しに必要な本能を呼び起こします（Levine, 1997）。

トラウマを癒すための4つのグループと12のフェーズ

リヴァイン（2005）によると、トラウマ治療のプロセスは大きく4つのグループに整理できます。そして、グループは、12の小段階（フェーズ）で構成されます。以下はその要点です（Levine, 2005）。

第1グループ：準備段階

このグループで学ぶことは、感覚や感情を封じ込めることや、自分は中心にいるという感覚を回復することや、身体の境界を回復し始めることです。トラウマを持つと、身体とのつながりを失ってしまうために、身体的な境界を明確に感じることができなくなります。トラウマとは一義的には身体や自己とのつながりの喪失であり、二義的には他人や外部環境とのつながりの喪失であるからです。よって、身体とのつながりの再構築に効果のあるエクササイズが使用されます。

第1グループでは：

① **身体のバウンダリー**（境界）**を見つけ出す**（安全性と封じ込めのエクササイズ）
② **グラウンディング＆センタリング**
③ **リソースを構築する**

以上のフェーズに対応したエクササイズを通して、自分は解離しているという感覚が減少し、身体によって支えてもらっているという感覚の増大をはかります。

第9章 最新ソマティック心理療法—— PTSDとトラウマからの回復

第2グループ：トラッキングの技術を身に付ける

　内的な身体体験の言葉を学び始めます。恐れで凍りついたり、麻痺していると感じるような部分や、恥ずかしさや絶望感で、落ち込んでいるように感じる部分が身体にあるかもしれません。滞っているエネルギーを流す道をつくるために、身体のどの部分がエネルギー過剰で、どの部分が欠乏しているのかを感じることが必要です。滞っているエネルギーとは、完遂されるのを待っている運動またはエネルギーであり、そのような場所に気づくときには、滞りをなくしてもよいという準備が自分にできていることを意味しています。

　第2グループでは：

　　④「フェルトセンス」から特定の感覚を**トラッキング**（追跡）する
　　⑤ 感覚、イメージ、思考、感情などの活性化をトラッキングする
　　⑥ 揺れ動き（拡張と収縮のリズム）をトラッキングする

　以上のフェーズに対応したエクササイズを通して、自分の身体のどこがどのように感じるのかを知ることができます。感じとり、動くことによって、身体感覚が整えられていきます。

第3グループ：滞っているエネルギーを解放する

　第2グループで得たトラッキングの技術を使って、闘ったり逃げたりの反応を未完遂にした結果生じた滞った部分が、身体のどこにあるのかを知ります。本能として持つ攻撃性や逃走反応と接触することで、体内の特定の部分に滞っているエネルギーを解放する道が開けるのです。そのような滞ったエネルギーが全身に行き渡ることで、私たちはようやく十全に生き始めることができます。

　第3グループでは：

　　⑦ 闘争反応：自然な攻撃性 VS 暴力
　　⑧ 逃走反応：自然な逃避 VS 不安
　　⑨ 強さと回復力 VS 崩壊と敗北感
　　⑩ 静止（immobility）の反応から恐怖を取り離す

　といったフェーズごとのテーマで、滞っているエネルギーを解放するエクササイズを行なっていきます。

第4グループ：完結

　第3グループのエクササイズで、滞っていたエネルギーを解放することで、均衡状態に戻ることができます。しかし、クライエントは均衡状態を今まで知らなかったので、この状態に慣れる必要があります。ここで、現在に留まることと社会的に関与することが、重要な役割を果たします。まず最初に、闘うか逃げるかの反応から抜け出し、「今・ここ」に戻り、そして外部の環境に存在する物や植物や動物や人と意味あるふれあいを作っていきます。トラウマに翻弄されていた人は、静かであるという感覚に慣れていません。心身のバランスがとれ、一体感を感じることに、いわば「アイデンティティ・クライシス」のような不安を感じてしまうのです。これは「恐怖、羞恥心、混乱に苦しんでいる自分」という今まで維持してきたアイデンティティに「死」を宣告することであり、実存的不安として理解することもできます。

　戻ってきたと感じたとき、**アファメーション**（affirmation 自己に対する肯定的な宣言）を使うことは、一つの簡単で有効な方法です。たとえば、「帰ってきた。ついに自分の本来の居場所に帰ってきた。」と、何度か口に出して、自分自身に言い聞かせることも助けとなるでしょう。

　第4のグループでは：

⑪　オリエンテーション：内部から外部環境や社会関与へと向かう
⑫　留まり、統合する

といったテーマで回復した自己への移行の受け入れをサポートするためのエクササイズが提供されます。

　これまでのすべてのエクササイズは、内部感覚、身体意識に焦点を当ててきましたが、ここでは、それらと平行して、戻ってきた外の世界に意識を向け、内と外を統合していきます。好奇心や探求心をもって、世界の物事や他人との関係性をつくり始めます。ここで、リヴァインは、ネイティヴ・アメリカンに伝わる伝統的なアファメーションを紹介します。「私にはまだ知ることができないが、すでに始まっている助けに感謝します！」（Levine, 2005）。

　ソマティック・エクスペリエンス療法は、自動車事故、自然災害、レイプ、戦争などで受傷した単回性のトラウマ（SEの用語では、**ショック・トラウマ** shock trauma）、また子ども時代の性的・身体的虐待、育児拒否、アタッチメン

ト（母子間の愛着）などの発達に関わる**複雑性トラウマ**（SE の用語では**発達性トラウマ** developmental trauma）の双方に効果があるとされています（Doctor & Shiromoto, 2010）。近年では、被災者や災害救助者の二次トラウマを防ぐために簡便な TRM（Trauma Resiliency Model）も提供しています。SE の技術を使い 1、2 回のセッションでストレスを軽減できるとします。

2）オグデンのセンサリー・モーター心理療法

センサリー・モーター心理療法（sensory-motor psychotherapy）は、**パット・オグデン**（Pat Ogden）によって開発されたトラウマ心理療法です。直訳すれば「感覚運動心理療法」といった堅苦しい感じの名称になってしまいます。オグデンは、ロン・クルツの元でハコミ・メソッドを学び、ビル・ボーエン（Bill Bowen）らとのさらに身体性に注目した**ハコミ統合ソマティックス**（Hakomi Integrative Somatics）を経て、トラウマ・PTSD を主たる対象としたセンサリー・モーター心理療法の開発に至りました。

センサリー・モーター心理療法は、トラウマに対する未消化の感覚運動的な反応の統合を促進し、認知的、感情的な体験レベルにおける反応に起因する障害を解消するための方法です（Ogden & Minton, 2000）。身体構造、身体感覚、身体運動（動作）などは、心理学的な能力や信念と不可避的にリンクしているので、それらの身体的な資源（ソマティック・リソース）を効果的に生かし、心身の統合を促すことで、心理的障害（特にトラウマ・PTSD などの心身的な障害）の治療を果たそうとするのです。伝統的な心理療法は、トラウマを抱える患者の症状が身体的なものが基本であるにもかかわらず、トラウマの認知や感情に焦点を当てています。センサリー・モーター心理療法は、身体レベルの感覚運動のプロセスと、認知や感情のプロセスとの統合を図ることを目指しています。特に、解離、感情反応、感覚麻痺、凍りつき、過覚醒など PTSD の症状に効果的な方法です。今日、トラウマ・PTSD 研究の世界的な権威である**ベセル・ヴァンダーコーク**や「新アタッチメント理論派」のダニエル・シーゲルなどからの支持も受け、いわゆるメインストリーム（特にトラウマ治療の分野において）の心理療法としても認められつつあります。以下、主にオグデンの著作 *Trauma and the Body: A sensarimotor approach to psychotherapy*（2006）をもとに、センサリー・モーター心理療法の概要の一部を見ていきましょう。

センサリー・モーター心理療法は、マインドフルネスな状態で、筋肉の緊張、震え、動きの衝動、その他さまざまな微細な動き、呼吸・心拍数・姿勢の変化など、未消化の感覚運動反応に関連する身体的な動作や感覚を追跡していきます。このような身体感覚は、ジェンドリンのフェルトセンスと身体的感覚という点では同様ですが、認知的、感覚的な要素も含まれているフェルトセンスとは異なり、センサリー・モーター心理療法では、純粋に身体的な感覚にのみ焦点を当てるのです。よって、クライエントは、**身体感覚とトラウマによる感情とを区別することを学ぶ必要があります**（Ogden & Minton, 2000）。

　センサリー・モーター心理療法はソマティック・エクスペリエンスとも、「**身体感覚を追跡する**」という点では似ています。しかし、ソマティック・エクスペリエンスでは身体感覚の追跡自体が最終目的であり、認知や感情のプロセスには注目しません。一方、センサリー・モーター心理療法は、感覚運動のプロセスに焦点をあてることで、反応の感情運動レベルの自己調整の実施を第一としますが、認知レベル、感情レベルとのホリスティックな統合プロセスが最終目的なのです。これら三つの情報処理のレベルは、解剖学的には、おおよそ、マクリーンの**三位一体脳**（脳幹・大脳辺縁系・大脳皮質）に対応し、お互いに独立しながらも密接に関係し合って身体的、脳生理学的に機能しているのです（Damaasio, 1999; LeDoux, 1996; Schore, 1994）。ソマティック心理療法家には、クライエントにおけるこれらの異なるレベルの症状と機能を理解し、科学的な知見に基づいて三つのレベルを統合していく支援が望まれています。

　これらの脳（または身体）の三つのレベルの間には階層性があります。そして二つの基本的な情報処理の系統が考えられます。一つは、認知科学者によって「トップダウン・プロセス」と呼ばれるものであり、認知レベル（主に大脳皮質）が、下位の感情レベル（主に大脳辺縁系）と感覚運動レベル（主に脳幹）に影響を与え、指示するものです（LeDoux, 1996）。たとえば、学校の試験中に、空腹感を感じたとしても、認知レベルで食事をするには不適切であると判断し、食事をせずに、空腹感を押さえようとします。大人の活動は基本的に、このトップダウン・プロセスに基づいており、**大脳皮質**（特に**眼窩前頭皮質** Orbitofrontal cortex；OFC）が大脳辺縁系の活動をコントロールします（Schore, 1994）。もう一つの情報処理系統は、その逆で、「**ボトムアップ・プロセス**」です（LeDoux, 1996）。特に幼児にとっては感覚運動レベルや感情レベルが支配的で、社会

的・認知的に不適切なことであっても、生理現象を優先し、飛び跳ねたり、お漏らししたり、泣いたり、笑ったりします（Schore, 1994）。幼児は、自動的に感覚運動と感情レベルに反応する傾向がありますが、これらは発達的（個体発生的にも系統発生的にも）に高次の認知機能に先行し、アタッチメントやニューロン結合の基本パターン形成の基礎になっているので不思議はありません。逆に言うと、このことは、後発の認知レベルの機能では、先発の感覚運動および感情レベルの機能を制御するには絶対的な限度があることを示しています。

　これらの二つの情報処理系統の統合不良・混乱が、トラウマ治療で大きな焦点になることは、本章の所々で見てきたとおりです。簡単に言うと、従来の言語至上主義の心理療法は、トップダウン・プロセス的な手法であり、そのような手法のみで、ボトムアップ・プロセスであるトラウマ・PTSDの症状を御することは、科学的、原理的に無理なのです。定義的に、意識（または顕在記憶意識）によって、直接的に無意識（潜在記憶意識）を意識することはできないということです。トラウマ心理療法において、センサリー・モーター心理療法のように、感覚運動・感情レベルからアプローチを始める（ボトムアップであり、トップダウンとの統合も図る）ソマティック心理療法が効果的であり、不可欠と考える所以です。

　センサリー・モーター心理療法では、トップダウン方式は、感覚運動のプロセスを制御するためではなく、支援するために用いられます。クライエントは、マインドフルに身体的な感覚や衝動の流れ（感覚運動プロセス）を追跡するように指示されます（トップダウン）。その間、身体的な感覚や衝動が安定するまで、感情や思考に囚われないように指示されます。クライエントは未消化の感覚運動的な反応を観察し、追跡します。ボトムアップ・プロセスだけではトラウマを解消することはできませんが、認知機能の助けを借りて、感覚運動の体験を追跡し、言語化することによって、感覚運動体験は統合されていきます。認知機能は、クライエントが自己調整できるように助けるために不可欠なのです。

　最初に述べたようにセンサリー・モーター心理療法は、ロン・クルツらのハコミ・メソッドから発展しました。ハコミ・メソッドでは、クライエントに寄り添い、その自己プロセスの展開の手助けをするのがセラピストの役割です。「補助つきの瞑想」とも呼ばれる所以です。センサリー・モーター心理療法も

この流れを継いでおり、セラピストはクライエントの「**補助脳**（auxiliary cortex）」（Diamond et al., 1963）として使えるのです。これは、乳児と母親との関係ともパラレルです。つまり、母親（またはセラピスト）は、乳児（またはクライエント）が理解できるように非言語的な情報を観察や接触によるコンタクトを通じて共感・共鳴的に理解し、言語化の手助けをしてあげるなど外部にあって、自分の脳の一部として一体的に機能するのです。このようなコミュニケーションを、ショア（1994）は「**相互的心理生物学的調整**（interactive psychobiological regulation）」と呼んでいます。セラピストの役割は、クライエントの未成熟な情動的な調整能力が成長する（安全な）環境を提供し、情動調整機能をサポートすることなのです（第5章参照）。

センサリー・モーター心理療法には、二つの目標（段階）があります。目標の一つは、心理療法的な関係性を通して、情動と感覚運動の状態を調整することです。このことで、クライエントの**社会関与システムの回復と発達**が、セラピストとクライエントとの間の相互調整を通じて、促進されるようになります（「許容の窓」の確保と拡張、コラム参照）。

まずこの目標が達成されて前提的な安全な関係性および環境が整ってから、次の目標（段階）に取り掛かります。二番目の目標は、マインドフルネス的なコンタクトや、感覚運動的なプロセスを追跡し、意識化していくことで、クライエントに自己調整のやり方を教えることです。このことで、断片的なさまざまな感覚運動的反応の同化・統合化が促進されるのです。いいかえれば、セラピストは、最初に観察や感覚運動を通じての相互作用を使うことで、内的な身体感覚への気づきを持てるようにクライエントを援助する必要があります。次に、クライエントが、身体内部からの様々な無数の生理学的情報（呼吸、心拍数、筋肉の緊張度、血液やリンパなどの流れ、内臓の動きなど）によって常に生み出され、変化している身体感覚に自発的に注意を払うことで、内的な身体感覚への気づきを持てるように援助する必要があります。

身体感覚とは、沈静、硬直、麻痺、痺れ、震えなどの生理学的な感覚症状を伴うものです。怒り、悲しみ、喜びなどの感情（情動）体験とは異なります。感情はいくつかの身体症状の組み合わせから表現されます（第4章参照）。

それでは、次にセンサリー・モーター心理療法におけるセラピストの役割のいくつかをオグデン（2000/2006）の議論に沿ってまとめてみましょう。

> **コラム**　〈「許容の窓」：三つの覚醒ゾーンとポリヴェイガル理論〉

意識の覚醒状態とポルゲスのポリヴェイガル理論の三階層（第 5 章参照）を、理解しやすいように図にすると次のようになります（図 9-3）。

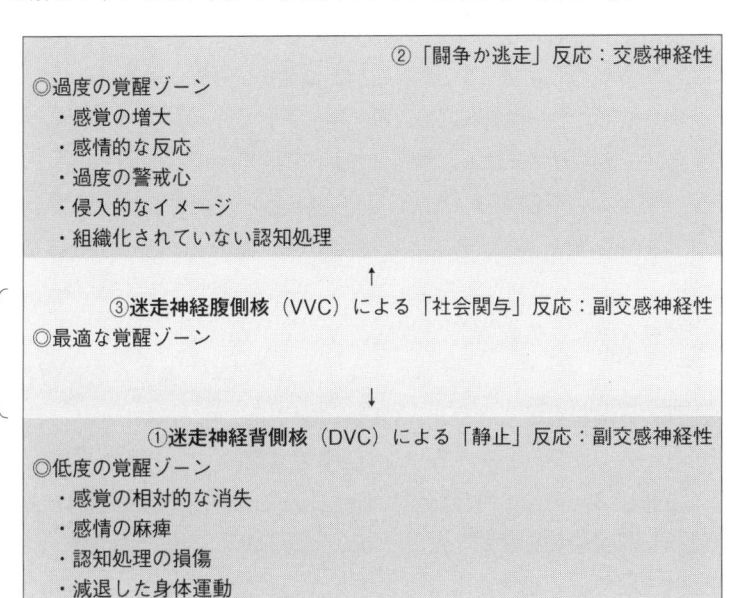

```
                        ②「闘争か逃走」反応：交感神経性
  ◎過度の覚醒ゾーン
   ・感覚の増大
   ・感情的な反応
   ・過度の警戒心
   ・侵入的なイメージ
   ・組織化されていない認知処理
                             ↑
          ③迷走神経腹側核（VVC）による「社会関与」反応：副交感神経性
  ◎最適な覚醒ゾーン                                         ｝許容の窓
                             ↓
          ①迷走神経背側核（DVC）による「静止」反応：副交感神経性
  ◎低度の覚醒ゾーン
   ・感覚の相対的な消失
   ・感情の麻痺
   ・認知処理の損傷
   ・減退した身体運動
```

Ogden, et al., *Trauma and the Body*（2006, p.27, p.32）の図表を一部改変

図 9-3　三つの覚醒ゾーンとポリヴェイガル階層の対応

　私たちが通常の社会生活をおくるためには、最適な覚醒でいる必要があります。そのためには、「許容の窓」と呼ばれる許容範囲（ゾーン）の幅内に、覚醒状態が維持できるように、外部から受け入れる感覚刺激を調整しなければなりません。つまり、覚醒状態が低度な場合には、更なる刺激を取り入れる必要があります。逆に、過覚醒状態のときは、刺激の取入れを減らす必要があります。この許容の窓の幅は、各人で異なります。窓の幅は、刺激の種類、刺激の持続時間、刺激を受けた時点での覚醒レベル、過去の体験、気質など、いくつかの要因の影響を受けて変化します。

セラピストの役割

①トップダウンおよびボトムアップの介入を統合する

　クライエントは、自分の習性となっている行動の傾向を注意深く観察する必要があります。それによって、はじめて新しく、より適応性に富んだ行動がとれることが多くなっていくのです。このような変化を効果的に起こすためには、トップダウンの手法とボトムアップの手法による介入をセラピストが使い分け、統合することが要求されるのです。

　トップダウンの手法では、情動（affect）と感覚運動の体験を調整するために、意味づけすることと理解することに焦点を当てるので、認知を使います。つまり、語り（ナラティヴ）などを通じて、言語的な意味での自己が育てられるのです。理解を通じて、体験が変化するのです。

　一方、ボトムアップの手法では、身体感覚や運動（動作）を窓口とします。感覚運動の体験における変化が、自己調整や記憶プロセスをサポートするために利用されるのです。意味や理解は新しい体験から生まれます。ボトムアップの介入を通じて、自己の身体感覚におけるシフトが起こり、それが次に言語的な自己へと影響を与えます。センサリー・モーター心理療法では、直接的に動作や感覚体験や身体感覚を指向するボトムアップの介入法と、認知的な言葉による対話であるトップダウンの介入法との双方が導入され、統合されているのです。

②現在の瞬間の体験の組織化に付き添う

　通常、多くのサイコセラピストは、クライエントのトラウマの過去や現在の辛さについての話をすることに慣れてしまっています。しかし、スターン（2004, p.3）が「変化をもたらすということにおいて、『今・ここ』が最も強い力を持っている」と述べているように、最も重要なのは、「今・ここ」の体験、クライエントの行動や内的体験において、一瞬一瞬に起きていることに焦点を当てることなのです。

　そのためには、過去のトラウマに関わる自分の傾向を自覚し、過去ではなく、現在の瞬間に意識を向けるようにする必要があります。外面的な会話の内容ではなく、クライエントは非言語的なたくさんの情報をもたらしてくれるもので

す。セラピストは、クライエントが意味のたくさんある感情的な体験に注目できるように援助することが大切です。否定的な感情を伴う過去の辛いトラウマに繰り返し注意を向けるよりも、肯定的な感情を伴う現在の気づき（体験）に注目することが、トラウマに関わる刺激への反応を、統制の利かない自動反射的なものから、内省的な気づきや統合へと変えていくきっかけになるのです。

現在という瞬間においてこそ、セラピストとクライエントが協力しながら、行動の傾向を発見することができるのです。現在の瞬間にどのような体験が形成され、発展していくのかは予見できません。現在という瞬間に自己を探求することによって、身体的かつ精神的な行動の傾向の理解を増し、それらを変化させる際の選択肢を増やします。そして、クライエントが今という瞬間に明らかになっていくプロセスを探求していくことに好奇心を持つように、セラピストが援助することは、効果的な変化に不可欠なのです。

今という瞬間の体験において（ロスチャイルドも第一の鍵としてあげている）**マインドフルネス**になることによって、クライエントはトラウマの事件の話の内容に囚われたり、感情的な反発をするのではなく、好奇心を持つ方向へとシフトしていきます。セラピストはクライエントが話すときの身体の反応を観察し、クライエントに伝えます。マインドフルな心理状態での「今・ここ」の体験の観察は、トップダウンとボトムアップ双方の手法を実践していることを意味します。

マインドフルネスを利用することで、ポジティヴな影響に関わる脳の部分が活性化されて、脳の機能がポジティヴな方向に変化することは脳生理学的な研究によっても証明されています（Davidson et al., 2003）。前頭前野を活性化することによって、過去の未解決のトラウマに起因する本能的な防衛に陥るのでは無く、クライエントは観察している現在を維持できるのです。オグデンやクルツによると、セラピストの仕事とは、クライエントが、自己の体験を探究していく好奇心を刺激することによって、マインドフルネスを通じて前頭葉前野を覚醒させ、精神的な統合性を発達させるお手伝いなのです。

③社会関与、探求、遊びなどの活動を勧める

好奇心による自己の体験の探求によって、クライエントに恐れや不安を生じさせることがあります。セラピストは「ほどよい養育者（母親役）」として、

クライエントが安全かつ好奇心を持って探求が維持できるように援助する必要があります。セラピストに必要とされるクライエントへの繊細な支援とは、トラウマに関わる防衛機制の傾向を観察し続けることであり、クライエントの思考、感情、身体感覚、動作などに与える防衛機制の効果を研究することです。クライエントの内部で起きる探求したいという好奇心と恐れや不安との間に起きる避けられない葛藤は、セラピストがクライエントとの**社会関与**（他人との関係性）を維持し続けることによって、クライエントは自身の「**許容の窓**」をさらに広げていくことで、徐々に葛藤を解決できるようになるのです。

また**遊び**（play）をセッションに取り入れることは重要です。著名な児童精神分析医**ウィニコット**（1971/2005）も、心理療法とは遊ぶことのできない状態から遊ぶことのできる状態にクライエントを誘うことでなければならないと、また、セラピストは形の前もって決まっているものではない体験や創造的な衝動・動き・感覚など遊びの要素を提供しなければいけないと述べています。セラピストは控えめに遊びに協力をしていくことで、プロセスに共に関わっていることによる安心感を維持すると同時に、クライエントに自分が主体になって体験をコントロールしているという喜びと肯定感を持たせる必要があります。

④**身体的**（somatic）**な転移と逆転移に付き添う**

転移（transference）とは、セラピスト、またはセラピストとの関係性に対して、クライエントが、感情的に重要な意味を持つ過去の人間関係に関わる感情的、認知的、感覚運動的などの連想を、無意識的に引き起こすことです。転移によって、クライエントはセラピストを、悪人であったり、救済者であったり、傍観者であるなどとして体験します。

クライエントが、言葉によって心理的状況を説明できるようになる以前に、動作、緊張、姿勢、声の調子などの身体言語によってそのことを伝えていることはよくあります。たとえば、クライエントが救済者を望んでいるときは、子どもがする身体表現のように、首をうな垂れ、助けを請うように上目使いでセラピストを見つめるかもしれません。セラピストは、微妙なソマティック（身体的）なサインを拾うことが要求されます。たとえば、服従しているときは、伏せ目がちになったり、凍りついているときには、全身が硬直していたり、逃げたいというときは、腰が後ろに引けていたり、反抗的なときは、腕や肩に力

が入っていたりします。クライエントが感情を追跡し、理解し、表現するようになると、恐れや脆弱さや怒りの情動がセラピストに向けられるようになります。そこで起きている身体的な症状や関係性を探求していくことで、クライエントが過去の関係性と、セラピーでの関係性との違いとを区別できるように援助します。それによってトラウマの再現や転移が防げるのです。

逆転移（countertransference）は、クライエントを理解するための素晴らしい道具であると見なされています。クライエントの苦しみや怒りなどの強い感情を伴った話を聞いていると、セラピストは共感だけでなく、クライエントと同様な否定的な感情を持つ場合もあります。そのことによって、セラピストが二次トラウマを受傷する可能性もありますし、セラピスト自身の未解決の問題が活性化されるかもしれません。

そのような逆転移を身体性の面から見ると、セラピストがクライエントの姿勢や口調を、無意識に真似している現象が起きることもありえます。脳科学的には、これはミラーニューロンの働きであり、十分起こりうることです。ある意味、セラピストはクライエントによって取り込まれてしまっているのです。これはセラピストがマインドフルネスという基本状態に常にいることを心がけることによって防げるものです。逆に言うと、クライエントの姿勢などの身体的な要素を、セラピストが故意に真似ることで、クライエントはセラピストに共感的なラポールを感じやすくもなるのです。

⑤統合的な能力を増加させる

適切な統合能力が無いと、クライエントは調整された覚醒状態を維持したり、記憶の問題を解消したり、前向きで、満足できる人生を送ったりすることができません。よって、治療の第一の目的は、クライエントの統合能力の拡大ということになります。姿勢、身体動作、身振りなどを通して、統合能力をサポートすることができるのです。統合能力とは、内的な体験や知覚と外的な出来事や環境との間の意味のあるつながりを生み出すために、それらを区別したり、結びつけたりする能力であり、現在の内的および外的現実と過去の体験とを区別したり、内的な体験の衝撃と将来の外的な出来事とを正確に予期する能力です（Janet, 1928; Van der Hart &Steele, 1997）。センサリー・モーター心理療法では、このような統合能力を伸ばすことに注意が払われます。

ジャネが主張した「**現在化**（presentification）」は、過去や未来という文脈も意識しながら、現在という瞬間に自覚的になることを意味しますが、時間が連続しているという感覚を与え、安定した自己感を身につけることに役立ちます。また、統合的な能力には、認知、感情、知覚などの心理的な機能、身体感覚や身体動作などの身体的な機能、そして自己感などの統合的な機能といった三つの機能が統合されることが求められます。それでは、最後に、センサリー・モーター心理療法が持つ基本的な三段階の治療構造を見てみましょう。

治療における身体の使用の三段階

フェーズ1

　クライエントは、トリガー（刺激の誘発因子トラウマ）を認識すること、行動の傾向を変えること、過度に刺激された状況へのアクセスを限定することによって、「許容の窓」の内での覚醒を維持することを学びます。

フェーズ2

　統合されていない記憶の断片（たとえば、身体的感覚、感情、行動など）に注目します。クライエントは、トラウマ性の出来事に対処することを助けるリソースを特定し、身につけます。そしてたとえ過去のトラウマを思い出しても自分をコントロールできる感覚を得られる身体の使い方を学びます。

フェーズ3

　許容のレベルでの覚醒を維持する身体的な技術、トラウマ記憶との関係性における行動を力づける具体的な体験、そして敵ではなく味方として育てていく身体意識を獲得します。クライエントはそれによって日々の生活を豊かにする方向に注意を向けるべく心理的に備え、身体的に訓練していきます。フェーズ2で学んだリソースは、健全な意味でのリスクをとり、世界に今まで以上に関与することをサポートするために使われます。身体の中心部と周辺部との間の変動する関係性について学び、それらの統合が適応的な活動にどう役立つのかを発見するのです。認知の歪みとそれを維持している身体のあり方を探求し、クライエントが否定的な信念を変化させ、日々の生活において充実感を増しながら関わっていくことをセラピストは援助していきます（Ogden et al., 2006）。

3）眼球運動による脱感作と再処理法（EMDR）

1990年代に**フランシーン・シャピロ**（Francine Shapiro）によって開発された**EMDR**（eye movement desensitization and reprocessing）は、元来はPTSDの症状に使うべく開発されたのですが、ここ数年のうちに、他の種類の心理上の問題に使われるまでにレパートリーが広がっています。

EMDRは、**CBT**（認知行動療法における**暴露、脱感作、認知構成**）の原理と**神経言語プログラミング**（NLP, リフレーミング）の原理を、**両側性刺激**（つまり、**左右方向への眼球運動**）に結びつけたものとも言われます。その後も他の心理療法に基づく概念を吸収しながら、さらに拡張されています。

EMDRは、**眼球運動**（または、膝を左右交互に叩いたり、反対の耳で左右交互に音を聞いたりなどの別種類の両側性刺激）はトラウマ記憶の統合を早め、「**情報処理システムの再調整を促進する**」（Shapiro, 1995, p.321）という信条に立脚しています。

EMDRプロトコル（手順）は、トラウマを処理するために厳密に構成されたやり方で成り立っています。EMDRプロトコルは、トラウマと結びついている苦しみの要素を特定するのに使われます。それらの要素は、視覚的な、あるいは他の感覚のイメージであったり、否定的な自己信頼であったり、連合した感情や身体感覚であったりします。

シャピロは、心理療法のセッションで「最も腹立たしい出来事を最初に目標にする」（1995, p.75）ことを好みます。つまり、最悪なことをやりとげることで、その後に来るものの不安感が軽減されると示唆しています。この点は、多くのクライエントは、前置きや練習なしに最悪な問題に向き合う用意はできないと主張しているロスチャイルドと意見が異なります。ロスチャイルドは、より安全な戦略とは、より小さな出来事から取り組みを始めることであり、それらを解決することで、最悪な問題に取り組むための成功体験、リソースの蓄積、勇気づけが身につくと考えます。また、先にも述べましたが、トラウマ治療にも関心が高い認知行動療法のマイケンバウムは、暴露法的手法がクライエントに新たなトラウマを与える危険性が高いと指摘し、とりわけEMDRを激しく非難しています。しかしシャピロはEMDRの有効性はAPA（米国心理学会）によっても認められているとして、その批判に反論しています（ともにThe 6th

Evolution of Psychotherapy Conference, 2009)。以上のような論争は、白黒がはっきりするものでもないので、硬直的な態度を取らずに、各臨床家が現場で最も適切な手法を理解・判断し、安全性が保たれている範囲において、それを用いる必要があるでしょう。もちろん、その見極めが難しいのであり、個々の臨床家の力量によるところもまた大きいのです。

EMDRの8フェーズの治療アプローチ

以下に、基本の8つの治療段階を記しておきます。

第1フェーズ：クライエントの生育暦

臨床家は、背景の情報を集め、EMDR治療に適しているのかを確かめ、クライエントの人生の出来事から、扱うターゲット（目標）を確かめます。

第2フェーズ：準備

EMDR治療に適したクライエントは、ターゲット記憶の体験を取り扱う準備をします。この段階の目標は、治療同盟を確立することです。クライエントに対して臨床像について教育し、EMDRのプロセスと効果を説明し、安定性や自己を制御できる感覚を育て、非常に痛々しい記憶に直面した場面で自己を制御できる技法を教えます。

第3フェーズ：アセスメント（評価）

EMDRによって処理されるターゲット記憶が特定され、アクセスされます。このことは、心的イメージ、否定的な信念、肯定的な信念、現在の感情、生理的感覚、現在の反応の基準測定を明示することによって達成されます。

第4フェーズ：脱感作

過去の体験や現在の誘発因子が処理されます。このフェーズの目的は、記憶の機能不全に注目し、適応的な体験のネットワークの内に完全に統合されることを受け入れることです。

第5フェーズ：植え付け

クライエントの最も望んでいる肯定的な自己信念が特定され、現在に存在している肯定的な認知ネットワークとのつながりが増し、関連記憶のネットワー

ク内における一般化効果（意味）が拡張されます。

第6フェーズ：ボディ・スキャン

クライエントは、残存している身体感覚を特定し、完全に解消するために処理します。

第7フェーズ：収束

もし必要であれば、クライエントが感情的な均衡に戻るためにメソッド（複数）を一体化し、クライエントの安定を強化します。

第8フェーズ：再評価

セッションの最後に、クライエントは、現在の心理的状態や前回のセッション以来現れたかもしれない思考や感情に関して評価を受けます。この情報は治療の方向性を決めるのに使われます。

現在、EMDRは、PTSDの心理療法として米国で高い知名度を確立しています。近年はPTSDに限らず、過去の否定的体験が原因となっているほとんどすべての精神障害（パーソナリティ障害や統合失調症を含む）に効果のある**統合的心理療法**（integrative psychotherapy）であることを主張しており（Shapiro, 2009）、今後の展開が注目されます。

トラウマからの変容：外傷後成長（PTG）

本章の最後として、トラウマとPTSDの持つ「ポジティヴ面」について触れておきます。

リヴァイン（1997）によると、トラウマによる負の部分を健全に自身に統合でき、自然の流れに沿ったプロセスを歩むトラウマの受傷者には、しばしば根源的な変化が起こります。それは変容と呼ばれるものです。変容とは、二つの正反対のものを関わらせることで起こる変化のプロセスです。トラウマ状態と安全な状態の間で変容が起きると、フェルトセンス（身体感覚）を通じて体験される神経系、感情、知覚が根本的に変化します。神経系は自己調整能力を取り戻して、硬直化が解けてフレキシブルになり、感情は落ち込むのではなく高揚し、身体にエネルギーを感じ、自信が持てるようになります。さらに、物の見方は広がり、批判せずに受容できるようになり、許さなくても責めるべきも

のは何もないことが分かるようになります。そして、自然な自己肯定感覚を獲得し、リラックスして人生を豊かに、情熱的に楽しめるようになるのです。変容したからといって、この世界がまったく安全な場所に変わるわけではありません。望ましくないことも起こるでしょうが、それを克服できるだけの基礎的な信頼感というものが、変容によって自己の中に構築されるのです。そして、トラウマは、身体・精神（心）・霊性（魂）などすべてのレベルで、真の変容の機会を与えてくれます。「トラウマが自分を石に変える冷酷で懲罰的なメデューサになるか、広大で道の世界へと導いてくれる霊的な師になるかは、私たちがトラウマにどう反応するか」によるのです（リヴァイン, 1997, 221 頁）。

　以上のようにリヴァインが描写する変容は、近年のトラウマ研究では、一般的に**外傷後成長**（ポスト・トラウマティック・グロース　post-traumatic growth、以下 PTG）と呼ばれます。PTG とは、トラウマを体験し、その苦悩を克服するプロセスを通じて、人生における肯定的な成長・変化をすることを意味します。主に、自己概念、対人関係、人生観という三つの領域で、肯定的な変化が起きるとします（Tedeschi et al.,1998）。トラウマを受傷することで、人は自己の脆弱性を知るわけですが、より強くなった自己を認める場合もあります。対人関係においても、家族や友人の尊さがわかり、より強い絆を持ち、よりオープンで優しくなることがあります。また、生命の尊さや美しさを実感し、人生において何を優先するのかという価値観が変化したり、人生観がスピリチュアルな方向に変化する場合もあるのです。

　そのようなわけで、PTG 体験をした人の中には、医療、福祉、介護、心理など、人を救う仕事に関わる人が多くいることも不思議ではないでしょう。また、変容の過程でスピリチュアルな体験や能力を開花する人もいて、宗教者やヒーラー（いわゆる wounded healer 傷を負った癒し手）になる人もいます。PTG に通じる体験は、苦難や迫害を通して深い智慧を得て、重要な役割を果たした多くの宗教者のなかに見出すことも容易なのです。

　PTG に関連する心理療法に**ロゴセラピー**（logotherapy）があります。人間にとって必要なことは、快楽の追及や苦痛の軽減ではなく、日々の日常において、人生や生きることの意味を見出すとする実存主義的アプローチです。名著『夜と霧』で知られるアウシュビッツ収容所から生還した精神科医**ヴィクトール・フランクル**（Victor E. Frankl 1905-1997）が、自身の人生経験を通じてつくりあ

げた心理療法で、人間にとって最も根本的である「意味への意志」を喚起し、その充足法を提示するものです。「意味への意志」とは、「人間存在はつねに自分自身を超えて充たされるべき意味を求めているという根本的事実」(フランクル、2004, 74 頁)です。どのような外面的、内面的な状況にあっても、自己超越は人間の根本的欲求であり、誰もが PTG の可能性を持っているのです。

第 4 部

ソマティック心理学の可能性

第10章　「私たち」という奇跡の場をつくるメソッド

> 心の中の雑念がカラッと無くなると天心が現れます。天心であれば気は感じ合います。
>
> 野口晴哉『整体入門』

　本章では、いわゆる「二人称の領域」におけるソマティック的手法のあり方について探っていきます。一人称、三人称に関しては、主観的、客観的手法として明快に理解されているのに対し、二人称の領域（つまり「私たち」の領域）に関しては、他の二つと比べて明快さに欠けるからです。しかしながら、この二人称の領域は他と同様、不可欠な存在であり、とりわけ、心理療法や対人関係のワークの本質に関わるため、ここで取り上げました。

　この領域におけるソマティック心理学の重要性には大きなものがあります。たとえば、私たちの領域、二者間の領域には、「境界（boundary）」の問題が関わってきます。境界には個人内部の境界と、私と他者との境界の問題が考えられます。生理学的な観点からは、前者は免疫システム、後者は防衛システムに関連します。また、愛着理論やポリヴェイガル理論、またはオキシトシンなどの神経伝達物質からも明らかなように、成長システムにおける安心や癒しなどの二者間の絆・強い結びつきの関係性には、身体的なレベルでのコミュニケーションが、その基底レベルにおいて非常に重要な役割を担っています。二人称の領域は、まさに身体メカニズムや、身体性の重要な問題に関わるのです。

　ここでは、心理療法において、非言語のレベルからのセラピストとクライエント間の相互主観性に基づく治療関係が体験され、形成される「二人称的な体験（共感）の場」に注目していきます。そして、「癒しの関係性」の形成に関わるソマティック・アプローチの臨床的理解を深めていきます。

　心理療法におけるセラピストとクライエントの「治療の関係性（therapeutic relationship）」は、その初期から、心理療法の分野における最も大きなトピックの一つでした。しかしながら、このことが従来の心理療法において、大切な問

題として認識され、実践において相応の注意が払われているかについては、はなはだ疑問があります。本章では、「人間の関係」にその基礎を置く「二人称のアプローチ」を代表する二つのソマティック・メソッド（ソマティック心理療法を代表してのハコミ・メソッドと、ソマティックスの代表としてのローゼン・メソッド）を通して、「治療の関係性」の根本とも言える「癒しの関係性」の形成に関わる問題をみていきます。

　ハコミ・メソッドとローゼン・メソッドを素材として選んだ理由は、以下の三つです。まず、双方とも、二人称的な体験（共感）の場での働きを意識的に重視している心身アプローチであるということ。次に、この二つは米国（および欧州等）において、それぞれソマティック心理学およびボディワーク（またはソマティックス）の代表的なワークの一つとして知られていること。そして、筆者自身が米国にて双方を学び、ある程度精通していることです。ハコミは、日本においてもある程度の知名度がありますが、そもそも二人称的手法の基盤は非言語的な領域にあるため、本質的に言葉による説明は困難です。しかし、ハコミ創設者のクルツ自身によって、メソッドが二人称の心理アプローチへと変容するプロセスが言葉で語られている（断片的ながらも多くの）資料を筆者が活用できたことも本章でとりあげる大きい要因です。

1. ハコミ・メソッドの変容

　ハコミ・メソッド（Hakomi Method）は、1980年代に米国のロン・クルツ（Ron Kurtz 1934-2011）らによって身体指向心理療法（body centered psychotherapy/somatic psychology）として考案されたソマティックな心理アプローチです。彼は大学院でロジャーズ派の基礎（client/person-centered therapy）を含む心理学を学んだ後、実際のセッションではゲシュタルト療法と、後にはバイオエナジェティックス系のワークを主たる技法として使っていたのですが、それらのアプローチには**ノン・バイオレンス**（non violence 非暴力）と反する侵入的な面があることに不満を感じるようになりました。その後、彼は「**マインドフルネス**（mindfulness）」と「**ちょっとした実験**（little experiment）」などを導入し、クライエントの自発的な感情のプロセスの援助を行うようになりました。このことがハコミ・メソッドへと発展していく契機となります（Kurtz, 2007）。1990年代

以降、クルツは、「**ラヴィング・プレゼンス**（loving presence）」という新たな根本概念を導入し、「**改良版ハコミ**」を提唱しています。以下、ハコミ・メソッドの変容過程を追うことで、二人称の心身アプローチとしての心理療法が成立する基盤に関して理解を深めていきましょう。

1）二つのハコミとメソッドの構成要素

クルツは、ハコミ・メソッドを大きく二つのバージョンに分けて考えています。一つは80年代に作られ、普及した「**オリジナル・ハコミ**（Original Hakomi）」で、アメリカ等の海外のハコミ研究所で当初から教えられているものです。もう一つはクルツが、「**改良版ハコミ**（Refined Hakomi）」と呼ぶもので、彼が90年代初にハコミ研究所を離れて以後、改良を加えていった手法です。

クルツ自身も述べているように、いわゆる「オリジナル・ハコミ」は30年近い歴史があり、世界15カ国に多くの実践者がいるため、基本的な概念は共通するものの、クルツ以外の実践者の手による改良、発展による違いも存在します。ここに挙げられているクルツの「改良版ハコミ」は、90年初にクルツがハコミ研究所から退職した後の、クルツ独自のハコミ・メソッドの発展型であり、必ずしもすべてのハコミ研究所および「ハコミ・セラピスト」が実践している唯一の「公式ハコミ・メソッド」というわけではありません。以下、比較のため、オリジナルと改良版の主要構成要素（Kurtz, 2007）を列記します。

◇「オリジナル・ハコミ」の10の構成要素
> ①性格理論、②身体解読、③実験、④マインドフルネスの使用、⑤ノン・バイオレンス（非暴力）、⑥トラッキング（追跡）とコンタクト、⑦プローブ（心理を探るための言葉の投げかけ）、⑧テイキング・オーバー（引き取ること）、⑨感情的育成の提供、⑩コンセプト：核心信念、無意識、顕在記憶と自己防衛。

◇「改良版ハコミ」（2007年現在）の9の構成要素
> ①ラヴィング・プレゼンス、②アシスタントを使う、③指標を見つけ出し、利用する、④自己探求の補助を役目とする、⑤適応的無意識を使う、⑥刺激して苛立たせる、⑦流れについて行く、⑧トラッキングと沈黙の必要性を尊重する、⑨改良コンセプト：潜在信念、適応的無意識、手続記憶と適応。

上記の各リストの構成要素はずいぶん違うようにも見えますが、実際には「改良版ハコミ」は、「オリジナル・ハコミ」から発展した手法なので、「オリジナル・ハコミ」の構成要素の理解が基礎になっている部分が多いと考えてよいでしょう。

2）ハコミ・メソッドの二つの変容

　ハコミ・メソッドの発展には、二つの大きな変容のプロセス（転換点）がありました。最初の変容は「マインドフルネス」の導入によるものであり、2回目の変容は「ラヴィング・プレゼンス」の導入によってです。それぞれは、セッションにおける根本的に重要なクライエントの心の状態とセラピストの心の状態を指すと同時に、ハコミ・メソッドの基本性格の変容を的確に示しています。まず時系列的に、「マインドフルネス」から見ていき、相互の関係性を紐解いていきます。

①第一の変容：「マインドフルネス」の気づき

　マインドフルネスは、「身体心理療法」としての「オリジナル・ハコミ」の初期からメソッドの柱であり、マインドフルネスがあって初めて、ハコミはハコミになったといえます。マインドフルネスは、ロジャーズなどのクライエント中心療法の「壁」を乗り越える重要な役割を果たしたといえるでしょう。
　つまり、論文**「治療的人格変容の必要十分条件」**（1957/2001）において示された**ロジャーズの三原則（共感、無条件の肯定的関心、自己一致）**は、セラピストの心の態度、状態を示した当時画期的なものであり、現在においても、学派に関係なく多くのセラピストによって、心理療法におけるセラピストの基本態度として普遍性を持つものです。しかし、その一方、クライエント自身の基本態度、心の状態に関してはあまり重要視されていないようです。クライエント側にも、セッションを深めるのに最適な基本態度、心の状態があるはずです。双方が最適な心の状態において、セッションは格段と深いものになることが予期されます。そのクライエントの取るべき心の状態がマインドフルネスであるとクルツは考えたのです。
　クルツ（2004）によると、「マインドフルネスとは瞬間から瞬間への知覚の

流れを、静かにただ気づいている、観察している状態であり、自発的な、脆弱な（vulnerable）状態」であり、主に仏教の瞑想から取り入れたものです。そして（ノン・バイオレンスを伴って）安全性を維持することで、クライエントは画期的に心のより深い状態に至るようになったのです。

　心理療法の観点から見ると、マインドフルネスは、重要な二つの機能を同時に果たすことができる点において非常に優れています（Kurtz, 2004）。一つは、落ち着いて、心（mind）が静かになること、もう一つは内面に心を向け、現在の体験に焦点を当てることです。そして、感覚、感情、思考、イメージなどに、クライエントが気づく能力を発達させることができると考えます。よって、マインドフルネスの導入は、ソマティック心理学のように身体意識に注目する心理療法に適しているといえます。

　マインドフルネス導入の重要性について、ケン・ウィルバーが1995年に『進化の構造』（松永太郎訳, 1998）で示した垂直的成長（いわゆるトランスフォーメーション）と水平的成長（いわゆるトランスレーション）の概念を使ってクルツが説明している箇所があります（クルツ, 2004, p.76）。すなわち、ハコミで使われる多くの技法は水平的発達（もしくは拡大）ですが、マインドフルネスの導入によって、すべての技法に影響を与える垂直的な発達（または飛躍）がもたらされ、すべての技法のレベルが向上したとします。

　なお、後期フッサールの発生的現象学の言葉を使うと、ハコミは、マインドフルネスの導入によって、（通常の言語中心の心理療法の対象となる）能動的綜合に加えて（非―言語の領域である）受動的綜合の領域をも使い出したということになります。

②マインドフルネスとノン・バイオレンスの結婚

　「オリジナル・ハコミ」の構成要素の中でも、マインドフルネスとセットで中心となるものが、ノン・バイオレンスです。ノン・バイオレンスとは、セラピストの優先順位を押し付けず、クライエントが沈黙したいときはその沈黙を尊重し、セラピストが行っていることをクライエントに起こっていることに従って変化させることであり、セラピスト自身も枠に押し込めたり、自分を追い込んだりしないことです。セラピストのノン・バイオレンスによって、マイン

ドフルネスの状態はより容易にクライエントに起こり、セラピストに対する信頼感を増すのです（Kurtz, 2007）。マインドフルネス状態においては、通常、人は敏感（sensitive）になり、そして傷つきやすくなる（vulnerable）ので、セラピストは特にノン・バイオレンスを心がけなければならないのです。

クルツは「メソッドの二つの面、つまり、マインドフルネスにおいて引き起こされる体験を使うことと、ノン・バイオレンスが、引き起こされた体験の取り扱いを引き継ぐことが、ハコミを"心理療法の新しいメソッド"としている要素である」（Kurtz, 2004）と述べています。

この言説から明らかなことは、オリジナル・ハコミにおいて、マインドフルネスとノン・バイオレンスがメソッドの両輪なのですが、対等な関係というよりは、ノン・バイオレンスは、クライエントのマインドフルネスを通じて出てくる感情をセラピストが受け止める際の基本態度であり、補助的に働くものであるということです。

ハコミは、ノン・バイオレンスとマインドフルネスの原理に基づいて構築されることで、強力なスピリチュアル的基盤を持つこととなりました。これが、ハコミが「補助つきの瞑想」とも呼ばれる所以であり、クルツは、近年でも、ハコミ・メソッドとはマインドフルネスに基づいたメソッドで、ASD（assisted self-study, 補助つきの自己探求）であると定義しています。

③ 「触媒」としてのノン・バイオレンス

「このマインドフルネスによる変容によって、ノン・バイオレンスは不可欠なものとなり、今度は、セラピストの人格の発達が不可欠となったのである」（Kurtz, 2004）とクルツは言います。つまり、クライエントのマインドフルネスの心の状態は、深く純心であるがゆえに、非常な脆さ（vulnerability）を持っているのです。この脆さを慈悲の心（compassion）をもって受け止められる能力（non violence）を持つものとしての存在・存在感（presence）が、今度はセラピストに強く要求されます。そのような存在感を身に着けるためには、小手先の技術では意味が無く、セラピスト自身の人格、精神性の向上が不可欠なのです。

ここで改めてセラピスト側の心の状態が注目されます。ノン・バイオレンスは、セラピストがクライエントのプロセスを尊重するということを意味し、そ

のことはセラピストに寛容さを要求します。ところが、ノン・バイオレンスそれ自体は基本的に受身で補助的なセラピストの態度であり、マインドフルネス状態にあるクライエントを変化させることはできますが、セラピスト自身の変化については深く考慮されていないのです。いわば、ノン・バイオレンスは"触媒"にすぎません。これではセラピストとクライエントの間に、豊かな関係性が生まれようがありません。より大きく、より安全なフレームワークにおいての間主観性の関係で生まれてくるプロセスを味方につけ、セッションを深めるには、クライエントだけでなく、セラピストも変化する必要があります。より本質的なセッションを持つためには、マインドフルネスと真の意味で関わりあえる、対等か、もしくはそれ以上のセラピスト側のより積極的で大きな心の態度が必要であると、クルツは考えたようです。

その解決策が、クルツにとっては、ラヴィング・プレゼンスの導入でした。「マインドフルネスとノン・バイオレンスはハコミのユニークさの始まりであったが、最も新しい垂直的な飛躍はスピリチュアルな練習とセラピストの心理状態に焦点を当てることである」(2004, p.78) としています。すなわち、「スピリチュアルな練習」とは ASD のことであり、「セラピストの心理状態に焦点を当てる」とはラヴィング・プレゼンスの概念の導入なのです。

④第二の変容「ラヴィング・プレゼンス」の存在

クルツは、セッションにおいて、最初にやるべき最も大切な仕事が、クライエントのよい点に気づき、その存在を愛しく感じる心を持って、それを維持すること、すなわちラヴィング・プレゼンスという実践者（セラピスト）の適切な心の状態になることである、と提唱しました。「この一つの変更は新たな垂直的な飛躍であって、ハコミ・メソッドの効果は、さらに大きくなった」と述べています (Kurtz, 2007)。

まず、クルツは「癒しの関係性」と呼ぶところの、クライエントとセラピスト関係性のセッションにおける大切さに気づきました。そしてこの癒しの関係性を築くためには、安全性だけでなく、無意識の協力が不可欠であると悟ったのです。無意識のレベルにおける関係性とは、ブーバー (Martin Buber) の「生得的な我―汝」関係であり、発生的現象学における（非言語的な）受動的綜合

の段階における主客分離以前の心身の一体性の段階です（山口一郎，2004）。クルツは、「癒しの関係性」とは、慈悲心で理解することを通じて無意識の信頼と協力を得ることであり、テクニック的なものではないと言います。

　この「癒しの関係性」を構築するための主要要素が、セラピストのとる心の態度または状態である**ラヴィング・プレゼンス**です。マインドフルネスやノン・バイオレンスよりも深いところ、根源的なところにあり、**瞬間瞬間にクライエントの前で現前しているセラピストの人格、心のあり方、存在そのものが、最も根源的なレベルでのセッションの成否に関わっている**のです。

　ラヴィング・プレゼンスは、セラピストの無条件なクライエントに対する「積極的関与」を意味します。クルツは、「ラヴィング・プレゼンスにおいて、**自己中心的**（ego-centric）な喜びから、**非自己中心的**（non-ego-centric）な喜びへの移行が起こる」（Kurtz, 2004）と述べ、慈悲心が最も大切な要素であるとしています（Kurtz, 2006）。心理学的には、ロジャーズの三原則を背景として持っていたノン・バイオレンスが、三原則を超えて、非―言語的な受動性綜合の領域にまで遡ることで、仏教的には、小乗的な探求の援助から大乗的な慈悲心の強調へと変容することで、ラヴィング・プレゼンスが生まれたと考えます。

　クルツ（2004）は、ラヴィング・プレゼンスの基本エッセンスを、①非自己中心的滋養の探索、②他人の中に善と美を見、聴く、③啓発と慈悲を感じる、④ラヴィング・プレゼンスの中にとどまる、と述べていますが、これは「**菩提心**」のエッセンスとも共通しており、参考にしたと考えられます。

　菩提心（bodhi-citta）とは仏教用語であり、大乗仏教においては、一般的に「悟り（菩提）」を強く求める心を表わしています。大乗的に悟りを求めるのであり、「自未得度先度他」、つまり、自分が悟りを得ることよりも、先に他人が悟りを得ることを援助することによって自分も悟るという利他的な行為なのです。多くの大乗仏教において、仏の道（菩薩道）を歩む第一歩とされ、最も基本の心と見なされています。また自分の中にある仏性「**如来蔵**（tathāgata-garbha）」をも意味します（田上太秀 1990）。また**道元**は、著書『**正法眼蔵**』において、菩提心のプロセスを、「感応道交して、菩提心をおこしてのち、仏祖の大道に帰依し、発菩提心の行李を習学するなり」（道元，2005）、つまり、感応道交→発菩提心→帰依（明け渡すこと、surrender）と表現していますが、これは、共感・共鳴（empathy/resonance）→慈悲心（compassion）→繊細・脆い・純

真なゆえに傷つきやすい心の状態（vulnerability）から明け渡しへのプロセスと相似であると思われます。マインドフルネスとのコンビネーションによって、生き生きとした現在をセッション、またはプロセス全体に与えるものであり、ここにハコミ・メソッドの第二の変容が誕生しました。

なお、ラヴィング・プレゼンスの実際のプロセスは以下の通りです。

① 目の前にいる相手の中に、豊かさや、ひきつけられる部分を探します。
② 慈悲の心を持って、あなた自身を豊かにしてくれるものを、相手の中に探していきます。
③ このプロセスを楽しめているのなら、あなたはすでに豊かさを受け取っているのです。
④ いつでも、誰とでも、ラヴィング・プレゼンスの状態にいることを練習し、習慣にしていきます（Kurtz, 2004）。

3) 一人称のセラピーから二人称のセラピーへ

これまでの考察をまとめると、オリジナル・ハコミは、クライエント側の態度＝マインドフルネス主体で（クライエント個人内の）受動的綜合の基盤の確立を出発点として、ノン・バイオレンスによってセラピストが受動的、触媒的にクライエントの一人称的なプロセスを補助するという形態でした。基本的にはイントラ・サイキック（intra-psychic, 個人内部での精神的な）なアプローチです（オリジナル版といえども、二人称的な面も持っており、優れたハコミ・セラピストの意識に"潜在的には"存在していたが、その潜在性ゆえ、その効力が十分に発揮されない場合があったと考える方が妥当でしょう）。

一方、改良版ハコミは、セラピスト側の態度＝ラヴィング・プレゼンスと、クライエント側の態度＝マインドフルネスの双方の力、もしくは共鳴（limbic resonance）による相互主観的な受動的綜合の基盤の確立を明確な出発点（意識的な顕在化）としています。補助つきの瞑想（ASD）によってセラピストが、クライエントの自己研究を積極的に援助していくという形態であり、セラピストもクライエントもお互いに成長、または変容するのです。つまり、**インター・サイキック**（inter-psychic, 個人間の精神的）な二人称の心理療法といえます。二つのハコミ・メソッドにおいて、オリジナル・ハコミは、一人称＝「私」の

場に属する一人称の心理療法により近く、改良版ハコミは、二人称＝「私たち」の場により近い二人称の心理療法と考えることができるでしょう。

> 2. ローゼン・メソッドと存在感

　ローゼン・メソッドは、理学療法士でもあるマリオン・ローゼンが始めたボディワークです。ローゼンは、ギンドラーに師事していたハイヤー（Lucy Heyer）の元で身体ワークの基礎を学びました。ハイヤーの夫は、ユング派のハイヤー（Gustav Heyer）医師です。

　当時、ユング派内でも、マッサージなどのリラクセーションを併用することで、精神療法の効果を上げる研究サロンが存在していたのです。この背景が、後にローゼン・メソッドに影響し、心理療法の補完的特徴をもつ存在にしているのでしょう。その後、ユダヤ系ドイツ人であるローゼンは、ナチスの台頭によって故国を離れざるをえなくなりました。ローゼンは、米国へのビザを得るまでの2年間、スウェーデンに滞在し、そこで理学療法士の勉強をし、日本経由でサンフランシスコ近郊のバークレーにたどり着いたのです。

　ローゼン・メソッドは、両手でクライエントの身体に直接触れるといった意味でボディワークですが、他の多くのボディワークのように身体の物理的矯正を主たる目的にするものではありません。感情の解放を通じての**身体と感情の結びつきの回復**（気づき）を直接の目的とする手法なのです。

　ローゼン（2003）は、「ローゼン・メソッドは身体を通じて、感情と経験にアクセスする道です。身体は嘘をつきません。呼吸と筋肉の緊張を通して、身体は私たちの感情の真実を表すのです」と表現しています。また、ボディワーク研究家のクレア（Thomas Claire, 1995）は、ローゼンによる言葉の中で、次の三点がローゼン・メソッドの原理的な特徴をよく表しているとしています。

① 忘れられた感情および記憶は身体に保存されている。
② 呼吸は無意識と意識の間の出入り口である。
③ 施術者は、（クライエント）の自己発見のプロセスのための産婆である。

　ローゼン・メソッドの基本概念は、感情やトラウマ等は、筋肉の硬さ、呼吸の異常などの身体症状として表れることが多く、両手を使ってその部分に触れ

ることで、適時、言葉による補助も使いながら、心と体の硬直を解消するということです。このローゼンの基本コンセプトは、ライヒの考えと共通する部分も多いのですが、ローゼンはライヒからの影響を否定しています。ライヒ派は、クライエントに身体的な「無理を強いる」緊張を与えることで、カタルシスを得るという（伝統的な文脈での父性的ともいえる）特徴も持っており、一人称的アプローチであるという点（クルツはそこから「逃走」したわけである）が基本的に異なっています。両者に共通なのは、ワイマール共和国（1919-1933）の時代に花開いた自由で独創的な気風の文化にあるといえるでしょう。ライヒもローゼンもドイツで同時代の空気を吸っていたのです。ローゼンは、ユングとギンドラーの系統の影響を受けて育ったのです（第7章を参照）。

しかし、女性であるローゼンは、非暴力、共感、慈悲などの二人称的な要素を重んじています。施術者（プラクティショナー）が母性的であり、手技などの技術の前に「癒しの関係性」が根本にある二人称のアプローチであることがメソッドの大きな特徴です。

1）シンプルなタッチ

ローゼン・メソッドにとって、クライエントとの関係性を築く基本かつ最大の手段は、ハンズオンです。ローゼン・メソッドでは、特殊な手技が用いられるわけではなく、主に直感的でやさしいタッチが使われます。

ローゼンは、その手法の基本を、①ソフト・ハンドによるタッチ、②呼吸を解放すること、③プロセスを深めること、④シンプルさがもつ力を心の中に保つこと、⑤継続したセッションを持つこと、というように分析していますが、なかでも最も大切なものはタッチの質であるとしています。ローゼン・タッチとは**ラヴィング・タッチ**（loving touch）であり、人々が触れられたいように触れることなのです（Rosen, 2003）。人に優しく触れる（タッチ）という最も古いコミュニケーションの手段は、それゆえ非常に効果的に、心や身体の奥底に直接つながることができると思われます。ローゼン（2003）は、ローゼン・メソッドは、そのシンプルさ、実直さのおかげで、非常に効果のある手法になっていると自己評価しています。さらに、「私たちは、ますますタッチの大切さに気づかされています。誰かにタッチするときには、その人との違った関係性が現れるのです」と、タッチを通じての関係性の変容について語っています。

ローゼン・メソッドの施術者は通常、左右の手を、**アクティヴ・ハンド**（active hands 動く手）と**リスニング・ハンド**（listening hands, 聴き手）とに役割を分けて使いますが（これは東洋医学的な「補写」の考えに似ているかも知れません）、どちらの手がどちらの役割を持つかは瞬時に変えることができます。アクティブ・ハンド（inquiring hands 探求する手）は、身体の緊張している箇所、そして呼吸によって動かない部分に置きます。それは身体を通じて見つけ出される感情的な気づきとコンタクトするプロセスです。目的は人の潜在力に気づくことを援助し、この世界へと持ってくること（意識化）です。リスニング・ハンド（または receptive hand, 受けとる手）は、クライエントの内から生じる声のためのスペースを創る手です。

2）施術者とプレゼンス

施術者の「今・ここ」におけるクライエントを前にしてのプレゼンスは、ローゼン・メソッドにおける出発点かつ終着点です。セッションの間中、一貫して維持されなければなりません。それはクライエントに直接タッチする以前から、遅くともクライエントがマッサージ・テーブルに横たわったときから、始まるものであり、客観的には何らの行為も始まっていない「沈黙」の時間ですら、施術者の内部ではたくさんのことがすでに始まっているのです。

同様に、クライエントの内部でも多くのことが起こっています。クライエントに要求されるのは、施術者を信頼し、安心感のある状況で、自らの身体感覚および感情に敏感であったり、繊細で傷つきやすくなることを許すことです。ある意味、受身的な性質が多く、ハコミのマインドフルネス状態と共通すると考えられます。ただ、ローゼン・メソッドの場合、クライエントは自身の身体を施術者の前に晒しているのであり、身体的には、（もちろん個人差はありますが）ハコミより繊細さ（または脆さ）が強く感じられるともいえます。また、マッサージ・テーブルを使用するので、姿勢的にはハコミよりリラックスしているとも言えますが（ハコミは基本的には個人の心理療法のセッティングなので、セラピストとクライエントは椅子や床に座って向き合います。セッションの流れで途中から、身体に触れたり、寝転がる場合もありえます）、その分、寝入ってしまう可能性もあります。セッション中ずっと寝入ってしまうことは好ましいとはいえませんが、それもクライエントにとって何らかの必要性があってのことで

しょうから、施術者が無理にクライエントを起こすといったことはしません。ただ、一般的には、「眠っているのですか」などと何度かクライエントに尋ねることで、クライエント本人に状況の認識をしてもらうことはあります。

そして、ハコミと同様に、ローゼン・メソッドの施術者は、クライエントとの信頼が確立されるまで、ノン・バイオレンスを尊重して待たなければならないのです。以下、身近に、直接的にローゼンのプレゼンスのテイストを感じられるように、ローゼンの言葉を引用します。

> 真実を話すことはプレゼンスを必要とします。私たちが真実を話すとき、私たち自身を見せることになります。プレゼンスとは、ただ存在することです。私たちがあるがままに私たち自身を見せること、私たちのあるがままの人として生きること、私たちが本当に誰であるかということを忘れてしまわずに。私たちが私たち自身を隠したり、取り除いたりする必要がないときに、真実が立ち現れてくるのです。隠すものが少ないほど、私たちのより多くのものを見せることを許し、私たちは他人により強い印象を与えるのです。プレゼンスのもうひとつの要素は、自己を受け入れるということです。私たちが私たち自身であることを感じることは、なんと心地良いことなのでしょう。私たちが私たち自身を責めることをやめるときが、私たちの本当の存在が最も輝いているときなのです。これが、私が"プレゼンス"と呼ぶものです。

(Rosen, 2003. p.21)

ローゼン・メソッドの施術者に対して、「プレゼンス」や、「気の配り」や、「広さ」といったものを感じるというクライエントもいます。プレゼンスは、肉体的な強さとは関係がなく、感情的な自由と関係するものです。施術者自身が、自分の感情に気づき、それを許すことができて初めて、クライエントに対しても十分に気を配ることができるのです。自分を受け入れることによって、同様にクライエントも受け入れることができるようになるのです (Rosen, 2003)。

ほとんどの人は、以前にこのようなタッチ（身体接触）を受けたことが一度もないので、ローゼン・メソッドにやってきます。しかし重要なのは、施術者がクライエントに対して何をするのかということよりも、クライエントと一緒にいる施術者とは何者であるのかを施術者自身が問いかけることです。ローゼ

ンのセッションは、瞑想のようであり、何ら優先順位もない無為（no-doing）であり、他人との関係性の中での瞑想のようなものとなります。ローゼン・メソッドは、一人で行うものではなく、施術者とクライエントの二人称の領域における癒しの体験です。基本的な信頼感、明け渡し、無防備な状態において、クライエントと施術者は出会うのです（Rosen, 2003）。

　以上からも、ローゼン・メソッドは、ハコミ・メソッドと、同じ二人称のアプローチとしての共通点が多いことが見て取れます。

3）直感から直観へ

　手（もしくは、タッチ）を媒介としての（生得の我―汝関係といえる）直感的なコンタクトから、言葉の力も使いながら（成人において生じる統合的な我―汝関係といえる）直観的なコンタクトへの変容が、ローゼン・メソッドの真骨頂といえます。

　その変容は、二人称の領域における変容であり、その世界のすべてが変容するのです。そこには施術者とクライエントの区別はありません。ローゼンは、セッションを通しての、間主観的関係性における統合のひとつの現われを、次のように生き生きと描写しています。

> しばしば、セッションが終わって部屋から出てくると、二つの成長している顔を見れます。ときどき、どちらが施術者でどちらがクライエントなのか見分けることができないこともあります。人に触れることを許されることは、恩恵を受けることです。その人は、自分自身を私たちに委ねているのであり、そして私たちはその人と一緒にいて、無防備で、開かれていて、そして受容的である責任を持っているのです。それは施術者にもクライエントと同様に、成長体験なのです。施術者は、彼らが与えると同時に、再び力で満たされるのです。
>
> （Rosen, 2003, p.20）

3.「癒しの関係性」を探る――ハコミとローゼンの比較

　ハコミ・メソッドとローゼン・メソッドを試験的に比較検討していきましょ

う。「二人称」と称される領域は、「一人称」である自我としての「私（主体）」と、別の「一人称」である他我としての「あなた（客体）」が出会って、根源的な「二人称」である「私たち（＝私＋あなた）」という「奇跡」を形成する場です。そしてその奇跡は、私たちのこの世の「原体験」である「生後間もない期間における母（または第一養育者）子の関係性」に遡るものですが、「今・ここ」での新たな奇跡（変容）を体験するために、間（相互）主観性に基づく「二人称の心理療法」は存在し、その意味を持つのです。

1) 二人称の場でのコンタクト

二人称の心身アプローチは、基本的に共体験であると考えられます。二人称のアプローチの心理療法における先駆者は、ロジャーズです。彼の治療者の三原則（共感、無条件の肯定的関心、自己一致）は、ハコミを含むあらゆる心理療法のみならずボディワークにも共通する普遍的プラットフォームのようなものです。このことは、ローゼン・メソッド、指圧、その他のボディワークの真摯な実践者の方にも、同じく理解していただけることと思います。

ロジャーズの三原則の発する地点を哲学的にもっと突き詰めているものが、**「対話の哲学」**もしくは**「間の哲学」**とも呼ばれる**ブーバー哲学**です。ブーバー（2004）は、二者間の対話的なものの基底は、相互に向き合う態度であり、実際の会話や伝達が無くても、内面的行為の相互性が本質的な十分条件であるとしています。そして真の共同体、人間同士の相互関係（二人称の関係性）は、生き生きとした相互関係から創られるが、それを創り出すのは生き生きと働きかける中心と関係を結ぶことから成り立つのであって、感情を含む人間の相互関係だけから生まれることはないと言っています。これは「私たち」が単なる複数の一人称の合計（＝「私」＋「私」）ではなく、ある種の奇跡によって、異なった次元の存在（「我─汝」＝私たち）として成立していることを示しているのでしょう。セラピストの多くの人はこの奇跡を体験的に知っていると思います。そしてそれはセラピストであり続けることに対する最大のモチベーションとも言えるのではないでしょうか。

さて、二人称であることをアプローチの根本としているハコミとローゼン双方の基本概念には共通するところが多くあるようです。ローゼンでは、マインドフルネスを**ヴァルネラビリティ**（vulnerability）として表すことの方が多いと

思われます。一方、クルツ（2007）はマインドフルネスを（自主的な）「脆い心の状態（vulnerable state of mind）」と表現もしています。またローゼンでは、ラヴィング・プレゼンス（クライエントに対面している存在として）という言葉の代わりに、ラヴィング・タッチ（クライエントに触れている存在として）を使うことが多いかもしれませんが、本質的に同じことです。

　双方とも、マインドフルネス、プレゼンス（存在、存在感）、（ここでは、可能性に開かれているがゆえに持っている肯定的な意味での）ヴァルネラビリティ（脆さ・脆弱性）、愛（love）、静かさ（quiet）、沈黙（silence）、（大いなる存在に対する無条件の）明け渡し・服従・帰依（surrender）、今・ここ（here and now）、敏感さ・感受性（sensitivity）、単純さ（simplicity）、信頼（trust）、非暴力（non-violonce）、無判断（non-judgemental）、（心と身体の双方を通しての）体験（experience）、慈悲心・無条件の他者への愛（compassion）、共感・交感（empathy）といった二人称的な言葉が頻繁に使用されます。

　ボディワークであるローゼン・メソッドにおいて、非常に明確なプレゼンスは、やはりタッチです。まず施術者が直接クライエントの身体に手を置く、触れることです。そして施術者とクライエントとの身体症状（呼吸や身体・筋肉の緊張）の同調に注目します。その際の第一の対象は、思考体としてのクライエントではなく、身体としてのクライエントです。肉体という現象で、施術者の面前に紛れもなく、今ここに現れている、存在している自分とは違う主観（他我）です。これはハコミにおいても二者の関係性として同様の基本姿勢ですが、ベースは心理療法なので、ボディワークと比べると、"簡単に"直接的なコンタクトを、クライエントととることができない点での不利は否めません。

　ローゼンの二つの手を、ハコミの構造に当てはめると、アクティヴ・ハンドはラヴィング・プレゼンス的（能動的）かつマインドフルネス的（受動的）であり、リスニング・ハンドはマインドフルネス的（受動的）と解釈できるかもしれません。ローゼン・メソッドでは、ハコミ同様、施術者からの能動的な働きかけ（タッチすること）がまず必要であり、内容的には「菩提心の原理」に則っておこなうことが要求されるでしょう。

　「ノイズを下げる」ことで、クライエントをマインドフルネスの状態に置くことなども含め、ハコミは仏教の手法を意識的に応用しているので納得できますが、西欧の系譜から生まれたローゼン・メソッドが非常に同質の基本姿勢を

持っていることには驚かされます。この点が身体の物理的レベルへの働きかけに偏りがちな他の多くのボディワークとローゼン・メソッドとを大きく分けている特長であり、直接的に感情に働きかける、心理療法（サイコセラピー）と身体療法（ボディワーク）の橋渡しをするユニークなボディワークである所以です。ローゼン・メソッドの施術者であるデイビス（Marilyn J. Davis, 2002）は、ローゼン・メソッド以外の他のボディワークにおいても、感情や記憶が表面に上がってくることもありうるとします。そして、ローゼン・メソッドにおいては、手の動きが慎重で、ゆっくりであり、クライエントが自分自身を感じる時間とスペースを持つことを許すので、心（ハート）が、感情や記憶につながり、できるだけ深いところで、それらを、意識も伴いながら、体験することを許すのかもしれないと述べています。日本ではこのようなメソッドはミッシング・リンク状態にあります。

　ちなみに、日本では、京都大学で心理学を専攻した**増永静人**（1925-1981）の心身統合的な「**気の経絡指圧**（禅指圧）」を出発点とし、浄土宗の僧侶でもある**遠藤喨及**は菩提心やマインドフルネスによる施術者とクライエントとの受動性綜合レベルの関係性に基づいた「タオ指圧」を創りました。さらに近年は、指圧の枠を超えた、より全般的、基本的な心身統合的な姿勢を身につける「気心道」を唱えています。これは指圧の技術から、より根本的な施術者の態度（気の次元での共感）に向かっているものであり、ハコミの変遷にも重なる動きとして筆者は捉えています。

　現象学者の**山口一郎**（2004）が、「実は、間身体的受動的綜合を通して、他者の痛みは、直接自分の痛みとなっています」（p.175）と述べているように、二人称のアプローチにとって、非言語の受動性綜合レベルに根ざすある種の感情移入がその基盤です。ハコミでは間主観（身体）的な受動的綜合段階にアクセスする手段として、セラピストはラヴィング・プレゼンスを、そしてクライエントは（ヴァルネラブルな状況に身を任せる必要がある）マインドフルネスを活用し、非言語の状態での、双方の交感によってプロセスを進行させます。一方、ローゼン・メソッドは、ハンズオン（手でクライエントに触れる方法）です。ローゼン・ボディワーカーは、（常に新しい瞬間瞬間に直面するノット・ノーイングで、ヴァルネラブルな状況に身を任せ）タッチすることで、そしてクライエントはタッチされることで、非言語の状態での双方の交感によってプロセスを進

行させます。より大きな存在に身を任せるのです。また、両メソッドは統合性の獲得を目的とし、言語と非言語との統合を図るために言葉と身体の両方を使いますが、出自が（言語を主とする）心理療法であるハコミと比べて、（非言語を主とする）ボディワークのローゼンの方が言葉への依存度が少ないことは自然な帰結でしょう。

2) 「エスカレーター」としての心身アプローチ

　いわゆるインテグラル段階と呼ばれる心身の統合段階へと次々と人々を引き上げるエスカレーター（筆者による喩え）の役割を果たす可能性を持っているのが、ハコミやローゼンなどの心身アプローチであると考えることもできます。ベルトコンベアとエスカレーターの違いは、運ぶ人数の違いだけではなく、基本的に前者は大きな力によって、ある意味本人の意思とは関係なく運ばれる（載せられる）のに対し、後者では、各個人が自らの意思で上の段階に上がることを決め、プロセスに乗ることにあります。

　身体感覚を通してのスピリチュアルな段階（まずはインテグラル段階＝心身統合段階でもある）への移行の肯定および、それを望む人への支援が、ハコミとローゼンの二つのアプローチが共に持っている特長でもあります。

　たとえば、ローゼン（2003）は、次のように述べています。「癒しのプロセスへの帰依は、患者が自分自身を超えた何かと接するときに、彼らの内部で起こります。これがこのワークのスピリチュアルな本質なのです」。さらに、「長い間、個人の変容がローゼン・ボディワークのゴールと思っていましたが、目的地は個人的な内的な癒しのプロセスを超えています。このワークは家族の交流、仕事、創造的な生活、そして世界を変容させることができるのです」とし、いわば大乗仏教的な救済の可能性を意識し、肯定しています。

　一方、クルツ（2004）は、「ハコミは、科学、スピリチュアルの修行、心理療法という三つの異なる面から作られていて、どれ一つも欠けてはいけない」としており、「ハコミの究極的なゴールはスピリチュアルの道と同様であり、不要な苦しみからの自由である」としています。アメリカ（特にカリフォルニア州など）では、禅やチベット仏教の影響を受けているセラピストは多く、またハコミは当初より応用仏教としての側面も強調していますので、東洋的なスピリチュアルな目的を持っていても驚くにはあたりません。

3) 臨床における二つの二人称の統合の必要性

ハコミとローゼンを、特にセラピスト・クライエント間の共感を療法の根幹と位置づける二人称的体験の優れた心身アプローチの代表としてみてきたわけですが、このことは完全を意味するものではありません。二人称的分析の見方が、全体的な心理療法の構成要素、補完要素として必要なのです。

ハコミ・メソッドの上級トレーナーのアイズマン（Jon Eisman, 2006）は、「ハコミ自体は、発達したセルフ（self）の理論は持っていない。発達上の欲求、課題、そして戦略を描写する性格理論と一緒になって、ハコミはクライエントの内なる知恵にある絶対的な信頼に基づいて進行する」（p.263）と述べています。これはウィルバー（2006）が、「東西の瞑想が、構造段階および左下象限［二人称の領域］の見方を持たない理由である」（p.289）と述べていることにも通じます。ハコミが主観論的手法をとるゆえ、外からの客観的な意識構造段階を捉えることができないのです（第 11 章参照）。

筆者がサイコセラピストとしてアメリカで受けた個人およびグループのスーパービジョン（2004-2006, 以下、SV）においては、スーパーバイザーや他のセラピストと、セッションの会話の録音を聞くことや、会話を原稿化して、検討することがよく行われました。これは UCLA の**ガーフィンケル**（Harold Garfinkel, 1917-2011）が開発した二人称的客観分析のアプローチである**エスノメソドロジー**（ethnomethodlogy）によって行われる会話分析にも一見非常に似ています。だ、SV は客観的な分析をするためではなく、転移・逆転移の扱いを中心に、（セラピスト自身のシャドーを扱うことを含め）セラピストとクライエントの内的な心理状態の統合的な理解を深めることで、今後の治療計画に反映させることが主眼でした。これは直接的で体験的な臨床の場（主観的間主観的立場とでもいうべきか）に、外的・分析的な場（客観的間主観的立場とでもいうべきか）の要素を補完的に用いる統合のプロセスと考えられます。一方、エスノメソドロジーにおいては、共感的な感情移入のようなものは直接的な研究の対象にしておらず、二人称的体験の要素は希薄です。ちなみに、エスノメソドロジー（二人称的分析）から出発した **C. カスタネダ**（Carlos Castaneda, 1925-1998）の研究は、二人称的分析の学問としての本来留まるべき範疇を超え、二人称的体験的な位置へと過剰にシフトしたため、正当な学問の立場からは評価されな

かった（カテゴリーエラーのため、正当な評価ができなかった）が、二人称的体験的にはそれなりに高く評価されていると捉えることもできるでしょう。

　二人称的分析の心理療法としては、**コフート**（Heinz Kohut）の自己（self）心理学などの精神分析派の「**二人称の心理学**（two-person/relational psychology）」があります。また、**ホワイト**（Michael White 1948-2008）、**エプストン**（David Epston）に始まる**ナラティヴ・セラピー**は**フーコー**（Michel Foucault 1926-1984）の影響を強く受ける社会構成／構築主義的心理アプローチです（51頁参照）。蛇足ですが、筆者は、大学院でエプストンの少人数での集中講義を受けたことがあるのですが、30分程度の模擬セッションの後、その分析および解釈に丸一日を費やしました。セッションでの対話をすべて黒板に書き出し、一語一句分析し、適切な表現がなされているかどうかを検証し、より適切な表現、介入の可能性を検討していくものでした。それはまるで囲碁の解説のようであり、ある意味、一種の衝撃体験でした。

　任意の心理療法が、（関係性の度合いは異なるとはいえ）基本的にセラピストとクライエントとで構成されている限り、たとえベテラン・セラピストであっても、自ら（がクライエントとして）セラピーやコンサルテーションを受ける必要があるのです。それは、逆転移の問題の処理のみならず、的確なアセスメントや治療計画を立てるに際し、この「外から」の見方を獲得し、維持するためにも必要不可欠であると考えられます。

　一方、ローゼン・メソッドの場合は、そのワークを通じて身体と感情が統合され、心身が「新しい可能性」に対して開かれた後は、**自己発見のための産婆**（midwife to a process of self-discovery）としてのローゼン・ボディワーカーの役目は終了し、現象学における能動的綜合の段階での具体的な心理的な問題を扱うには心理療法が最適であり、サイコセラピストに引き継ぐという分業、もしくは相互補完の立場をとります。一般的に心理療法の視点からは、ローゼン・メソッドにおけるSVは非常にユニークな要素を持っています。それはスーパーバイザーがセッションに立会い、指示もし、時には同時にワークすることもある点です。もちろん、心理療法でもマジック・ミラー越しにスーパーバイザーがセッションに立ち会う機会もたまにあります。また、実験的に、家族療法において、モニターを前にしたスーパーバイザーが無線を通して、リアルタイムでセラピストに指示を与えることも米国ではなされました。しかしこの方式で

は、「外側から見る」という二人称的分析的な方向に傾く可能性が高いでしょうし、三者間の二人称的共感を生むというよりは、二者間を阻害する恐れもあるのではないかと危惧されます。

　これにより、セラピストとクライエント間だけでなく、セラピスト、クライエント、スーパーバイザーの間で共感が起こり、セッションをある意味強化する働きをする（逆に共感を失う場合も起こり得ますが、いずれにせよ「関係性」に関する貴重な体験が得られるでしょう）。また、施術者として、クライエントを受け入れる人格のキャパシティを広げるためにも、ローゼン・ボディワークの養成課程においては、その三分の一（100時間）ほどが、手技の練習とは直接関係のないグループ・プロセス（グループ内で、自分の心の状態や抱えている問題などを、皆と共有することなど）に当てられています。

　以上、心理療法のハコミ・メソッドとボディワークのローゼン・メソッドという二つの異なる心身へのアプローチを通して、内からの体験としての「癒しの関係性」、いわば「私たち」という"奇跡"を形成する場について、外からの（二人称的客観・分析的）視点を交えて考察してきました。セラピストやクライアントの間の相互主観性が、如何に心身的な「治療、または癒し」にとって根本的に大切なものであり、"真髄"であるのかを理解する一助に、本章が多少なりとも貢献できれば幸いです。また「人間の関係」「世界の関係」の本質としての「二人称」に対する理解が少しでも広まることを願います。

第 11 章　さらなる成長へのインテグラル・セラピー

> われわれが人間と呼んでいるものは，完成された存在ではない。自然は一定のところまでしか人間を成長させず、その後は、人間自身の努力と工夫で成長するか、あるいは生まれたまま生きて死ぬか、退化して成長能力を失ってしまうか、人間まかせなのである。
>
> P. D. ウスペンスキー　『人間に可能な進化の心理学』

　米国の現代思想家**ケン・ウィルバー**（Ken Wilber 1949-）は、長らくトランスパーソナル心理学分野における中心的理論家であり、また、曹洞禅を中心とする瞑想実践者でもあります。現在では心理学の範囲を超えて、政治、経済、エコロジー、リーダーシップなど、さまざまな（もしくはあらゆる）分野に応用できる**インテグラル理論**（Integral Theory）という統合的な視点を提供し続けています。またインテグラル研究所（Integral Institute）を核とするインテグラル理論の研究および実践も進められています（『インテグラル理論入門Ⅰ・Ⅱ』, 2010 参照）。

　このインテグラル理論の最優先の課題は、いかにしてより多くの人がより短時間に（効果的に）、いわゆるインテグラル段階にまで意識を発達させる手助けができるかということです。このインテグラル段階こそ、ソマティック心理学が目指す心身統合段階の別名といえるものです。本章では、ウィルバーのインテグラル理論をベースとして、ソマティック心理学および関連する臨床心理学の知見を手がかりに、心身統合の意識発達段階に対応するインテグラル・セラピー（統合療法）の基本構造や、その可能性についてみていきます。

1. インテグラル理論とソマティック心理学

　今後、統合的な意識発達に関わる研究を深化させて地に足の着いた実践を展開するためには、「統合的枠組み」を理解する必要があります。まずトランス

パーソナル心理学の位置づけを再確認すると、従来トランスパーソナル心理学とは他の発達的に下位の意識段階も含む包括概念であるという考えもありましたが、「統合的な枠組み」では、ウィルバーに従って、「トランスパーソナル心理学とはトランスパーソナル領域を対象とする学問である」と定義します。そして、これからの「統合的な枠組み」とは、**インテグラル理論**、つまり、万物を統合するための学問なのです。

インテグラル理論とは、ウィルバーがトランスパーソナル心理学を「含んで超えた」包括的な枠組みとして提案しているもので、1995年の著書 *Sex, Ecology, Spirituality: The Spirit of Evolution*（松永太郎訳『進化の構造』春秋社）の刊行から数えても15年以上の歴史があります。今日に至るまで彼の情熱は、このインテグラル理論の構築と実践に捧げられてきました。簡単に表現すると、インテグラル理論とは、この世界のすべて（森羅万象）を適切に位置づける統合的・複合的なものの見方（perspectives, 視点）の体系です。これは人類の進化をサポートしていこうとする統合的な理論かつ実践の体系であり、すべての人に重要なアプローチであるため、是非、知っていただきたいメタ・フレームワークです。

本書の主題である**ソマティック心理学**は心身関係を重視する心理学・心理療法の分野で、言語だけでなく、非言語的な手法も統合的に使われるものです。**身・情・心・神**（Body, Emotion, Mind, Spirit）の視点からのホリスティックなアプローチです。

なお、トランスパーソナル心理学、ソマティック心理学、インテグラル理論という3つの枠組みは相互に関連しています。簡単に述べると、インテグラル理論が全スペクトル（連続体 spectrum）を対象領域にするとして、その内、受精から肉体の死までの期間が**ソマティック・スペクトル**（身体的連続体）と考えられます。この期間は、様々に異なる段階で成り立っていますが、身体性を持っているという共通点からみると、一連のスペクトルと捉えることができるからです。そしてトランスパーソナル心理学の対象となるトランスパーソナル領域は、主に**ヴィジョン・ロジック＝ケンタウロス**（心身統合）段階以降となります。つまり、ヴィジョン・ロジック＝ケンタウロス段階は、ソマティック領域とトランスパーソナル領域が交差する移行段階であって、意識の成長にとって非常に重要な発達段階なのです（図11-1参照）。

第 11 章　さらなる成長へのインテグラル・セラピー

　ウィルバーによると、このヴィジョン・ロジック＝ケンタウロス段階に対応する心理学とは、一般的に人間性・実存心理学であるので、この分野のほとんどのセラピストは、「より高いレベルでの統一」とか「潜在的にある統一」について、つまり、自我、身体、精神、そして感情などの統一について、いつも話していることになります（Wilber, 1996）。本章も基本的にその流れに従っていますが、最新のインテグラル理論およびソマティック心理学に基づく統合的な見方によって裏付けることを目標としています。

2．5つの要素から心身統合段階を探る

　以下、インテグラル理論5つの基本要素：意識段階（レベル／ステージ）、四象限（クワドラント）、成長ライン、類型（タイプ）、意識状態（ステート）の順に、考察を進めていきましょう。

1）意識段階（レベル／ステージ）

ケンタウロス段階の心身統合

　ヴィジョン・ロジック段階（Vision-Logic, 以下 VL）とは、統合的、多元的・複眼的な見方ができる拡大した高次の意識レベル／ステージ（Levels/Stages）を意味します。近年のウィルバーは、基準となる意識高度を「虹色のスペクトル」（『インテグラル理論入門 I』口絵参照）で表現することが多いのですが、それによると VL は、「低度 VL／ティール色（Teal）」と「高度 VL／ターコイズ色（Turquoise）」とに二分されることになります（Wilber, 2006a, 図 11-1 参照）。

　VL はプレパーソナル＋パーソナル段階（第1層／1st Tier）と、トランスパーソナル段階（第3層／3rd Tier）との橋渡しをする重要な発達段階（第2層／2nd Tier）であり、「インテグラル（統合的）段階」とも呼ばれます（Wilber, 2000a,）。そしてケンタウロス（centauric）段階とは VL の別名ですが、高次の心と身体の統合、「身心一如」のテーマを扱うに際し、相応しい呼び名です。

　このケンタウロス＝ VL 段階は、トランスパーソナル領域へ向けて心が（幼児期以来）再び身体と出会う場所です。このことはフッサール現象学やソマティック心理学における、左上象限の探求を通して詳しく知ることができます。

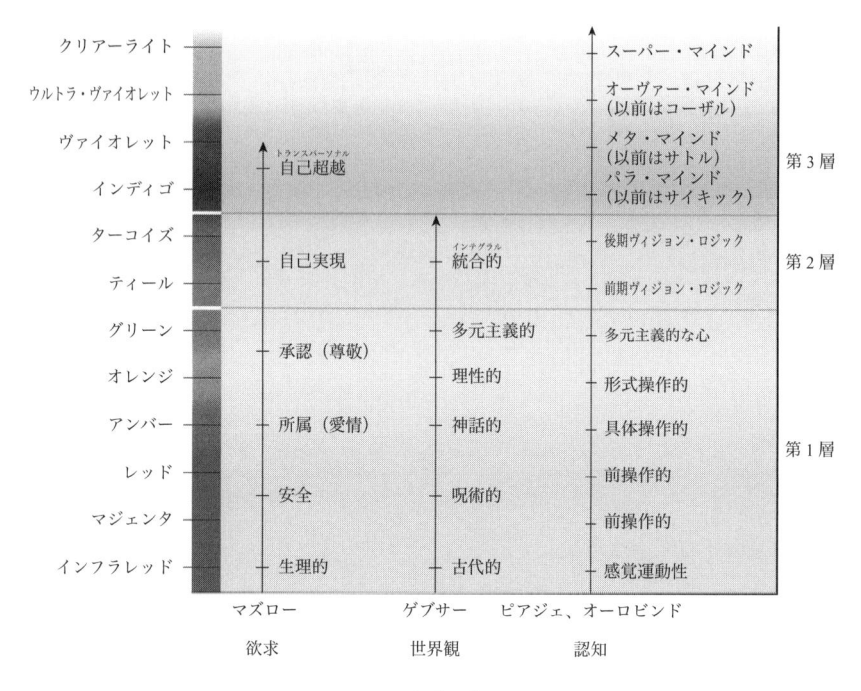

クリアーライト			スーパー・マインド	
ウルトラ・ヴァイオレット			オーヴァー・マインド(以前はコーザル)	
ヴァイオレット	トランスパーソナル 自己超越		メタ・マインド(以前はサトル)	第3層
インディゴ			パラ・マインド(以前はサイキック)	
ターコイズ	自己実現	インテグラル 統合的	後期ヴィジョン・ロジック	第2層
ティール			前期ヴィジョン・ロジック	
グリーン	承認(尊敬)	多元主義的	多元主義的な心	
オレンジ		理性的	形式操作的	
アンバー	所属(愛情)	神話的	具体操作的	第1層
レッド	安全	呪術的	前操作的	
マジェンタ			前操作的	
インフラレッド	生理的	古代的	感覚運動性	
	マズロー 欲求	ゲブサー 世界観	ピアジェ、オーロビンド 認知	

図 11-1　意識段階とスペクトル

(Wilber, 2006/2008 をもとに作成)

大多数の人々にとっては、事実上このケンタウロス段階(特に、高度 VL ＝統合的ケンタウロス段階)が到達可能な最も高い意識レベルといえます。ウィルバーによると「ケンタウロス的ヴィジョン・ロジックによって、物理界、生命界、そして精神界とを、集積された存在としての個の中に統合できる」のです (Wilber, 1995, p. 260)。

退行(リグレッション)の意義

　トランスパーソナルの関連分野において、たとえば **BPM モデル**や**ホロトロピック・ブレスワーク**などで知られる**グロフ**、Dynamic Ground Theory で知られる**ウォシュバーン**(Michael Washburn)、統合的なスピリチュアル・プログラムである**ダイアモンド・アプローチ**(Diamond Approach)の創始者**アリ**(Hameed Ali)など、退行、もしくは原初の心身統合期である幼児期への回帰の大切さ

を強調する人たちも多くいます。ウィルバー（2001）は、ウォシュバーン理論に対し、幼児期に何らかの発達上の欠損を抱えた人たちには、その欠損を回復するために退行が効果的かもしれないが、健全に成長している人たちには退行は必要がないと批判しながらも、部分的には退行の重要性を認めています。

　このウィルバーの反論に関しては、多少ですが納得できない部分もあります。なぜなら、現実社会において、何らの欠損体験も無しに育った健全な人間はそれほど多くないと思えるからです。むしろ多くの人にとって何らかの退行的アプローチは有効であり、必要とされていると考える方が、理論的にも臨床的にもより適切なように思えます。ウィルバー自身も、最近、生後数年以内の幼児期に形成される心理的な歪みが、後の人生において、**シャドー**（shadow 影）の問題として現れるとしています。そして、心理学の成果（アタッチメント理論等）を賞賛し、人生の初期に形成された歪んだ自己と直面し、それによって隠されてきたシャドーを再統合することは、セラピーの核心であり、心理学とスピリチュアリティへの統合的アプローチの中心部分であるともしています（Wilber, 2006a）。したがって、退行を構造的に必要なプロセスの一部分として、トランスパーソナルに至る成長のメカニズム内に組み込む作業が必要かつ有意義であると考えることは妥当でしょう。本章は、筆者なりの、その実践および検証の探求です。

　一方、グロフやウォシュバーンの説も、一面の真実を突いているのでしょうが、ケンタウロス段階の発達上の独自性を見逃し、幼児期の心身の融合状態と混同しているようにも思えます。彼らは、ウィルバーの意識発達モデルを、**前個／個／超個**（prepersonal /personal/ transpersonal）の3段階の直線的発展モデルと基本的に捉えているようですが、こうした見方は、なぜウィルバーが心身統合を表すケンタウロスの段階を、個と超個の発達段階の間に設定し、重要視しているのかを理解していないことからくる基本的な誤解のように思えます。ブーバー（1923/1979）も、母と子の結合は、神秘的な願望の姿として人間に残っているが、この憧れは、母の胎内への回帰願望と考えるのは間違いであり、精神（スピリット）に目覚めた人間が、真の「汝」と宇宙的な結合を作り出そうとする憧れであると述べています。

　ケンタウロス段階の心身統合とは、東洋的に（大雑把に）表現すると、「身心一如」です。潜在的な可能性は皆が持っているのでしょうが、修行などの過

程を通してようやく実現されうるものです。幼児が「身心一如」を達成しているとは、通常、多くの日本人は表現しません。さらに、ウィルバーは、「ケンタウロスの本質とは、死ねるに十分な強い自己（self）を作り上げることである」（Wilber, 1996, p. 171）と述べていますが、これは『葉隠』の「武士道と云ふは、死ぬ事と見付けたり」にも通じるものでしょう。自我（ego）の死を受け入れるという確固とした自覚（＝ケンタウロス意識）の形成を経ずして、さらなるトランスパーソナル領域への扉が開かれることはありません。このように見てくると、幼児期とケンタウロス期の二つの「心身統合」の違いは明白なように思えてきます。

　ただ、インテグラル理論以前のウィルバーは、トランスパーソナル領域の高次意識段階の探求に専ら集中し、グロフらとは逆に幼児期の心身統合については、詳しい記述をそれほどしていないことも、「誤解」を招いた理由の一つと言えます。とはいえ、ウィルバーは、幼児期における心身統合（未分化、融合と呼ぶ方が適切かもしれないが）を決して蔑ろにしている訳ではありません。事実、ウィルバー（2001）は、「基底（Ground）」との結合を失うことは存在すること自体の否定であり、「基底」との結合そのものは常に現前しているのですが、それに対して意識的であるか、無意識であるかの二者択一しかないと述べています。なお、この「基底」とは、哲学的には、フッサール現象学でいう原初の受動的綜合の領域を示すものと思われますが、意識の根源の探求には現象学の知見もまた不可欠です。

　実際のところ、インテグラル理論は、ケンタウロス段階への到達を第一目標として開発されたと言ってもよいでしょう。なぜなら少しでも多くの人類がまず、この段階の実現をすること、高次の統合的な意識レベルに達すること無しに、環境問題、資源問題等、現在の地球全体にとっての死活問題に対応できるより良い解決法を見出すことは非常に困難に思われるからです。さらに、意識発達のための実践的見地からも、ケンタウロス段階を経ないトランスパーソナル段階とは「絵に描いた餅」のように実体の伴わぬ幻想に過ぎないからです。地に足の着かないトランスパーソナルの部分だけの意識探求は、意味が無いというより、自我肥大になる恐れもあり、危険ですらあります。幽体離脱、臨死体験、夢、明晰夢等の**意識変容**（altered states）や**至高体験**（絶頂体験, peak experiences）を体験したと言う人がいるかもしれませんが、一時的な「意識状

態」と持続的な「意識段階」とを混同している可能性が高いと思われます。

　誤解の無いように述べますが、ケンタウロス段階と幼児期の心身統合を全くの別物と考えるとすれば、それも根本的な誤りです。前者は、後者を含んで超えているのです。フッサールの発生的現象学の用語を借りて表現すると、幼児期の統合とは、専ら受動的綜合による心身統合と考えられます。一方、ケンタウロス段階は、能動的綜合と受動的綜合とが、より高次の次元で日常的に統合されていると言えます。脳機能的に言うと、幼児期は右脳による統合、そしてケンタウロス期は（左脳の優位期を経て）、右脳と左脳とによる統合と見なすこともできるでしょう。

ミノタウロ - ケンタウロス・プロセス（MCP）

　次に、より実践的な視点から、筆者が「**ミノタウロ - ケンタウロス・プロセス**」、または、「**ミノタウロ - ケンタウロス・プロジェクト**」（Minotauro-Centauric Process/ Project；MCP）と名付けた VL 段階に至るための発達モデルを提示します。先の「退行を成長のメカニズム内に組み込めないか」という自問への一つの仮説的回答でもあるのですが、このモデルを通して VL 段階における、一つの具体的な心身の発達のメカニズム、プロセスを見取ることができると思います。

　VL 段階に至るための統合的な発達モデルを理解しやすくするために、ギリシャ神話からケンタウロスとミノタウロスという欧米では馴染み深い二種類の怪物の名称を借りることにします。ケンタウロスは、集団を形成し、お酒や女性を好むディオニュソス的特徴を持つ人頭馬体の一族です。中には賢者チロンのように教養を身につけ、智慧と医療で賞賛される者もいます。ミノタウロスは、クレタ王ミノスの妃パシファエと白牛との間に牛頭人体の姿で生まれましたが、地下迷宮ラビュリントスに閉じ込められ、人身御供を受けるようになった怪物です。両者はファンタジー小説『ナルニア国物語』にも登場するので、日本でも知っている方が多いかもしれません。

　ここでは、ウィルバーの「**上昇的な**」心身統合（ケンタウロス段階）へのアプローチを、**ケンタウロス・プロセス**（Centauric Process；CP）と呼ぶことにします。ウィルバーの趣旨に沿った援用でもあり混乱はないでしょう。ケンタウ

ロスとは、頭が人間で身体は動物です。このプロセスを表現するのに相応しいと考えます。一方、ウォシュバーンやグロフらに代表される原初・幼児期への**「下降的な」**心身統合アプローチを、**ミノタウロス・プロセス**（Minotauros Process；MP）と呼ぶことも妥当と思います。ミノタウロスは、頭が動物で身体は成長した人間であり、成人が原初的な幼児期の体験へ向かうプロセス（退行）を表現するのに相応しいネーミングだからです。

　MPとCPとは、相反する個別のプロセスなのでしょうか。筆者は、VLにおける心身統合プロセスの完遂のためには、どちらも必要と考えます。つまりMPおよびCPという二つの異なる変容を段階的に行う必要があると考えます。これらの一連の過程によって、第二層に至り、第三層への飛躍の足がかりの発達段階（統合ケンタウロス＝高度VL）まで行けることも期待できるのではないでしょうか。

　MPにおいては、特に精神的に健康でない、問題を抱える人々の中には、第一段階（ミノタウロス段階）で停滞してしまう人たちも多くいると思われます。彼らは、**自然的自己**（nature-self）とともに現世に戻ってくるという自身の使命（MPにおける）を達成出来ない可能性があります。たとえば、退行的なワークを数多く体験するが、現実社会にはうまく適応できないような人たちです。退行的なワークは多くの人にとって非常に重要だと考えますが、これらのワークはあくまでここで述べるところのミノタウロス体験です。少し留まるのはよいのですが、最終的には自身のミノタウロス、もしくは根源的な影（シャドー）を殺して、過去（多くは幼児期やトラウマ体験時）に閉じ込めた自己を解放（もしくは統合的に再所有）することで、現世に戻ってくる必要があります。戻って来られない、来ようとしない人たちの精神状況は、むしろ悪化するでしょう。退行状態で、何らかのアディクション［中毒：アルコール、薬物、セックスなどへの依存］を促進する人もいるでしょう。また、地下迷宮で迷ってしまう人もいるでしょう。またミノタウロスに出会うことでショックを受け、身動きが取れなくなる人もいるでしょうし、食べられてしまう人もいるかもしれません。怪物を退治したことで自我肥大する人もいるでしょう。これらは病的な退行現象の結果と言えます。

　一方、心的に健康な人たちはミノタウロスに出会い、そして打ち負かし（統合的退行）、ネイチャー・セルフの不可欠な力と共にこの世に生き生きと戻っ

てくることができます。この人たちのミノタウロス・プロセスは完遂したのです。しかし、忘れてはいけないことは、ギリシャ神話の勇者セテウスと言えども、アリアドネの糸の導きが無ければ、ミノタウロスを倒した後に地上世界に戻って来れなかったと言う点です。ここでのアリアドネの糸とは、大脳・新皮質の認知機能のメタファーと考えることができるでしょう。

　そして、MPによって怪物を「退治」した後、意識統合への変容プロセスが始まると考えます。「動物的」な本能（もしくは原初的な力）を獲得した後にケンタウロス・プロセス（CP）が始まるのです。CPは、人間の中に永遠なものとして本来的にある統合的な力を、心（マインド）と身体（ボディ）の新たな高次の統合的関係性において体現するためのプロセスであり、ミノタウロスからケンタウロスへの変容です。したがって、これら一連の二つのプロセスを合わせて、**ミノタウロ-ケンタウロス・プロセス**（MCP）と呼ぶのです。このMCPはケンタウロス段階への発達を促進する非常に重要な一連の変容過程であり、ウィルバーのいうところの**アートマン・プロジェクト**（The Atman project）の大切な部分プロセスなのです。

　この二段階の統合プロセスに関しては、アリ（ペンネーム：A. H. Almaas）も同様の変容過程に触れています。アリによると、「動物的な魂に働きかける二つの段階があるということです。最初にそれ（＝動物的な魂）を許し、受け入れます。そしてすべてのこれらの欲望は普通で人間的であると認めながら、（動物的な魂を）そこにあるがままにするのです。次の段階はその変容です。あなたが発見した真理に沿って生きていると、動物的な魂の変容が起きてくるのです」（Almaas, 2002, p. 139）。

　今日の米国で、高く評価されている精神世界の指導者の一人であるアリが、このように動物的本能の二段階1セットの変容について語っていることは、MCPモデルの妥当性を強く保証するものと考えられます。MCPは「発達ライン」や「タイプ」などとも強く関係していますが、また別の機会に述べたいと思います。

　最後に、精神力動学的な文脈から、MCPという「**退行—超越過程**」を説明すると、以下のようになるでしょう。日常生活において、通常「**人格**（personality）」と言われたり、ウィニコットが「**偽りの自己**（false-self）」と呼ぶものは、アタッチメント理論における「**不安定なアタッチメント**（insecure attachment)」によりもともと形成されているものです。私たちは、それを「**本当の自己**（true-self）」と思い込んでいることが多いのです。それゆえ、「本当の自己」を発達させるために、幼児期のエッセンスを「回復」しようとすることは、理にかなっています。私たちの多くは、何らかの意味で、「プレパーソナル領域に退行」する必要があるとも言えるぐらいです。「成熟したプレパーソナル」体験を獲得した後に、私たちはパーソナル、そしてトランスパーソナル領域に順当に移行するのが、インテグラル理論における発達プロセスなのです。しかし、私たちの多くは、いまだプレパーソナルな段階とさえ、まともに向き合っていない状況であり、相変わらず「偽りの自己」もしくは「人格」をそれとは知らず演じ続けていき、やがて死を迎えるのです。

2) 四象限（クワドラント）

ウィルバー（1995）は、この世のすべてを位置づけられるとする四象限（Four Quadrants）の地図を提案しました（図11-2）。これがインテグラル理論の本格的な始まりといえます。各象限は独自の 視 点 （パースペクティヴ）を持っているのですが、**意識を持つ存在**（センシェント・ビーイング, sentient beings）によって、統合されるものでもあります。インテグラル・セラピー（統合療法）は、当然ながら四象限すべてに関わるものです。以下は、各象限の視点から心身統合の問題について見ていきます。

①**左上象限**（Ⅰ＝私）

左上象限は、内面かつ個／単数である領域を表す「私」の領域です。よって主観的体験、意識などはこの象限に属します。ここでは現象学に関して少し述べておきます（第3章参照）。

この左上象限では、意識の機能を分析した前期フッサールの**静態的現象学**的手法が有効と考えられます。事実、**生物学的オートポイエーシス理論**で有名な**ヴァレラ**らは現象学を応用して「覚醒する」効果的な構造の分析を行い、三段階の基本構造（領域）を抽出しました。それらの構造が、仏教の瞑想、特にチベット仏教における統合的な**止観**（samatha-vipassanā）と共通性があることに気づき、現象学と仏教瞑想との融合を実践的に図ろうとしました（Varela et al., 2002）。また、東洋大学の山口一郎（2002）によると、心身統合は、後期フッサ

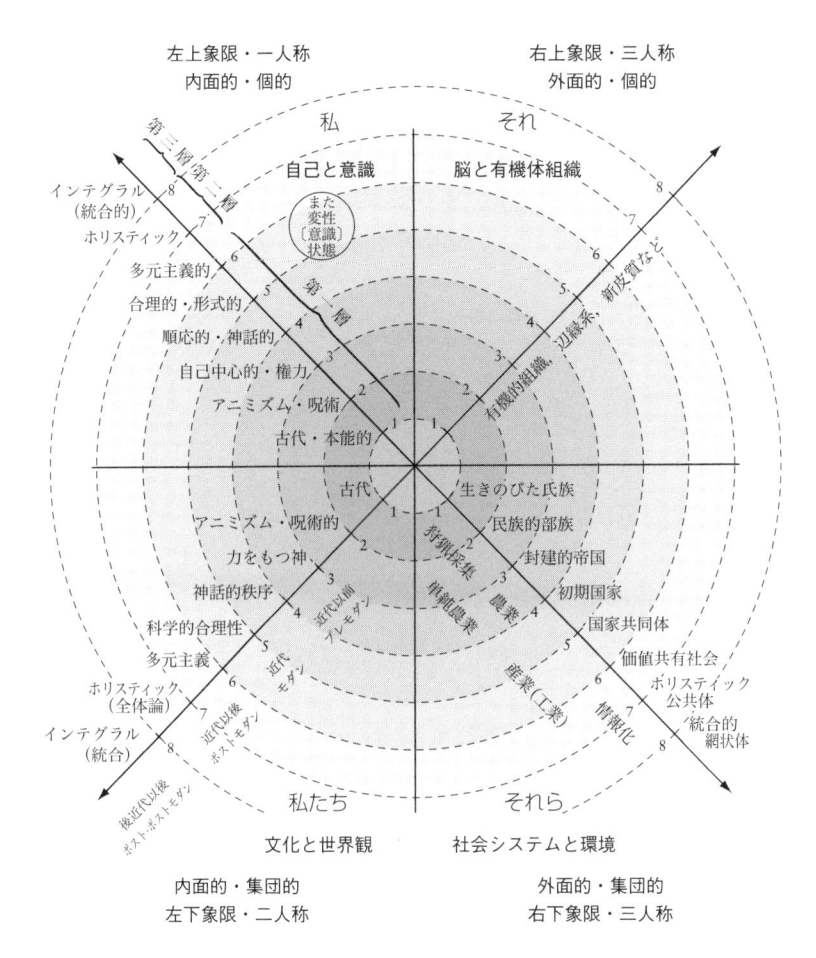

第11章 さらなる成長へのインテグラル・セラピー

図11-2　人間に焦点をあてた四象限

（Wilber, 2006/2008をもとに作成）

ールの発生的現象学における第三の領域の意識段階に相当すると考えられます。この第三の領域とは、受動的綜合と能動的綜合を含んで超えた統合的、間主観的、もしくは超越的綜合であると考えられるのです（図11-3）。この主題に関して、インテグラル理論において、日々の実践練習を意味するILP（Integral Life Practice ＝ボディ・マインド・スピリット・シャドーの統合的鍛錬）の一部として、瞑想や太極拳等を組み込むことは、VL（＝心身統合）段階において有効だと考えられます。

第三の領域：人格相互の交わりの領域（「我-汝-関係」）、自他の区別の解消と自他の統合、心身一如、生きられた宗教性（無心と愛）、真の人間の実現、理性の目的論
第二の領域：能動性の領域、能動的相互主観性（「我-それ-関係」）、自他の隔離と主客の対立、自他の身体の区別、心身分離、知覚と判断による学問の世界、本質直観と静態的現象学、個人と社会の成立

基づけ関係　　発生的現象学の方法（脱構築）

第一の領域：事発性（受動性）の領域、受動的相互主観性（「幼児期の"我-汝"-関係」）、"自他"の融合、宇宙的な一つの身体を生きること、感覚と衝動による情動の世界、根源的時間化

図 11-3　フッサール現象学の三層構造

(山口一郎, 2002, 14 頁より)

②**左下象限**（We＝私たち）

　左下象限は、内面かつ集合／複数を表します。「私たち」の領域です。二者関係、**間主観性**、文化などはこの象限の領域です。

　ここでは**マルチン・ブーバー**の哲学について説明します。というのも、ブーバーが意識の発達段階について、間主観的な視点から、哲学的、神学的探求を深めている代表的な哲学者だからです。ブーバーの哲学は、左下領域におけるインテグラル・セラピーの遂行に当たり不可欠かつ実践的なリソースです。

ブーバーによる関係性における意識段階

　洞察力に溢れた名著『我と汝』(1923) において、ブーバーは意識の構造モデルの言語化に成功しました。

　ブーバーによると、この世は人間にとって二つの**根源的関係性**と、三つの段階によって成り立っています。二つの根源的関係性とは、「**我と汝**」と「**我とそれ**」です。端的に言えば「我と汝」の関係とは、主体と客体とが一体化している（通じている）関係であり、「我とそれ」とは、主体と客体が分離している関係であると理解してください。そして三つの発達段階とは、「**生まれながらの我と汝**」関係（第1段階）、「**我とそれ**」関係（第2段階）、最後に「**成熟した我と汝**」関係（第3段階）です（ブーバー, 2004）。まず最初に、生まれた時に世界との一体感的な「我と汝」関係にあり、次に、自我、認識能力の発達と共に世界と「我とそれ」関係を築き、最後に世界との成熟した「我と汝」関係を結

ぶのです。

　つまり、人間は、人生において二つの根源的関係を、成長の三段階において繰り広げるのです。ただし、最後の第3段階は、私たちのすべてが到達するわけではありません。むしろ2段階目の「我とそれ」関係の中に埋没してしまい、物質主義に陥り、そこで停滞してしまう人も多いのです。ウィルバーの言うところの「**フラットランド**（flatland=物質還元主義の支配する平板な世界）」の住人になってしまうのです。この「我とそれ」関係は、特に現代の物質主義的な社会システムにおいては、非常に強い力を保っています。しかしながら、「我とそれ」が支配的な状況でも、「我と汝」に接することは十分可能です。もちろん、潜在的な汝的存在に気づくことが決して容易でないのは言うまでもありませんが。

　この象限で有効な修練（ワーク）では、非言語的な対話能力が非常に大切です。ローゼン・メソッドのようなボディワーク、合気道や（経絡）指圧など、複数での非言語的な阿吽の呼吸を要求されるような身体的ワーク（ソマティックス）が有効でしょう。

　この象限のVL段階に相当する領域の心理・精神療法に関しては、伝統的な言語だけに頼る心理療法（精神分析的なものにしろ、行動療法的なものにしろ）には自ずと限界があることは理解していただいていると思います。身体と心の両面に働きかけ、統合する機能と目的を持ったソマティック心理療法が非常に有効です。VL領域で有効なソマティック心理療法としては、たとえばクルツのハコミ・セラピーやミンデルのプロセス・ワークなどが挙げられるでしょう。その他、サイコドラマなどの集団療法や、催眠療法など、暗示的な右脳や間脳などの共鳴（limbic resonance）などを通して、セラピストとクライエントの間を橋渡しするような療法の積極的な活用が望まれます。

③**右上象限**（It＝それ）

　右上象限は、外面かつ個／単数の領域を示す「それ」の領域です。客観的、科学的アプローチなどはこの領域に属するものです。この象限での心身統合は、たとえば、脳と身体の間の統合的な生理機能の回復の問題として扱うことができます。具体的な統合的な機能としては、脳の三層構造（脳幹、大脳辺縁系、大脳新皮質）、右脳・左脳、自律神経・迷走神経システム、ソマティック・マ

ーカーなどが統合的にバランスよく働くことが挙げられます。

「高位の経路」と「低位の経路」

　近年、神経生理学や発達心理学において、ケンタウロス的な心身統合は、最も注目される研究テーマの一つとなっています。UCLAの**ダニエル・シーゲル**は、神経生理学に基づいたアタッチメント理論の研究を通して、統合に関しての次のような洞察に至っています。「統合とは一貫して筋の通った人生を送るための要と言えます。マインドフルであること、この瞬間を生きること、自己および他人の経験に対して開かれていて受容的であることなどによって、自己の気づきを深めるプロセスを始めることができます。統合とは、"今・ここ"と時間の超越性とを結びつけるプロセスです。思考や行動によって、私たち自身の人生という物語を続けて行くに際し、統合は、私たちの感情と身体感覚を結びつけることにも関わっているのです」（Siegel, 2004, p. 248）。

　このシーゲルのコメントからも分かるように、今や、神経生理学と精神・心理療法のアメリカでの最先端の一つは、マインドフルネスによる心身統合の研究になっているのです（第3章参照）。この潮流の奥深さは、認知行動療法の世界ですら、境界性人格障害に有効とされるリネハンのDBT（弁証法的行動療法）のように、マインドフルネスが中心コンセプトとして導入され、定着していることからも窺い知れるでしょう。

　シーゲルは、**ルドゥー**（1996）に倣って、「**高位の経路**（High Road 高路）」と「**低位の経路**（Low Road 低路）」の二系統神経回路に注目します。統合を脳の生理機能面から、高路と表現しています。大脳辺縁系は、感情中枢であり、非言語な印象や感情が記憶保存されるところですが、高路の状態では、この大脳辺縁系と前頭葉前部皮質と間の情報交換が密接であり高機能的なのです。高路とは、合理的で思慮深い高度な思考プロセスであり、マインドフルネスや、反応に対する柔軟性、また自己の気づきが統合されている感覚などを持つことができるようになります。このような高路の状態は、ケンタウロス的な心身統合に繋がるものであると思われます。

　しかしながら、現実には、統合状態とは反対の低路状態に苦しんでいる人も多くいます。低路とは、大脳辺縁系と前頭葉前部皮質との繋がりが遮断され、

高次の心の働きが遮断され、強烈な感情、衝動的な反応、硬直した反復的な応答、内省や他人への配慮する能力の欠如などの状態に置かれるという脳の分裂的な機能不全状態です (Siegel, 2004)。PTSD・トラウマ体験などは非言語的な感情そのものとして、**身体記憶**として保存されています。特定の体験によるショックの大きさから、防御的に左脳や、新皮質との連絡が遮断されてしまっている状態ともいえます。よって、主に左脳・新皮質に働きかける言語的な心理療法では自ずと限度があります。しかし、たとえ低路を歩んでいる状態にあるとしても、人は適切な方法・療法（たとえば、統合的なソマティック・アプローチ）で脳および他の身体に働きかけることによって、高路（心身統合状態）に移る可能性はあるのです。この移行・変容に関する UR 象限での科学的根拠の一例となるのが「脳細胞の創生」です。

脳細胞の創生（ニューロ・ジェネシス）

人間意識（左上象限）の従来の思考・感情パターン（その極端な一例が PTSD です）からの変容は、ソマティック・スペクトルにおける心身統合の最高発達レベルである統合的ケンタウロス段階（＝高度 VL 段階）に到達するためには不可欠なプロセスです。そのためには物理的生理的（右上象限）での変容も同期的に必要です。

特に「脳の10年」と呼ばれる1990年以降の神経科学の発展は目覚しく、2000年には、脳細胞は再生しないという百年に渡る科学的定説は誤りであり、脳細胞は生涯を通して可塑性を保持するという報告が「ネイチャー」誌にされました (Gross, 2000)。これは一度構築された神経ニューロンの発火パターンが変更可能であることを意味し、適切な心理療法は非常に有効であることを期待させるものです。脳細胞の創生および発火パターンの可塑性の研究は、ショアらによるアタッチメント理論の新展開と対になる、臨床的にも重要な意味を持つ研究となっているのです。

この領域の臨床への応用として、たとえば脳科学的な知見からは、主に認知的、論理的、言語的な働きをする左脳と、感情的、直感的、非言語的な働きに優れた右脳との機能の違いを踏まえた上で、クライエントに最適なアプローチの提供方法をセラピストは考慮する必要があります。

④**右下象限**（Its＝それら）

　右下象限は、外面かつ集合／複数を表す「それら」の領域です。この象限では、たとえば、心身統合のために有効な社会システム、学校、研究所、道場などの教育システム、学会、活動のためのコミュニティなどについて考えることができると思いますが、ここでは主に、右上象限でも少し触れたアタッチメント理論に関して述べようと思います。なぜなら、アタッチメント理論の研究によって、現時点でも我々の奥底に存在し、生き続けている、幼児期の心身統合の原形と心身の分離過程への理解とを深めることで、幼児期に優位である右脳機能や無条件の共感の回復をはかることが、ケンタウロス段階での心身の再統合の良きガイドになると考えられるからです。

　アタッチメント理論とは、1960年代を中心に、ボウルビィ、エインスワースらによって発展した母子間の愛情形成とその後の人格形成に関する研究・観察の成果です。1990年代以降、活動中の脳の状況がリアルタイムで観察できるfMRIやPETなどの技術革新による脳・神経科学の研究成果がアタッチメント理論の研究にも援用され、今日のアメリカ心理学界でも非常に注目されています。その中心人物の一人、UCLAの**アラン・ショア**によると、母親がいわば子供の神経の外部端末としての役割を担い、子供の愛情の調整機能が最大限に成長するのを助ける働きをします。母親は直接的に、幼児の自己調整機能における脳の発育に影響を与えるのです。養育者から受けた愛情の経験は、脳に保存されます。この幼児期の経験によって形成された愛情に関する機能やパターンは、原体験として脳内に生き続け、後には母親の在不在に拘らず、幼児自身の愛情表現パターンとなります。このようにして生み出された内的、対人的関係における心理パターンは、生涯を通して働き続けるのです（Schore, 1994）。

　つまり、最新のアタッチメント理論および関連する脳・神経生理学は、自己という意識は、内的、外的な関係性の中で形成されるものであることを証明しています。幼児期の母子関係を雛形に、人間は潜在的または顕在的に、自身の脳内（右上象限）だけでなく、他人の脳と自己の脳との間（右下象限）での情報のやり取りを常時おこなっているのです。右脳は右脳同士、左脳は左脳同士で対話をしていると考えられています。そして、トラウマ・PTSDや自閉症、アタッチメント関係の問題の多くは、特に感情面を司る右脳機能の正常化と密接に関連しているため、クライエントとセラピストとで作り上げられる間主観

的なアタッチメント関係内において、暗示的な身体ベースの情動的コミュニケーションを司る右脳に働きかけることが、心理療法的には決定的に重要なのです（Schore, 2006）。また、**ポルゲス**の**ポリヴェイガル理論**は、人間は迷走神経による他人との関係性の保持能力、いわゆる社会的関与能力を持っていて、外部環境が安全なのか危険なのか、その人は信頼できるのかなど、安全や脅威の事態に生得的に適応できることを示しています（第5章参照）。

　先に述べた神経細胞の創生やシナプス結合の可塑性は、一生涯を通じて脳が変化できることを証明するものですが、このことは同時に、セラピストとクライエントとの二者関係が、かつての母子関係で果たされなかった機能を補償する働きを担うことで、どのような年齢のクライエントに対しても心理療法が変化への優れた窓口となりうることが科学的にも裏づけられたことを示しています。さらに心理療法内での人間関係は、より広い人間社会の縮図とも考えられるので、さまざまな歪みを抱える社会全般に対して、右脳的な機能の回復を促すコミュニティ・社会活動を積極的に進め、より良い社会システム・ネットワークの構築を試みることは一つの重要な方向性となりうるでしょう。VLは、ネットワーク・ロジック（Network-logic）という別名も持っており（Wilber, 2000b）、個人内での心身統合、個人間での心身統合、コミュニティ・社会における心身統合が重層的に行われ、高度にバランスの取れた心身統合（ケンタウロス＝ VL ＝ NL）の発展段階に人類全体が近づくことが、この21世紀という時代の目標だとも言えます。

　この象限においての心身統合療法のアプローチとしては、集団でおこなうダンスセラピーや集団療法、グループ・エンカウンターなどが、個人内の心身統合および複数の人間の間での心身統合に役立つと考えられます。南米生まれのビオダンサ、「人間の意識発達のための統合的ダンス・アプローチ」は、この象限の優れた統合的な方法の一つです。最後に、四象限のすべてはお互い密接に関係し合っていることは言うまでもありません。

3）発達ライン

　インテグラル理論では、人は多数さまざまに異なった能力の**発達ライン**（Developmental Lines）を持っていると考えます。ハーバード大学教育学大学院の**ガードナー**（Howard Gardner）によって初めて提唱された**マルチプル・インテ**

リジェンス（multiple Intelligences 多重知性）とも呼ばれるものです。代表的な発達ラインには、認知ライン、モラル（道徳）・ライン、感情ライン、間主観ライン、運動感覚ライン、サイコ・セクシュアル・ライン、スピリチュアル・ラインなどがあります（ガードナー提示のラインとは必ずしも一致しません）。それらは、互いに比較的高い独自性を保持しており、発達レベルも異なる場合が多いとされています。この発達ラインの概念の導入により、発達の個性による違いの説明も可能となってきます。たとえば、頭は良いけど感情表現に乏しいとか、歌は上手だがダンスが苦手というように。また、今後の統合的な成長のための計画の立案にも役立てることができます。

　ケンタウロス段階は、発達ラインにとって実に好機なのです。というのは、ケンタウロス段階への入り口は、虹の発達段階でいうグリーン段階ですが、その特徴は、多様性を認める広い視点の獲得にあります。つまり、今まで社会的な保守性（アンバー段階）や、目標の達成欲（オレンジ段階）の影で潜在的であった他のラインの存在——自己の新たな可能性——に気づき、それらを解放し、発展させやすくするのです。このプロセスは、心身統合に大きく寄与すると考えられるのです。

　一般的には、特に認知の発達ラインと感情の発達ライン間の成長バランスを獲得するために、感情的、本能的、直感的な部分との結びつきを回復することが必要でしょう。いくつかの発達ライン、特に感情ラインは強くタイプと結びついていると考えられます。現代人は認知ラインを特に発達させてきたとも言えますが、これらの機能は主に左脳機能に基づくものです。しかしながら、主に右脳機能に基づく感情ライン、間主観ライン等に関しては、発達させるどころか、より複雑な社会経済化にしたがって抑圧して来た部分も多いと思われます。

　たとえばローゼン・メソッドは、感情、共感、間主観、直感などの、右脳および大脳辺縁系に基づく諸ラインを発達させるのに有効な手法です。ローゼン・メソッドのセッションは、身体と感情と心の間の関係を思い出す良い機会なのです。また施術者になるための訓練は、自身の（特に）右脳的能力を発達させるための貴重で挑戦的な体験と言えます。ローゼン・メソッドは、ハンズオン（タッチ）を通して、日常生活においては、明示的、暗示的に捉えがたい一つの主体と別の主体の微かな統合的なコミュニケーション・チャネルの存在

に気づかせてくれます。

　一般的にセラピストの訓練も、共感、感受性、情愛、感情などの発達ラインを伸ばすのに有効でしょう。とは言え、すべての心理療法ではなく、たとえば認知行動療法などでは、一般的にそのような成長ラインは、実際は必要ですが、セラピストに明確に要求されてはいないようですし、ケンタウロス的心身統合段階に適切な療法でもないでしょう。

　また、音楽や動作等のラインを通じて、心身に統合的に働きかける**ビオダンサ**などのダンス・ムーヴメント・アプローチも効果的な手法だと思われます。面白いことにビオダンサは、インテグラル理論と似たような発達ラインの考えを持っています。ビオダンサが扱うのは、**活力、官能性、創造性、情愛、超越性**の5つのラインです。ビオダンサは認知やモラルなどの他の発達ラインについては言及していませんが、西洋的な意味で抑圧されがちな（右脳、大脳辺縁系的）潜在力の回復・発達の方に重きをおいているためだと思われます。

　自己成長という観点から、各ラインの発達レベルのアセスメントをすることは、バランスのとれた心身統合レベルへの気づきを増すことでしょう。またセラピストの立場であれば、クライエントのさまざまな発達ラインをアセスメントすることは、セッションにも役立つものです。

4）類型（タイプ）

　類型（Types）は、水平的な分類であり、各個人のタイプは垂直的なレベルの発達に関係なく一定です。有名な類型論としては、ユングの考えがもとになっているMBTI（Myers-Briggs Type Indicator）、ライヒの考えがもとになっている精神分析系の性格類型、シェルドン（William H. Sheldon）らの体質類型論などがあります（図2-3を参照）。男性性・女性性、陰陽なども代表的な類型です。ここでは、チリ出身の精神科医クラウディオ・ナランホ（Claudio Naranjo 1932-）によって、精神力動学的に整理されたことから米国で広まったエニアグラム（the Enneagram）に関して述べます。

　一般的には、エニアグラムの異なる9つの性格タイプは、生来のものと考えられています。すべての人は、どの発達レベルに属しているかに関わらず、9種のうちの1つを支配的な性格として保持しているので、心理アセスメントにも非常に便利なツールです。またエニア・タイプを通して、クライエントや自

己の「囚われ (fixation)」「根源的な恐れ (basic fear)」を明確に意識し、それらと取り組むことができるので、非常に有益であることは、筆者の個人的経験からも納得できるところです。それぞれのタイプによって、具体的な心理アプローチなり、自己成長なり、スピリチュアルな修行法なりの向き不向きがあるので、自らのタイプ、クライエントのタイプを知ることで、自己成長やセッションの効率性が飛躍的に増すと言えるでしょう。特にケンタウロス段階は、性格タイプの多様性を学び、理解し、日常生活で役立てる能力を獲得している段階なので、この段階前後のセラピストおよびクライエントは、エニアグラムから得るものは多いと思われます。

この分野の第一人者であるヘレン・パーマ (Helen Palmer) は、エニアグラムと瞑想との組み合わせにより、心理的な成長から、スピリチュアル的な成長へのスムーズな移行ができると強調しています (Palmer, 2006)。そして、「悟り」を開くと、この類型を超越するとも言われますが、これについてウィルバー自身は、意識の虹のスペクトルにおけるインディゴ色（旧サイキック）レベルまでは類型は支配的であるが、それ以上の段階では影響力が弱くなり、ウルトラ・ヴァイオレット（旧コーザル）レベルに至ると影響力が無くなる (Wilber, 2000c) と表現しています。

5）意識状態（ステート）

この「意識状態」と、これと強く関連する「身体 (Bodies)」の問題は、現在進行中のバージョンである「ウィルバー5」において、新たな展開を迎えている重要な要素です。

ウィルバーによると、一般意識状態には、大きく2つのタイプがあります。**自然意識状態**（natural states）と**変容意識状態**（altered states）です。また自然意識状態は、さらに5つに分類できます。**通常の覚醒時の意識**（グロス意識）、**夢見の意識**（サトル意識）、**深い眠りの意識**（コーザル意識）の3つの基本意識状態に、この3つの意識を観察している**第四識**（Witnessing/turīya）と、**ノンデュアル**（Nondual 非二元 / turiyatita）の2つが加わって5つの意識状態となります。

一方、変容意識状態は大きく2つに分けられます。**外因性意識状態**（exogenous states）と**内因性意識状態**（endogenous states）です。外因性意識状態とはたとえば、薬物等の外部のものによって誘発されるものであり、内因性意

識状態とは、たとえば、訓練や瞑想によって起こるものです。そして、いわゆる至高体験は自然意識と変容意識のどちらでも起こる高揚状態を意味します（Wilber, 2006a）。またこの至高体験は、どの発達段階の個人にも起こりうるが一時的なものであり、より発達するためには、その状態を定着させる必要があるとします。一方、瞑想状態（meditative states）は、自然状態や突発的な至高体験とは違い、意図をもって長期的に高次の世界に達しようとするもので、その重要性を増していると述べています（Wilber, 2000b）。

　ここで明らかになることは、「（自然）意識状態」も、グロス、サトル、コーザル、トゥリーヤ／ノンデュアルの各意識状態のように4段階に分類できる発達段階を持っており、これらは水平的な発達・変容である「意識状態」段階（state-stages）と呼ばれます。一方、垂直的な発達である意識レベル／ステージは、厳密に表現すると、「意識構造」段階（structure-stages）と呼ばれるのです。

　ヴィジョン・ロジックの心身統合段階において、たとえばチベット瞑想はこのレベルの状態を安定させるのに最も適した方法の一つだと思われます。なぜなら、チベット瞑想はさまざまな**サマタ**（止）と**ヴィパッサナー**（観）の組み合わせであり、さらに、男性性と女性性の統合を非常に重視しており、とりわけ心身統合に焦点を当てていると思えるからです。付け加えるに、催眠療法やミンデルのプロセスワークなど、身体（グロス体）と夢（サトル体）など、意識状態の変容に注目するアプローチは手助けになることでしょう。

ビオダンサにおける退行と変容

　MCPのようなしっかりとした枠組みにおいて、トランスおよび退行状態を利用するアプローチは、有力な意識状態の変容方法の1つです。この点において、ビオダンサは格好の実例です。なぜなら、ビオダンサはトランスおよび退行の意識状態とアイデンティティ間の「揺らぎ」が、より高次のアイデンティティの形成を促すとしており、これは「ケンタウロス的心身統合」を進化へのアクセス・ルートとして位置づけているように考えられるからです。またミノタウロス・プロジェクトと呼ばれるシャドーと向き合う特別プログラムも持っています。以下、ビオダンサを参考に、意識状態についての考察を進めます。

　ビオダンサは、1960年代、チリの医療人類学者であるロランド・トーロ・

アラネダによって始められたダンス・ムーヴメント手法で、根源的な生命との繋がりを回復し、人間の本来持つ生命の潜在力を成長させようとします。ビオダンサでは、トランス・リグレッション状態を活用します。トランス（変性意識、または催眠）状態に入ることによって、退行状態が容易に起こりうるのであり、思考（左脳）の習慣化した検閲機能の識閾を低下させ、右脳や身体感覚を活性化するために、音楽や踊りは大切な手段なのです。

　精神病理学的な見方からすると、「退行」という用語は、幼稚な知性の状態、赤子の状態に戻ることなどのように、否定的な意識状態と捉えられることも多いように見えます。そして保守的な心理学者の中には、退行を、成熟に対する反動形成や否認の過程としか捉えない人もいるかもしれません。ビオダンサは退行を重視するが、決して否定的、解離的な退行を意図するのではなく、ポジティヴな統合的な退行を意図するのです。アラネダによると、退行は、心理生物学的な修復や補償において、統合的で、革新的な特徴を持つのです。

　退行のポジティヴな面については、精神分析の文脈においてバリントが著書 *The Basic Fault*（邦訳『治療論からみた退行』、1978）において先駆的な研究を行っています。退行の経験を通して、人々が純粋な存在としての自身の本性との結びつきを回復できるとしています。ビオダンサは統合的なトランスを使うことで、統合的な退行に導くことを目指しています。ただ、退行をどのように位置づけるかは、トランスパーソナル研究においても、前／後の混同の問題も絡み、さまざまな意見があることでしょう。多くの人が、肉体的、精神的に楽な状態に囚われてしまって、結局、解離的な退行に陥ってしまう可能性も残念ながら否定できません。

　大切なことは、解離的な退行と統合的な退行の違いをしっかりと認識し、注意することです。前者は認識を避け、閉塞感のある安全地帯に留まって新たなプロセスに移行しようとしない否定的な退行です。後者はミノタウロス・プロセスのように根源的な恐れ、または生命力に直面する退行であり、心身的な危機もしくは緊迫した時を実体験することで、ケンタウロス・プロセスへと移行する肯定的な退行です。アラネダによると「ビオダンサは、練習を通して大脳辺縁─視床下部系を刺激する解放の修練である。これは、個人は適応能力や、意識コントロールを無くすべきであると言っているのではなく、健康を保ち、生命の躍動を高める本能という本来持っている力を救済することを意味する」

ということであり、肯定的な退行を心身統合のために、積極的に活用しようとする意図がわかります。

とはいえ、トランス・リグレッションの状態では、通常の認知能力、論理的判断能力の識閾が非常に低くなっているため、否定的な退行に留まってしまう可能性もあります。また初心者の場合、恐れや不安から退行状態の享受に困難を感じるのも当然です。したがって、セラピスト、ファシリテーターとの信頼関係、安全な環境の保持などが非常に重要です。

ウィルバーは、適切な瞑想の修行（水平的な発達）によって、垂直的な発達を促すことができるとし、たとえば4年の瞑想によって、平均「意識構造」を2段階上げることが理論上は可能である（現実にはシャドー等への対処の問題もあり、保証はできないが）と述べています（Wilber, 2006a）。そして、そのメカニズムについて次のように説明しています。「意識状態の瞑想によって、垂直的な段階の発達が促進される理由は、現在の意識構造内で解釈できない非日常的な意識状態を経験する度に、意識状態の瞑想は、微細な脱自己同一化としてふるまう。このことが、**『主体的な私（I）』**が**『客体的な私（me）』になることを助ける**。そしてそれゆえに、意識状態の瞑想は、自己ラインの垂直的な発達を手助けすることになるのである」（Wilber, 2006a, p. 140）。つまり、「意識進化の基本構造」とは、自らの心を観察しながら、今の主体性を客体性に変えていくことであり、それが、意識段階の発達であるというのです。このウィルバーの説明は興味深く、ビオダンサの発達ダイナミックスと基本的に同じ構造といえると思います。ビオダンサでは、**自己同一性**（identities）と**統合的退行**（integrative regression）の間の体験を繰り返すことで、統合に至るまで、より高次なアイデンティティを着実に形成させていくことを目標としています。

つまり統合的退行（そしてミノタウロス・プロセス一般）とは、垂直的なレベルの「下降」の退行ではありません。実際には、瞑想のダイナミズムと同様の水平的な意識状態への移行なのです。それが（安全な環境において）繰り返し体験されることで、少しずつ垂直的な発達に変容する（ケンタウロス・プロセス一般）のです。このようにミノタウロ-ケンタウロス・プロセス（MCP）が、「意識進化の基本構造」に則っていることが、最新のインテグラル理論の「意識構造」と「意識状態」の探求からも明らかになります。他の意識状態の変容を用いる有効なアプローチの基本構造も同様だと思われますが、この「意識進

化の基本構造」を理解しているかどうかが、無用な混乱や失敗を避けるための大切な前提なのです。一方、病的退行は、既存のアイデンティティとの関係を大切にせず、垂直的なレベルの下降に至るものと考えられます。

3. 究極的統合へのヴィジョン

最後に、ボディ／エネルギーと水平的な悟り、そして「究極的な統合」について少し触れておきます。ウィルバーは、インドの**ヴェーダーンタ哲学**と**ヴァジュラヤーナ**（金剛乗）の教えを元に、それぞれの意識状態（左上象限）は、対応するボディ／エネルギー（右上象限）を必ず持っていると考えます。つまり、グロス意識はグロス体を、サトル意識はサトル体、コーザル意識はコーザル体を必ず伴っており、意識状態とボディは誕生時から完全に備わっているものと想定します（Wilber, 2006b）。私たちが日常、表面的に意識しているのはグロス意識体についてだけですが、サトル意識体、コーザル意識体も目覚めることができます。たとえば、サトル意識体は、対応しているチャクラを開く訓練を通して目覚めることができるとされます（オーロビンド, 1970/2009）。そして、グロスから、サトル、コーザル、ノンデュアルへの意識状態の発達は、ボディ／エネルギーの発達を伴った**水平的な「意識状態」の発達による悟り**への道を意味し、原理的に幼児を含むすべての人間が生得的に3つの基本意識状態を持っているので、（水平的に）深い意識状態を（一時的には）体験できる可能性は誰にでもあるとします。一方、**垂直的な「意識構造」の発達による悟り**への道は生得的ではなく、獲得の必要があるとします（Wilber, 2006a）。

ウィルバーにとって、究極的な統合とは、垂直と水平の両方の究極的な発達を意味します（図11-4参照）。インテグラル理論とは、ケンタウロス段階の統合に留まらず、「究極的な統合」＝悟りまでを射程に入れているのです。

以上、主にソマティック心理学の知見を援用しながら、インテグラル理論の5つの基本要素を通して、心身統合をめぐる構造および対応するインテグラル・セラピーについて、概観的ではありますが統合的・複眼的に考察してきました。本章ではセラピーといっても、病理の治療というよりは、心理的、スピリチュアル的な心身の統合的成長のための援助・促進の面に注目したことをお断りし

ておきます。また、本章で触れた各アプローチは、すべての人に対して有効であることを単純に保証するものではなく、各人の段階・状態に最適な個別の人生設計（Integral Life Practice；ILP）を組み立て、実践していくことが大切です。

ウィルバーは、統合心理学とは、影（シャドー）、意識状態（ステート）、意識段階（ステージ）の3つすべてを結合させることへの挑戦であると述べています（Wilber, 2006a）。また統合的なセラピストの仕事とは、クライエントの身体・影・人格・自我・実存的自己・魂、そしてスピリットのすべてに、アウェアネス（気づき）を吹き込む試みである、と語っています（Wilber, 2000b）。

大切なことは、日々の日常生活において、いかに、理論―実践の統合モデルを構築し、検討し、そして着実に行動に移していくかです。今がケンタウロスへの変容の時なのです。

そしてより広い視点から見るならば、高次の心身統合であるケンタウロス＝ヴィジョン・ロジック段階ですら、トランスパーソナル世界へのまだ入り口です。私たちの旅の先はまだまだ長いのです。

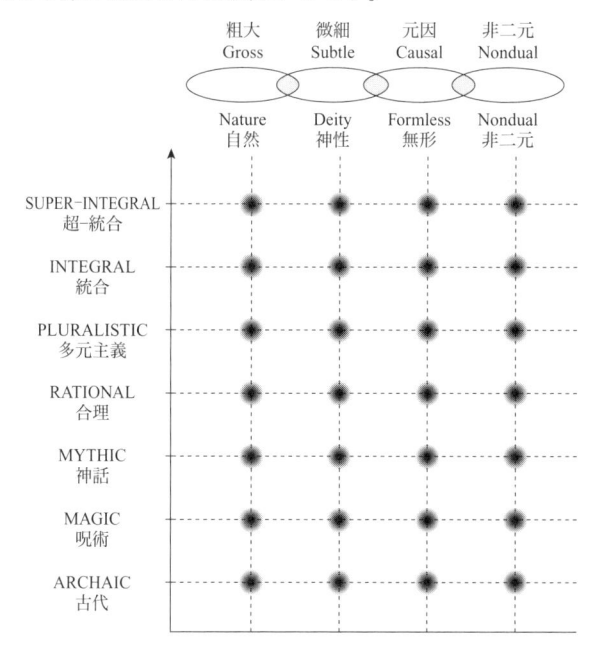

図11-4　ウィルバー・コムズの格子

（Wilber, 2006/2008 をもとに作成）

おわりに

◇ **全体的な見取り図を提供**

　今日の日本において、心と身体のつながりに関心を持っている方は多く、私たちの人生や社会において、それがどれほど大きな意味を含んでいるのかを痛切に感じておられる方も増えています。そのような関心や問題意識をより明確に共有し、議論や体験を深めていくことは、個人や社会が、より有意義な方向へ進んでいくことにつながることでしょう。

　本書は、そのようなプロセスを進める一助となることを願って著したもので、「心と身体のつながり」という観点から、私たち自身を理解していくための一つのガイドブック（地図）になることを目指しました。本書では、「ソマティック心理学」という窓を通して、多岐にわたる学問、方法論、実践を紹介し、そのつながりを概説しました。全体的な見取り図を提供したかったからです。非言語的な体験を対象としている部分も多く、言語を通しての理解にはおのずから制約があるかもしれませんが、「心身統合」という旗印の下、さまざまな形で互いに関連しあっている世界を少しでも感じていただければ幸いです。しかしながら、筆者の力不足から拙いところも多々あろうかと思います。読者諸賢の御叱正を乞い願うところです。

　本書では、東洋の身体技法や身体知にはあまり触れていません。しかし、ホリスティックな学問であるソマティック心理学は、東西の知が統合されたところに成り立っています。ただ本書は、今まで日本で正式に紹介されることのなかったソマティック心理学およびソマティックスに関連する領域のガイドを目的としましたので、東洋の伝統については割愛させていただきました。東洋の精神性と身体性が織りなす思想・宗教・修行・身体技法が、ソマティック心理学の文脈においても、今後、本質的に重要なテーマになることに疑いはありません。幸い日本では、日本や東洋の身体関係の書籍が数多く出版され、クラスも多く開かれています。それらに接していただきながら、西洋的な知と東洋的な知の統合についてさらなる理解を深めていただければ幸いです。著者としても、この問題について、近い将来もう少し詳しく触れる機会がくることを願っております。

◇ 日本におけるソマティック心理学の役割

　ソマティック心理学の目標は、調和（バランス）のとれた心身の統合です。これは、静的な、完成して固定化した状態を意味するものではなく、永遠に常に新しい「今・ここ」で実現される、非常にダイナミックで動的なものです。過去に何度か「統合」を達成したとしても、「今・ここ」では、また新たに「統合」が成就・生成されていくのです。ちょうど、小さな悟りをたくさん重ねていくことで大悟に至るようなものです。

　一瞬一瞬に生起する完全性を受容できるところにその本質があり、それが私たちの求めるものです。常に調和や統合が生み出されていく生きたシステムを構築し、実践していくことが必要なのです。そのためにも、心と身体を統合的に扱う「生命体としての心理学」、すなわちソマティック心理学の視点・手法を導入することが求められます。

　今日の日本の現状を見ると、心身統合の課題を直視しないことから、さまざまな問題が生じているようです。自殺、動機なき（無差別）殺人、いじめ、ひきこもり、孤独死などは、心身のつながりに対する理解や体験の希薄さが根本的な理由の一つと考えられます。主観と客観の区別、心と身体の区別、自分と他人との区別、そしてそれらの間で調和（バランス）をとったり、統合したりする基本的能力の欠如が問題の背後にあります。自分の心がわからず、感情がわからないため、身体が起こす行動がどういう結果をもたらすのかが実感できないのです。

　幸いなことに、日本には心身一如の伝統があります。そこにソマティック心理学を導入することにより、諸問題を解決に導く可能性も高まるのではないでしょうか。

　たとえば近年の青少年の心身の荒廃に対処するために教育に体罰を導入することに賛同する人もいるようですが、一般に体罰の効果は限定的であり、トラウマ的な体験となる可能性も否定できず、問題があるでしょう。ソマティック心理学の見地からは、体罰の復活ではなく、肯定的に身体的なアプローチ（適切な意味での躾を含む）を幼少期から導入することが推奨されます。本来の心身統合の観点からも、また時代の要請からも、これは理に叶っていますし、より効果的に、より安全に、より楽しく、より自発的に、子供たちは身体を通して学ぶ態度を身につけることができるようになるでしょう。今後の教育におい

ては、自分の内面を見つめ、自分および他人の身体性に気づき、それを敬うことが必要とされます。繊細な身体意識を育むためにも、国民的な新たな身体教育(ソマティック・エデュケーション)の推進が必要であり、ソマティック心理学の果たすべき役割が期待されるところです。

　さて、私たちが今後、心身統合に向けて意識進化と社会改革のプロセスを歩む途上で乗り越えなければいけないのが虚無主義(ニヒリズム)です。私たちは、孤独、自責の念（自虐性）、相対主義からの悪平等や無規範、利己的な個人主義についてなど、日々さまざまな問題に悩みますが、これらは虚無主義に起因します。近代に特有の「虚しさ」という病理です。

　外部の対象への信頼や信念を失った近代人は、自己の内部に新たな拠りどころを求めようとしても見出せません。社会の一つの歯車として、自他への尊厳や生きる意味が持てなくなり、その重圧から功利主義や現実主義の中で目先の安寧を得ることに窮しているのです。これは、社会に皆が依るべき規範がなくなり、さまざまな価値が乱立する「アノミー」を意味しています。虚無主義は、人間を孤立させる誤った個人主義・平等主義や、刹那的に人間の欲求を満たす物質還元主義と手を携えることで、今日でも依然として猛威を振るっています。

　さらに現在の日本には、自分の身体に対する無関心、自分や他人に対する無関心、家族やコミュニティに対する無関心、そして政治や国、世界情勢に対する無関心などの「解離現象」が見られます。虚無主義の源となっているのは、自分自身の心と身体のつながりや、家族や地域コミュニティとのつながりの欠如のようです。それゆえにまた、その回復が解決への処方箋でもあるのです。スウェーデンのモベリが述べているように、すべての人が心と身体を持っているという事実が、私たちの依るべき家、帰るべき故郷をシンプルに示しているのです（第6章参照）。まずは、身を清め、身体感覚を研ぎ澄ますことが大切でしょう。

　また、本質的にスピリチュアリティの領域に向き合うことは心身統合の発展にとって不可避なものです。しかし日本においては、スピリチュアリティへの偏見も多く、少し注意が必要です。スピリチュアリティを標榜していても、自分たちが信じる神仏のみが正しいという排他的な姿勢では寛容性が失われます。これは極端な一人称的態度です。また一方、スピリチュアルなものを一切否定しようとする極端な三人称的態度も見られますが、これはニヒリズムの罠に陥

る可能性が高いでしょう。現在の科学に限界があるのは当然ですが、スピリチュアルなものを導入することによって、すべてが説明できるとする態度は学問的な停滞を招きかねません。より広い視野を持ち、科学とも手を携えまがら真理を追求していく姿勢が大切ではないでしょうか。ソマティック心理学や関連するアプローチの果たすべき役割は大きいのです。

◇ ソマティック心理学との出会い

　私の根底にある基本的な学問的態度(スタンス)は、心理学というよりもむしろ、文化人類学でした。もちろん、心理学（特に臨床系の）と人類学には深い関係性があります（たとえば、フロイトやユングの考古学・人類学的知への傾倒や、ベイトソンやナラティヴ派の家族療法など）。常に理論と実践の両方を追求し、統合を図る「フィールドワーク」という態度は、文化人類学の最も基本となる概念です。

　大学卒業後、私は経済の世界、総合商社をフィールドとして選びました。経済は現代社会を動かす基底の原理であり、世界的規模で実物経済の動きを実体験できる最前線だと考えたからです。入社後は、「考えてから走るのは商社マンではない。走りながら考えるのが商社マンである」という精神のもとでフィールドワークを実践する日々が続きました。この実践は、3年にわたる中国での駐在も含め、退社まで15年間続きました。

　商社勤務では、ある程度の経済的な「豊かさ」を手に入れることはできたのですが、それは結局、私が求める「豊かさ」ではないことに気づきました。ある程度以上の精神的な「豊かさ」もしくは「成長」は、経済的な「豊かさ」を優先させる生活スタイル・価値観・人生では実現できないことを自覚し、留学を決意したのです。欺瞞を抱きながら「世間的に豊かな」人生を送る自分を認めることができず、これまでの社会的な「ステータス」のすべてを捨てて留学することにしたのです。それは社会的な死を意味するもので、まさしく一つの「死の通過儀礼」のプロセスと言えるものでした。

　それから5年間、私は米国での新たなフィールドワークにおいて、ソマティック心理学およびその関連領域での研鑽を深めることになりました。心理と身体の双方を統合的に扱うソマティック心理学を専攻したのも順当な流れだったと今では思えます。そして無数の分野を適切に整理し、世界を統合的に捉えるために学んだケン・ウィルバーのインテグラル理論も、理論と実践の双方を両

おわりに

輪として重視するものでした。この流れからみると、本書は、大学以来、「フィールドワーカー」といういわば観察自我を通して、「理論と実践の統合のためのフィールドワーク」という共通の課題に取り組んできた一つの成果（といってもスタートラインですが）といえるのかもしれません。

渡米がなければ、ソマティック心理学と出会うことはありませんでした。日本ではこの分野を広く紹介する書籍は皆無でしたので、その存在自体を知る由もありません。現在はインターネットを通じて、世界中の情報とアクセスすることができる時代ですが、そもそも存在を知らないものは検索対象に選ばれるはずもなく、偶然以外に知りあう機会はないのです。

米国では、日本では学ぶことのできない心理学やその関連分野をたくさん学ぼうと決めていました。最初に興味が引かれたのはトランスパーソナル心理学でしたが、日本でもある程度の勉強・体験をしていたこと、また足元を固める意味でも「身体」に根ざした方向性を探求したいという思いから、未知なるソマティック心理学の専攻を決め、その吸収に努めたのです。

また学外においても、さまざまな訓練機関の専門課程を修めることに努めました。たとえば、ソマティック心理療法としてハコミ研究所（サンフランシスコ）、ボディワークとしてローゼン・メソッドセンター（バークレー）、ダンス・ムーヴメント手法としてビオダンサ（サンフランシスコ）を選び、それぞれ数年かかる訓練課程を修了しました。それ以外の短期のワークショップや講義は、お金と時間が許す限り受講し、大量の書籍も購入しました。結果として、非常にユニークかつ充実した学びの体験を得ることができましたが、この8年間の海外生活を通して学んだ大きな成果は、世界中の人とつながることが生来的に可能だと実感できたことです。誰もが身体と感情と心とスピリットを備えているからです。中国駐在時代には、中国人スタッフとの日々の交流から、日本人と違う点も多いが、通じるところもとても多いことを体感できました。また米国留学時代には、何百時間もユダヤ系や白人の人々を相手にカウンセリングを行い、何百時間もハンズオンのボディワークで主に白人の肌に触れ、そして何百時間もラテン系や白人の人々と一緒に踊りました。人種や民族、文化を超えて、心や感情、そして身体の深いレベルで交流するというかけがえのない時間を持つことができました。言葉が通じなくても、人種や文化が異なっても、表情や身体の動き、手のぬくもりを通して想像以上に豊かなコミュニケーショ

ンが取れ、つながりを感じられることは、ソマティック心理学・心理療法の見地からしても事実だと言えます。言葉が通じるほうが、かえって理解し合えず誤解が広がる場合も多いかもしれません。「言葉は嘘をつくが、身体は嘘をつかない」のです。

　そして2007年の秋、私は帰国しました。日本ではソマティック心理学の存在を知る人が皆無に近い状態でしたが、幸運なことに、ソマティック・アプローチ的なものは、従来の（心身一如などの東洋思想に由来する）日本の伝統文化の中にも見出すことができました。また欧米系のいくつかのアプローチは先人の努力ですでに紹介されていました。そして本書の執筆を通して、従来あまりよく理解していなかった先人の素晴らしさを改めて感じ取れたことは大きな収穫でした。フロイトのカバーする範囲の広さを実感し、ダーウィンの偉大さにも気づきました。その他、トムキンス、ラバン、グロデック、フェレンツィなど、一般にはほとんど知られていない先人の業績を、駆け足ながら眺められたことは貴重で楽しい経験でした。

　ソマティック心理学とは、主観と客観のバランス、心と脳のバランス、特殊性と普遍性のバランスなどに注目し、心身を抱えて生き抜くための学問および実践であり、今日最も必要とされている統合的な心理学の分野です。本書との出会いを通して、ソマティック心理学に興味を持つ方が一人でも増え、同じような問題意識を共有できることを願っております。そして日本におけるソマティック心理学および関連分野が、今後発展を遂げ、欧米を含む世界中の人々と一緒に、よりよい世界をつくりあげていくことに貢献できる日を夢見ています。私自身も今後も引き続き、日本人としての心身のローカリティと、地球という惑星に住む生命体としてのグローバリティの双方を大切にしながら、ソマティック心理学からの学びを基盤に据えて、さまざまな探求を自分なりに続けていきたいと思っています。

　最後に、本書の出版を快諾くださった春秋社の神田明社長、そして企画段階から一貫して出版の実現に熱意を持って取り組んでいただいた編集部の棟高光生氏に感謝いたします。

　家族に感謝します。また、新宿で開いている「身体心理学の会」の世話役を3年にわたりしていただいている内田佳子さん、荒井英恵さんに感謝いたします。また、さまざまな心理療法の概説を教える機会を提供いただいたアライア

ント国際大学・CSPP臨床心理大学院（東京）および学生の皆様にも感謝いたします。そのほか、講義やワークショップで一緒に学び体験を共有した方など、多くの人々との交流や支援から本書は生まれました。

＊＊＊

　さて、2011年3月11日は、日本と世界の人々にとって忘れられない日となりました。世界の地図が、新たに書き換えられる時期が否応なく到来したのです。東日本大震災、そしてその後の福島原子力発電所の事故によって、日本人の意識は、さまざまな領域やレベルにおいて変わらざるをえなくなっています。今からどのように生きていけばよいのか、私たちが引き継いできたものは何か、失ったものは何か、将来へと伝えるものは何かなど、個人および集団に対して、生とは何か、日本人とは何かといった本質的なアイデンティティの確立が時代から突きつけられているのです。そして、心身の問題は、その根幹に関わるものです。そのような新しい時代（フェーズ）の日本において出版される本書を、より多くの方々の生命の尊厳と不屈の精神、そして優しさに満ちた愛に捧げたいと思います。

2011年4月11日　西荻の寓居にて

久保隆司

引用・参考文献

Adler, J. (1992). Body and soul. *American Journal of Dance Therapy 14, 2*, 73-94.
Adolphs, R. et al. (1999). Recognition of facial emotion in nine subjects with bilateral amygdala damage. *Neuropsychologia 37*, 1111-1117.
Almaas, A.H. (2002). *Spacecruiser inquiry*. Boston: Shambala Publication Inc.
Anderson, W.T. (1983). *The Upstart Spring: Esalen and The American Awaking*. (伊東 博(訳) (1998). エスリンとアメリカの覚醒——人間の可能性への挑戦 誠信書房)
Aposhyan, S. (2004). *Body-mind psychotherapy: principles, techniques, and practical applications*. New York: W.W. Norton & Company.
Amaro, B. (2010). An interview with Rolando Toro. In Rolando Toro's biodanza. *Conscious Dancer Magazine #10*, spring. pp.14-19.
青木聡・久保隆司・甲田烈・鈴木規夫 (2010). インテグラル理論入門 I 春秋社
青木聡・久保隆司・甲田烈・鈴木規夫 (2010). インテグラル理論入門 II 春秋社
Balint, M. (1952). *Primary love and psycho-analytic technique*. London: Tavistock.
Balint, M. (1968). *The basic fault: Therapeutic aspects of regression*. London: Tavistock. (中井久夫(訳) (1978). 治療論からみた退行——基底欠損の精神分析 金剛出版)
Baron-Cohen, S. (2003). *The Essential difference:men, women and the extreme male brain*. Penguin/Basic Books. (三宅真砂子(訳) (2005). 共感する女脳、システム化する男脳 NHK出版)
Bartenieff, I. & Lewis, D. (1980). *Body movement coping with the environment*. New York: Gordon and Breach Science Publishers.
Block, N. (1995). On a confusion about a function of consciousness. *Behavioral and Brain Sciences, 18*, 227-247.
Boadella, D. (1987). *Lifestreams: An introduction to biosynthesis*. New York: Routledge & Kegan Paul Inc.
Bowlby, J. (1952). *Maternal care and mental health* (2nd ed.). Geneva, Switzerland: World Health Organization.
Bremner, J.D., Randall, P.K., Scott, T. M., Bronen, R.A., Seibyl, J.P., Southwick, S.M., Delaney, R.C., McCarthy, G., Charney, D.S., & Innis, R.B. (1997). Magnetic resonance imaging based measurement of hippocampal volume in posttraumatic stress disorder related to childhood physical and sexual abuse: a preliminary report. *Biological Psychiatry*, 41 (1), 23-32.
Brizendine, L. (2006). *The Female Brain*. New York: Morgan Road Books. (吉田利子(訳) (2008). 女は人生で三度、生まれ変わる 草思社)
Buber, M. (1923, 1932). *I ch und du*, Zwiesprache. (植田重雄(訳) (1979). 我と汝・対話 岩波書店)
Caldwell, C. (1996). *Getting our bodies back: Recovery, healing, and transformation through body-centered psychotherapy*. Boston: Shambala.
Calvin, W. (1999). The Emergence of Intelligence, *Sicientific American Quarterly, vol 9*, number 4.
Calvin, W. (2008). *Global Fever: How to Treat Climate Change*. Chicago and London: University of Chicago Press.
Childre, D.L. & Martin, H. (2000). *The HeartMath Solution:The Institute of HeartMath's Revolutionary Program for Engaging the Power of the Heart's Intelligence*. New York: HarperOne.
Chodorow, J. (1991). *Dance Therapy and Depth Psychology: the moving imagination*. New York: Routledge. (平井タカネ(監訳) (1997). ダンスセラピーと深層心理 不昧堂出版)
Claire, T. (1995). *Bodywork: what type of massage to get-and how to make the most of it*. New York:

William Morrow and Company, Inc.
Classen, C., Koopman, C., & Spiegel, D.（1993）. *Trauma and dissociation*. Bulletin of the Menninger Clinic, 57（2）, 178-194.
Cohen B.B.（1993）. *Sensing, Feeling and Action.: The experiential anatomy of Body-Mind Centering*. Nothampton MA: Contact Editions.
Colt, G.H.（1997）. The magic of touch: Massage's healing powers make it serious medicine. *Life*（August）: 53-62.
Conable, B. & Conable, W.（1991）. *How to learn the Alexander technique*. Columbus, Ohio: Andover Road Press.（片桐ユズル・小山千栄(訳)（1997）. アレクサンダー・テクニークの学び方 誠信書房）
Connelly, D.M.（1986）. *All Sickness Is Homesickness*. Columbia, Maryland: Center for Traditional Acupuncture.
Cozolino, L.（2006）. *The neuroscience of human relationships: Attachment and the developing social brain*. New York: W.W. Norton & Company.
Csikszentmihalyi, M.（1990）. *Flow: The psychology of optimal experience*. New York: Harper & Row.
Csikszentmihalyi, M.（1997）. *Finding flow: The psychology of engagement with everyday life*. New York: Basic Books.（大森弘(監訳)（2010）. フロー体験入門 世界思想社）
Csikszentmihalyi, M.（2003）. *Good business. Leadership, flow, and the making of meaning*. Harmondsworth, Middlesex, England: Viking Penguin.（大森弘(監訳)（2008）. フロー体験とグッドビジネス 世界思想社）
Damasio, A.R.（1994）. *Descartes' error: Emotion, reason, and the human brain*. New York: Grosset/Putnam.（田中三彦(訳)（2010）. デカルトの誤り――情動、理性、人間の脳 ちくま学芸文庫）
Damasio, A.R.（1999）. *The Feeling of What Happens: Body and Emotion in the Making of Consciousness*. Orlando, FL: Harcourt Brace.（田中三彦(訳)（2003）. 無意識の脳――自己意識の脳 ダイヤモンド社）
Damasio, A.R.（2003）. *Looking for Spinoza*. Orlando, FL: Harcourt Brace.（田中三彦(訳)（2005）. 感じる脳 ダイヤモンド社）
Darwin, C.（1872）. T*he expression of the emotions in man and animals*. Chicago and London: The University of Chicago Press, 1965, fifth impression, 1974.（人と動物における感情の表現）
Davidson, R.J., Kabat-Zinn, J., Schumacher, J., Rosenkranz, M., Muller, D., Santorelli, S.F., et al.（2003）. Alternations in brain and immune function produced by mindfulness meditation. *Psychosomatic Medicine*, 65, 564-570.
Davis, M.J.（2002）. *The rosen method:Coming alive and staying alive in the 21st century*. Lincoln, NE: iUniverse, Inc.
Decety, J., & Jackson, P.L.（2004）. The functional architecture of human empathy. *Behavioral and Cognitive Neuroscience Review* 3: 71-100.
Depraz, N., Varela, F., & Vermersch, P.（Eds）.（2002）. *On become aware*. John Benjamins Publishing Co. Amsterdam: The Netherlands.
傳田光洋（2007）. 第三の脳――皮膚から考える命、こころ、世界 旭出版社
Descartes, R（1649）. 谷川多佳子(訳)（2008）.情念論 岩波文庫
Dinnerstein, D.（1999/1977）. *The Mermaid and the Minotaur: Sexual arrangements and human malaise*. New York: Other Press.
道元（2005）. 正法眼蔵(一) 岩波書店
Doctor, R.M. & Shiromoto, F.N.（2010）. *The A to Z of Trauma*. New York: Checkmark Books.
Edelman, G.M.（1992）. Bright air, brilliant fire: On the matter of the mind. New York: Basic Books.

(金子隆芳(訳)(1995).脳から心へ——心の進化の生物学 新曜社)
Edelman, G.M. (2004). *Wider than the sky: The phenomenal gift of consciousness*. New Haven, CT: Yale University Press. (冬樹純子(訳)(2006).脳は空より広いか 草思社)
Edelman, G. M., and Tononi, G. (2000). *A Universe of Consciousness*. New York: Basic Books.
Eiden, B. (2002). Application of post-Reichian body psychotherapy: A Chiron perspective. In Staunton, T. (Ed.). *Body psychotherapy*. New York: Brunner-Routledge.
Ekman, P. (2003). *Emotions Revealed: Recognizing faces and feelings to improve communication and emotional life*. New York: Henry Holt & Co. (菅靖彦(訳)(2006).顔は口ほどに嘘をつく 河出書房新社)
Emery, E. (1995). A Note on Sandor Ferenczi and the Dionysian Itinerary in Psychoanalysis. *Psychoanal. Rev.*, 82: 267-271.
遠藤暁及(2007).気心道——タオ療法の秘力 大和書房
Epstein, M. (1984). On the neglect of evenly suspended attention. *The Journal of Transpersonal Psychology*. 16: 193-205.
Epstein, M. (1996). Freud's influence on transpersonal psychology. In Scotton, B.W., Chinen, A.B., & Battista, J. (Eds.), *Textbook of transpersonal psychiatry and psychology*. New York: Basic Books. pp.29-38. (安藤治・池沢良郎・是恒正達(訳)(1999).テキスト/トランスパーソナル心理学・精神医学 日本評論社)
Epstein, M. (1995). *Thoughts without a Thinker: Psychotherapy from a Buddhist Perspective.*: Perseus Books. (井上ウィマラ(訳)(2009) ブッダのサイコセラピー——心理療法と"空"の出会い 春秋社)
Estes, C. P. (1992). *Women who run with the wolves: Myths and stories of the wild woman archetype*. New York: Ballantine Books. (原真佐子・植松みどり(訳)(1998).狼と駆ける女たち——「野生の女」元型の神話と物語 新潮社)
Evan, B. (1949). *The child's world: Its relation to dance pedagogy*, Article II: "The child's need." [Reprinted in Benov, R. (1991) The collected works by and about Blanche Evan (p.54)].
Evan, B. (1951). *The child's world: Its relation to dance pedagogy*, Article X: The source. [Reprinted in Benov, R. (1991) The collected works by and about Blanche Evan (p.88)].
Evan, B. & Rifkin-Gainer, I. (1982). An Interview with Blanche Evan. *American Journal of Dance Therapy*, 5: 5-17.
Feldenkrais, M. (1972). *Awareness through movement: Health exercises for personal growth*. New York: Harper and Row. (安井武(訳)(1982).フェルデンクライス身体訓練法 大和書房)
Ferenczi, S. (1953). *The Theory and Technique of Psychoanalysis*. New York: Basic Books.
Ferenczi, S. (1985). *Journal Clinique: Javier-octobre 1932*. Paris: Editions Payot. (森茂起(訳)(2000).臨床日記 みすず書房)
Fogel, A. (2001). *Infancy: infant, family, and society*. Belmont, CA: Wadworth/Thomson Learning.
Fosshage, J.L. (2000). The meanings of touch in psychoanalysis: A time for reassessment. *Psychoanalytic Inquiry. Vol.20*, 1: 21-43.
Fraiberg, S.H. (1971). Smiling and strange reactions in blind infants. In J. Hellmuth (Ed.), *Studies in abnormalities: Vol.2. Exceptional infant* (pp.110-27). New York: Brunner/Mazel.
Freedman, D. (1964). Smiling in blind infants and the issue of innate vs. acquired. *Journal of Child Psychology and Psychiatry, 5*, 171-84.
Freud, S. (1905). 小此木啓吾(訳)(1983).心的治療(魂の治療)フロイト著作集9 人文書院 pp.25-43.
Freud, S. (1912). 小此木啓吾(訳)(1983).分析医に対する分析治療上の注意 フロイト著作集9 人文書院 pp.78-86.

Freud, S.（1914）. 小此木啓吾(訳)（1970）. 想起、反復、徹底操作 フロイト著作集6 人文書院 pp. 49-58.

Freud, S.（1923）. 道籏泰三(訳)（2007）. 自我とエス フロイト全集18巻 1922-1924 岩波書店 pp.1-62.

Gallese, V., Fadiga, L., Fogassi, L. and Rizzolatti, G.（1996）. Action recognition in the premotor cortex. Brain 119: 593-609.

Gazzaniga, M.S.（2006）. *The Ethical Brain: The Science of Our Moral Dillemmas*. Harper Perennial（梶山あゆみ(訳)（2006）. 脳の中の倫理——脳倫理学序説 紀伊国屋書店）

Gazzaniga, M.S.（2008）. *Human: The science behind what makes us unique*.（柴田裕之(訳)（2010）. 人間らしさとはなにか？——人間のユニークさを明かす科学の最前線 インターシフト）

ジェンドリン・池見陽(1999). セラピープロセスの小さな一歩——フォーカシングからの人間理解 金剛出版

Gendlin, E.T.（1978）. *Focusing*. New York: Everest House.

Gerber, R.（1988/1996）. *Vibrational Medicine*. Santa Fe: Bears&Co.（上野圭一・真鍋太史郎(訳)（2000）. バイブレーショナル・メディスン——いのちを癒す「エネルギー医学」の全体像 日本教文社）

Gershon, M.（1999）. *The Second Brain: A Groundbreaking new understanding of nervous disorders of the stomach and intestine*. New York. Harper Perennial.（古川奈々子(訳)（2000）. セカンドブレイン 小学館）

Giedd, J.N., Blumenthal, J., Jeffries, N.O., Castellanos, F.X., Liu, H., Zijdenbos, A., Paus, T., Evans, A.C., & Rapoport, J.L.（1999）. Brain development during childhood and adolescence: a longitudinal MRI study. *Nature Neuroscience*, 2（10）, 861-863.

Giedd, J.N.（2004）. Structural magnetic resonance imaging of the adolescent brain. *Ann N Y Acad Sci* 1021: 77-85.

Gogtay, N., Giedd, J., and others: Dynamic mapping of human cortical development during childhood through early adulthood, *PNAS, May 25*, 2004, vol.101, No.21, p.817.

Goldman, E.E. & Morrison, D.S.（1984）. *Psychodrama*: Experience and process. Dubuque, IA: Kendall Hunt Publishing Company.（高良聖(監訳)（2003）. サイコドラマ その体験と過程 金剛出版）

Goleman, D.（1995）. *Emotional intelligence*. New York: Bantam Books.（土屋京子(訳)（1998）. EQ——こころの知能指数 講談社）

Gray, C.M., Konig, P., Engel, A.K. & Singer, W.（1989）. Oscillatory responses in cat visual cortex exhibit inter-columnar synchronization which reflects global stimulus properties. *Nature, 338*, 334-337.

Groddeck, G.（1923/1961）. *Das buch vom es: Psychoanalytische briefe an eine freundin*. Wiesbader, Austria: Limes Verlag.（岸田秀・山下公子(訳)（1991）. エスの本——無意識の探求 誠信書房）

Grof, S.（1985）. Beyond the brain: Birth, death, and transcendence in psychotherapy. New York: State University of New York Press.（吉福伸逸・星川淳・菅靖彦(訳)（1988）. 脳を超えて 春秋社）

Gross, C.G.（2000）. Neurogenesis in the adult brain: Death of a dogma. *Nature Reviews Neuroscience, 1*, pp.67-73.

Hamilton, V.（1996）. The analyst's preconscious. *American Journal of Psychiatry*, 150: 188-196.

Hanna, T.（1986）. Interview with Mia Segal, *Somatics*（Autumn/Winter 1985-86）: pp.8-20.

Hannaford, C.（1995/2005）. *Smart Moves: Why learning is not all in your head*. Arlington, VA: Great Ocean Publishers.

Harlow, Harry F. and Suomi, Stephen J. "Social Recovery by Isolation-Reared Monkeys." *Proceedings of the National Academy of Science of the United States of America* 68（7）（1971）: 1534-1538.

Harplin, A.（1995）. *Moving toward life: Five decades of transformational dance.* New England: Wesleyan University Press.
Hartley, L.（1995）. *Wisdom of the body moving: An introduction to body-mind centering.* Berkeley, CA: North Atlantic books.
Hartley, L.（2004）. *Somatic psychology: body, mind and meaning.* London: Whurr Publishers Ltd.
林道義（2001）．心のしくみを探る　PHP出版
Hebb, D. O.（1949）. *The organization of behavior: A neuropsychological theory.* New York: Wiley.
Herman, J. L.（1992）. *Trauma and recovery.* New York: Basic Books.（中井久夫（訳）（1999）．心的外傷と回復〈増補版〉みすず書房）
Hillman, J.（1976）. *Suicide and the Soul.* Zurich: Spring Publications.
Hillman, J.（1997）. *The soul's code: in search of character and calling.* New York: Grand Central Publishing.（鏡リュウジ（訳）（1998）．魂のコード　河出書房新社）
Hurlemann R., Patin A., Onur O.A., Cohen M.X., Baumgartner T., Metzler S., Dziobek I., Gallinat J., Wagner M., Maier W., Kendrick K.M.（2010）. Oxytocin enhances amygdala-dependent, socially reinforced learning and emotional empathy in humans. *Journal of Neuroscience.* 30: 4999-5007.
Husserl, E.（1931）．浜渦辰二（訳）（2001）．デカルト的省察　岩波文庫
池見陽（2005）．フォーカシングとクライエント中心療法　伊藤義美（編）フォーカシングの展開　ナカニシヤ出版 pp.3-18.
Izard, C.E.（1977）. *Human Emotions.* New York: Plenum Press.
Izard, C.E., Porges, S.W., Simons, R.F., Haynes, O.M., Hyde, C., Parisi, M.（1991）. Infant cardiac activity: Developmental changes and relations with attachment. *Developmental Psychology, 27*, 432-439.
Janet, P.（1928）. *L'evolution de la memoire et de la notion du temps.* Paris: A Chahine.（『記憶の進化と時間観念』）
Johnson, D.H.（1983/1992）. *Body: Recovering our sensual wisdom.* Berkeley, CA: North Atlantic Books.
Johnson, D.H.（ed.）（1995）. *Bone, breath, & gesture: practice of embodiment.* Berkeley, CA: North Atlantic Books.
Judith, A.（1996）. *Eastern body, western mind: psychology and the chakra system as a path of the self.* Berkeley, CA: Celestial Arts Publishing.
Jung, C.G.（1921/1977）. Psychological types. *Collected works 6*, Princeton: Princeton University Press.（髙橋義孝・森川俊夫・佐藤正樹（訳）（1987）．心理学的類型　人文書院）
Jung, C.G.（1963）. *Memories, dreams, reflections.* New York: Pantheon Books.（ユング自伝　河合隼雄・藤縄昭・出井淑子（訳）（1972）．ユング自伝──思い出・夢・思想　みすず書房）
Jung, C.G.（1969/2001）. *On the nature of the psyche.* New York: Routledge Classics.
Kabat-Zinn, J.（1982）. An outpatient program in behavioral medicine for chronic pain patients based on the practice of mindfulness meditation: theoretical considerations and preliminary results. *General Hospital Psychiatry. Apr.*（*1*）: 33-47.
Keleman, S.（1999）. *Myth & The Body: A colloquy with Joseph Campbell.* Berkeley, CA: Center Press.
Keleman, S. www.centerpress.com/dasein.html
Kempermann, G., Gast, D., & Gage, F.H.（2002）. Neuroplasticity in old age: sustained fivefold induction of hippocampal neurogenesis by long-term environmental enrichment. *Annals of Neurology. 52*: 135-143.
Koch, C.（2004）. *The Quest for Consciousness: a Neurobiological Approach.* Eaglewood, Colorado: Roberts and Company Publishers.（土谷尚嗣・金井良太（訳）（2006）．意識の探求──神経科学か

らのアプローチ　岩波書店）

小原仁（2006）．心理臨床と身体——心身統合セラピーにむけて　目幸黙儇・黒木賢一（編）心理臨床におけるからだ　朱鷺書房　pp.115-131.

國分康孝（1981）．エンカウンター——心とこころのふれあい　誠信書房

Krieger, (D). (1993). *The personal practice of therapeutic touch*. Santa Fe, New Mexico: Bear & Company, Inc.（上野圭一（監訳）（2001）．ヒーリング・パワー——独習セラピューティック・タッチ　春秋社）

久保隆司（2007）．心身統合段階におけるインテグラル・セラピー（統合療法）に関する基礎的考察——インテグラル理論とソマティック(身体)心理学の観点から，トランスパーソナル学研究、9, pp.3-19.　＊加筆修正後、本書・第11章として収録．

久保隆司（2008）．心身アプローチの要としての"二人称"の「癒しの関係性」に関する一考察——ハコミ・メソッドとローゼン・メソッドの統合的分析を通じて，トランスパーソナル学研究、10, pp.3-18.　＊加筆修正後、本書・第10章として収録．

Kurtz, R.（1990）. *Body-centered psychotherapy: The Hakomi method*. Mendicino: LifeRhythm.

Kurtz, R.（2002）. *Bodily Expression and Experiencing Body Psychotherapy*. Ron Kurtz Trainings, Inc.

Kurtz, R.（2004）. *Hakomi method of mindfulness based body psychotherapy: Readings June 2004*. Ashland, OR: Ron Kurtz Trainings, Inc.

Kurtz, R.（2007）. *Updated handbook on the refined hakomi method*. Ashland, OR: Ron Kurtz Trainings, Inc.

Iacoboni, M., Koski, L., Brass, M., Bekkering, H., Woods, R.P., Dubeau, M.-C., Mazziotta, J.C., and Rizzolatti, G.（2001）. Re-afferent Copies of Imitated Actions in the Right Superior Temporal Cortex. *Proceedings of the National Academy of Science. USA, 98*: 13995-9

Langer, S.K.（1967）. *Feeling and form*. New York: Prentice-Hall Inc. 大久保直幹（訳）（1970）. 感情と形式　太陽社）

Lasar, S.W., Kerr, C.E., Wasserman, R.H., Gray, J.R., Greve, D. N., Treadway, M. T. et al.（2005）. Meditation experience is associated with increased cortical thickness. *Neuroreport, 16*（17）, 1893-1897.

LeDoux, J.（1996）. *The emotional brain: The mysterious underpinnings of emotional life*. New York: Simon and Schuster.（松本元・川村光毅・小幡邦彦・石塚典生・湯浅茂樹（訳）（2003）．エモーショナル・ブレイン——情動の脳科学　東京大学出版会）

LeDoux, J.（2002）. *Synaptic self: How our brain become who we are*. New York: Viking Penguin.（谷垣暁美（訳）（2004）．シナプスが人格をつくる——脳細胞から自己の総体へ　みすず書房）

Lenneberg, E. H.（1967）. *Biological Foundations of Language*. New York :John, Wiley & Sons, Inc. （佐藤方哉・神尾昭雄（訳）（1974）．言語の生物学的基礎　大修館書店）

Levine, P.（1997）. *Waking the tiger: Healing trauma*. Berkeley, CA: North Atlantic Books.（藤原千枝子（訳）（2008）．心と身体をつなぐトラウマ・セラピー　雲母書房）

Levine, P,（2005）. *Healing Trauma: A pioneering program for restoring the wisdom of your body*. Boulder, CO: Sound True, Inc.

Levy, F. J (Ed.).（1995）. *The dance and other expressive art therapies: When words are not enough*. New York: Routledge.

Lewis, T., Amini, F., & Lannon, R.（2000）. *A general theory of love*. New York: Vintage Books, Random House, Inc.

Llinás, R.R.（2002）. *I of the vortex: From Neurons to self*. Cambridge, MA: The MIT Press.

Linehan, M. M.（1993）. *Cognitive-behavioural treatment of borderline personality disorders*. New York: Guilford Press.

Lipton, B.（2005）. *Biology of Belief*. Santa Rosa, CA: Elite Books.（西尾香苗(訳)（2009）. 思考のすごい力 PHP）

Little, M.（1990）. *Psychotic anxieties and containment*. Northvale, NJ: Aronson.

Longstaff, J. S.（2000）. Re-evaluating Rudolf Laban's Choreutics. *Perceptual & Motor Skills, 91*, 191-210.

Lowen, A.（1990）. *The spirituality of the body: Bioenergetics for Grace and Harmony*. New York: Macmillan Publishing Company.（村本詔司・国永史子(訳)（1994）. からだのスピリチュアリティ 春秋社）

Lowen, A.（2005）. *The voice of the body, the role of the body in psychotherapy*. Bioenergetics Press.（国永史子(訳)（2008）. からだは嘘をつかない――うつ・不安・失感情、〈からだ〉からのアプローチ 春秋社）

Maclean, P.（1949）. Psychosomatic disease and the visceral brain: recent developments bearing on the Papez theory of emotion. *Psychosomatic Medicine, 11*, 338-353.

Maclean, P.（1990）. *Triune Brain in Evolution: Role in paleocerebral functions*. New York: Plenum.

Masunaga, S.（1987）. *Meridian exercises. Tokyo*: Japan Publications, Inc.

McCraty, R., Atkinson, M., & Bradley, R.T.（2004）. *Journal of Alternative and Complementary Medicine 2004; 10*（1）: 133-143.

Main, M. & Solomon, J.（1986）. Discovery of an insecure-disorganized/disoriented attachment pattern. In T.B. Brazelton & M.W. Yogman（Eds.）, *Affective development in infancy*（pp.95-124）. Norwood, NJ: Ablex.

Main, M.（1995）. Recent studies in attachment: Overview with selected implications for clinical social work. In S. Goldberg, R. Muir, & J. Kerr（Eds.）, *Attachment theory*（pp.407-474）. Hillsdale, NJ: The Analytic Press.

Mayland, E.L.（1985/2005）. *Rosen method: An approach to wholeness and well-being through the body*. Santa Cruz, CA: 52 Stone Press.

Meltzoff, A.N. and Moore, M.K.（1983）. Newborn Infants Imitate Adult Facial Gestures. *Child Development, 54*. 702-709.

Mintz, E.（1969）. On the rationale of touch in psychotherapy. *Psychotherapy Theory Resarch & Practice*., 6: 232-234.

Moberg, K.U.（2000）. *Lugn Och Beröring. : Oxytocinets läkande verkan*; Kroppen, Stockholm: Natur och Kultur（瀬尾智子・谷垣暁美(訳)（2008）. オキシトシン――私たちのからだをつくる安らぎの物質 晶文社）

Montagu, A.（1971）. *Touching: The Human Significance of the Skin*. New York: Columbia University Press.

Nadel, L., & Zola-Morgan, S.（1984）. Infantile amnesia. In M. Moscovich（Ed.）. *Infantile memory*（pp.145-172）. New York: Plenum.

中田亨・森武俊・佐藤和正（2001）. ロボットの身体動作表現と生成される印象とのラバン特徴量を介した定量的相関分析 日本ロボット学会誌、Vol.19, No.2, pp.252-366.

中田亨（2005）. 計量舞踊学の現在――コンテンツとしての身体動作の定量的取り扱い 横断型基幹科学技術研究団体連合 第1回横幹連合コンファレンス予稿集 CD-ROM、pp.81-84.

Nathanson, D.（1992）. *Shame and Pride: Affect, Sex, and the Birth of the Self*. New York: Norton.

西平直（2009）. 世阿弥の稽古説学 東京大学出版会

西澤哲（1999）. トラウマの臨床心理学 金剛出版

野口晴哉（1968/2002）. 整体入門 ちくま文庫

Ogden, P. & Minton, K.（2000）. Sensorimotor psychotherapy: One method for processing traumatic

memory. *Traumatology, 6*(3), article 3.
Ogden, P., Minton, K. & Pain, C.（2006）. *Trauma and the body: A sensorimotor approach to psychotherapy*. New York: W.W. Norton & Company, Inc.
岡村達也・保坂亨（2004）. プレゼンス（いま—ここに—いること）——治療者の「もう一つの態度条件」をめぐって　村瀬孝雄・村瀬嘉代子（編）ロジャーズ——クライエント中心療法の現在　日本評論社
岡野憲一郎（2006）. 脳科学と心の臨床　岩崎学術出版社
小此木啓吾（2002）. 現代の精神分析　講談社
Oschman, J.L.（2000）. Energy Medicine: *The Scientific Basis*. Edinburgh, UK: Churchill Livingstone/Harcourt Brace.（帯津良一（訳）（2004）. エネルギー医学の原理——その科学的根拠　エンタプライズ）
Oschman, J.L.（2003）. *Energy Medicine in therapeutics and human performance*: Oxford, UK: Butterworth-Heinemann.（帯津良一（監修）（2005）. エネルギー療法と潜在能力　エンタプライズ）
Ouspensky, P.D.（1950）. *The psychology of man's possible evolution*. New York: Hedgehog Press.（前田樹子（訳）（1991）. 人間に可能な進化の心理学　めるくまーる）
Perry, B.D., Pollard, R.A., Blakley, T.L., Baker, W.L., & Vigilante, D.（1995）. Childhood trauma, the neurobiology of adaptation, and "use-dependent" development of the brain: How "states" become "traits." *Infant Mental Health Journal, 16*(4), 271-291.
Pert, C.（1997）. *Molecules of Emotion.: Why you feel the way you feel*. New York: Simon & Schuster.
Plutchik, R.（1980）. *Emotion: A Psychoevolutionary Synthesis*. New York: Harper & Row.
Porges, S.（2004）. Neuroception: A subconscious system for detecting threats and safe. *Zero to Three*. Retrieved August 8, 2005, from bbc.psych.uic.edu/pdf/Neuroception.pdf.
Porges, S.（2006）. The presentation materials from the attachment conference at UCLA. UCLA Extension and Lifespan Learning Institute.
Reich, W.（1925/1945/1990）. *Character Analysis*. NY: Noonday Press.（小此木啓吾（1966）. 性格分析——その技法と理論　岩崎学術出版社）
Reich, W.（1927/1942/1983）. *The Function of the Orgasm*. London: Souvenir Press.（渡辺武達（1970）. オルガズムの機能　太平出版）
Rizzolatti, G. & Sinigalia, C.（2006）. *So quell che fai: Il cervello che agisce e i neuroni specchio*. Milano: Raffaello Cortina Editore.（柴田裕之（訳）（2009）. ミラーニューロン　紀伊國屋書店）
Rogers, C.R.（1951）. *Client-centered therapy: its current practice, implications, and theory*. Boston: Houghton Mifflin.
Rogers, C.R.（1957）. The necessary and sufficient conditions of therapeutic personality change. *Journal of Consulting Psychology, 21*, 95-103.（伊東博（訳）（2001）. セラピーによるパーソナリティ変化の必要にして十分な条件　伊東博・村山正治（監訳）ロジャーズ選集——カウンセラーなら一度は読んでおきたい厳選三三論文（上）誠信書房　pp.265-285）
Rogers, C.R.（1970）. *Carl Rogers on Encounter Groups*. Harper & Row, Publishers, Inc.（畠瀬稔、畠瀬直子（訳）（2007）.［新装］エンカウンター・グループ——人間信頼の原点を求めて　創元社）
Rogers, C.R.（1979）. The foundation of a person-centered approaches. In Rogers, C.R.（1980）. *A way of being*. Houghton Mifflin.（畠瀬直子（監訳）（1984）. 人間尊重の心理学——わが人生と思想を語る　創元社）
Rosen, M.（2003）. *Rosen Method Bodywork: Accessing the unconscious through touch*. Berkeley, CA: North Atlantic Books.
Rossi, E.（1993）. *The psychobiology of mind-body healing: New concepts of therapeutic hypnosis*（2nd ed.）. New York: Norton.（伊藤はるみ（訳）（1999）. 精神生物学——心身のコミュニケーションと治癒の新理論　日本教文社）

老松克博（2006）．身体的アプローチとしてのアクティヴ・イマジネーション 目幸 黙僊・黒木賢一（編）心理臨床におけるからだ 朱鷺書房

Rothschild, B.（2000）．*The body remembers: The psychophysiology of trauma and trauma treatment.* New York. Norton.（久保隆司（訳）（2009）．PTSDとトラウマの心理療法——心身統合アプローチの理論と実践 創元社）

Rothschild, B.（2003）．*The body remembers casebook: Unifying method and models in the treatment of trauma and PTSD.* New York. Norton.（久保隆司（訳）（2009）．PTSDとトラウマの心理療法——多彩なアプローチの統合による実践事例 創元社）

Rothschild, B.（2010）．*8 keys to safe trauma recovery: Take-charge strategies to empower your healing.* New York: Norton.

Rubenfeld, I.（1977）．Interview with Barteniff. *Somatics Autumn*, pp.9-13.

Russell, J.A.（1980）．A circumplex model of affect. *Journal of personality and social psychology*, Vol.21, No.6, pp.1161-1178.

佐保田鶴治（1973/1983）．ヨーガ根本経典 平河出版社

齊藤勇（編）（1988/2008）．図説心理学入門 2版 誠信書房

崎山ゆかり（2007）．タッチングと心理療法——ダンスセラピーの可能性 創元社

Schacter, D.L., & Singer, J.E.（1986）．Effects of elaborative processing on implicit and explicit memory for new associations. *Journal of Experimental Psychology: Learning, Memory, and Cognition 12*（3）, 432-444.

シュピーゲルマン、J.M.・河合隼雄（1994）．能動的想像法——内なる魂との対話 創元社

Schoop, T.（1974）．*Won't you join the dance? A dance essay in the treatment of psychosis.* Mayfield Publishing Company.（平井タカネ・川岸恵子・三井悦子（2000）．からだの声を聞いてごらん 小学館スクエア）

Schlosberg, H.（1952）．The description of facial expressions in terms of two dimensions. *Journal of experimental psychology*, 44, 229-237.

Schore, A.N.（1994）．*Affect regulation and the origin of the self: The neurobiology of emotional development.* Hillsdale, NJ.: Lawrence Erlbaum associates, Inc., Publishers.

Schore, A.N.（2000）．The self-organization of the right brain and the neurobiology of emotional development. In M.D. Lewis & I. Granic（Eds.）, Emotion, development, and self-organization,（pp.155-185）．New York: Cambridge University Press.

Seligman, M.E.P., Walker, E.F. & Rosenhan, D.L.（2001）．*Abnormal psychology. Fourth Edition.* New York: W.W. Norton & Company, Inc.

Selver, C.（1999）．*Sensory Awareness and Our Attitude toward Life.* Sensory Mill Valley, CA: Awareness Foundation.

Seto A, Kusaka C, Nakazato S, Huang WR, Sato T, Hisamitsu T, Takeshige C（1992）Detection of extraordinary large bio-magnetic field strength from human hand during external Qi emission. *Acupunct Electrother Res* 17: 75-94.

Shapiro, F.（1995）．*Eye movement desensitization and reprocessing: Basic principles, protocols, and procedures.* New York: Guilford Press.（市井雅哉（訳）（2004）．EMDR——外傷記憶を処理する心理療法 二瓶社）

Sharaf, M.（1983）．*Fury on earth: A Biography of Wilhelm Reich.* New York: St. Martin's Press.（村本詔司・国永史子（訳）（1996）．ウィルヘルム・ライヒ——生涯と業績 新水社）

Siegel, D. & Hartzell, M.（2002）．*Parenting from the inside out: How a deeper self-understanding can help you raise children who thrive.* NY: Penguin Group（USA）Inc.

Siegel, D.J.（1999）．*The developing mind.* New York: Guilford.

Siegel, D.J. (2007). *The mindful brain: reflection and attunement in the cultivation of well-being.* New York: W.W. Norton & Company, Inc.

Solomon, E. P., & Heide, K. M. (1999). Type III trauma: Toward a more effective conceptualization of psychological trauma. *International Journal of Offender Therapy and Comparative Criminology, 43*, 202-210.

Sri Aurobindo (1970). *The life devine.* (山口泰司 (2009). 神の生命 文化書房博文社)

Staunton, T. (Ed.). (2002). *Body psychotherapy.* New York: Brunner-Routledge.

Stein, M. (1998). *Jung's map of the soul: An introduction.* Peru, Illinois: Open Court Publishing Company. (入江良平(訳) (1999). ユング心の地図 青土社)

Stern, D. (1985). *The interpersonal world of the infant: a view from psychoanalysis and developmental psychology.* New York: Basic Books. (小此木啓吾・丸田俊彦(訳) (1989/1991). 乳児の対人世界 岩崎学術出版社)

Stern, D. (1990). *Diary of a baby.* New York: Basic Books, Inc. (亀井よし子(訳) (1992). もし、赤ちゃんが日記を書いたら 草思社)

Stern, D. (1993). The role of feelings for an interpersonal self. In Neisser, U. (Ed.). *The Perceived Self: Ecological and interpersonal sources of self knowledge.* Cambridge: Cambridge University Press. pp.205-215.

Stern, D. (1995). *The motherhood constellation.* New York: Basic Books.

Stern, D. (1999). Vitality contours: The temporal contour of feelings as a basic unit for constructing the infant's social experience. In P. Rochat, (Ed.), *Early social cognition* (pp.67-80). Hillsdale, NJ: Erlbaum.

Stern, D. (2004). *The Present Moment in Psychotherapy and Everyday Life.* New York: W.W. Norton & Company. (奥寺崇・津島豊美(訳) (2007). プレゼントモーメント——精神療法と日常生活における現在の瞬間 岩崎学術出版社)

高田明和 (2007). 念ずれば夢かなう 春秋社

田上太秀 (1990). 菩提心の研究 東京書籍

竹内敏晴 (1988). ことばが劈(ひら)かれるとき ちくま文庫

田中彰吾・湯浅泰雄 (2001). 身体図式からイマジナル・ボディへ 人体科学 10 (1), 21-29

Tedeschi, R.G., C.L. Park, and L.G. Calhoun. "Posttraumatic growth: Conceptual issues." In Posttraumatic Growth: Positive Changes in the Aftermath of Crisis, edited by R.G. Tedeschi, C.L. Park, and L.G. Calhoun, 1-22. Mahwah, N. J: Lawrence Erbaum, 1998.

Terr, L. (1981). Forbidden games. *Journal of the American Academy of Child Psychiatry*; 20: 740-759.

Terr, L. (1990). *Too scared to Cry: Psychic Trauma in Childhood.* New York: Harper and Row. (西澤哲(訳) (2006). 恐怖に凍てつく叫び——トラウマが子どもたちに与える影響 金剛出版)

Thomas, C. (1995). *Bodywork: what type of massage to get-and how to make the most of it.*

Tinbergen, N. (1951). *The study of instinct.* Oxford: Clarendon Press.

Tomkins,S. (1962). *Affect imagery consciousness, Volume I.* New York: Springer Publishing Company, Inc.

Trevarthen, C. (1990). Growth and education of the hemispheres. In C. Trevarthen (Ed.), *Brain circuits and functions of the mind* (pp.334-363). Cambridge, England: Cambridge University Press.

Tulving, E. (1985). On the classification problem in learning and memory. In L-G. Nilsson and T. Archer (Eds.), Perspectives in learning and memory (pp.67-94). Hillsdale, N.J.: Erlbaum.

Tustin, F. (1990). *The protective shell in children and adults.* London: Karnac Books.

van Baaren, R.B., Holand, R, W., Kawakami, K., and van Knippenberg, A. (2004). Mimicy and prosocial behavior. *Psychological Science 15*: 71-74.

van der Hart, O.& Steele, K.（1997）. Relieving or reliving childhood trauma? A commentary on Miltenburg and Singer. *Theory and Psychology, 9*（4）, 533-540.
Varela, F.J., Thompson, E,. & Rosch, E.（1991）. *The Embodied mind: Cognitive science and human experience*. Cambridge, MA: MIT Press.（田中靖夫(訳)（2001）. 身体化された心　工作舎）
鷲田清一（2003）. メルロ＝ポンティ──可逆性　講談社
Weaver, J.O.（2006）. The influence of Elsa Gindler-ancestor of Sensory Awareness. In G. Marlock & H. Weiss（Eds.）. *Handbuch der Körperpsychotherapie*. Stuttgart: Schattauer.
Wesley (ed.) *A Well of Living Waters: Festschrift for Hilda Kirsch*. Los Angeles: C.G. Jung Institute.
Whitehouse, M.S.（1970）. 'Reflections on a metamorphosis.' In R. Head, R.E. Rothenberg and D.
Wilber, K.（1995）. *Sex, ecology, spirituality: The spirit of evolution*. Boston: Shambhala Publications, Inc.（松永太郎(訳)（1998）. 進化の構造 I、II　春秋社）
Wilber, K.（1996）. *The atman project: A transpersonal view of human development*. Wheaton, IL.: The Theosophical Publishing House.
Wilber, K.（2000a）. *A theory of everything: An integral vision for business, politics, science and spirituality*. Boston: Shambhala publications, Inc.（岡野守也(訳)（2002）. 万物の理論──ビジネス・政治・科学からスピリチュアリティまで　トランスビュー）
Wilber, K.（2000b）. *Integral psychology: Consciousness, spirit, psychology, therapy*. Boston: Shambhala publications, Inc.
Wilber, K.（2000c）. *A brief history of everything*. Boston: Shambhala publications, Inc.（大野純一(訳)（2009）. 万物の歴史　春秋社）
Wilber, K.（2001）. *The eye of spirit: An integral vision for a world gone slightly mad*. Boston: Shambhala publications, Inc.（松永太郎(訳)（2004）. 統合心理学への道──「知」の眼から「観想」の眼へ　春秋社）
Wilber, K.（2006a）. *Integral spirituality: A starting new role for religion in the modern and postmodern world*. Boston: Integral books.（松永太郎(訳)（2008）. インテグラル・スピリチュアリティ　春秋社）
Wilber, K.（2006b）. *Excerpt G: An integral theory of subtle energies*. Retrieved December 17, 2006, from Ken Wilber Online website: http://wilber.shambhala.com
Winnicott, D（1971/2005）. *Playing and reality* (new revised edition). London and New York: Tavistock Publications.
Winnicott, D.（1975）. *Through pediatrics to psychoanalysis*. New York: Basic Books.
Woodman, M.（1980）. *The Owl was a Baker's Daughter*. Toronto: Inner City Books.
山口一郎（2002）. 現象学ことはじめ──日常に目覚めること　日本評論社
山口一郎（2004）. 文化を生きる身体　和泉書館
湯浅泰雄（1990）. 身体論──東洋的心身論と現代　講談社学術文庫

索　引

事項索引

【あ行】

アートマン・プロジェクト	339
アクティヴ・イマジネーション	70, 226, 242
アタッチメント（愛着）	135, 139, 176
アタッチメント理論	134, 141, 277, 339, 345-6
アディクション	182
アニマ	88
アニムス	88
アファメーション	292
アポロ的	38
アリカ・システム	9, 200
アレクサンダー・テクニーク	200, 205
アンファンテレブル	47
意志療法	44
一時的感情シェイプ	114
一時輪郭	114
一人称の視点	23
偽りの自己	339
今・ここ	65, 96, 125, 146, 252
インテグラル理論	331
ヴァゾプレシン	173
ヴァルネラビリティ	325
ヴィヴェンシア	252
ヴィジョン・ロジック	333
ヴェジトセラピー	49, 62
動きの流れ	113
液体神経（流動性）システム	170, 213
エサレン研究所	9, 63
エサレン・マッサージ	190
エス（イド）	30, 38, 39
エスノメソドロジー	328
エディプス・コンプレックス	29
エニアグラム	349
エフォート	230
エンカウンター・グループ	258
横隔膜	27, 59, 223
欧州身体心理療法協会（EABP）	7
オーセンティック・ムーヴメント	70, 242
オートポイエーシス	80
オキシトシン	140, 151, 171
オルゴン・セラピー	50

【か行】

外傷後ストレス障害⇒ PTSD	
外傷後成長	306
外傷性記憶	27
海馬	161, 271
解離（の症状）	27, 266
解離性同一障害	276
拡張意識	96
観（vipassanā）	351
眼窩前頭皮質	140
感受性期仮説	138
感情神経科学	124
感情の知性	272
感情の調和	143
感情のハイジャック	273
感情の分子	167, 169
感情（情動）の輪	123
顔面の個別感情理論	119
顔面フィードバック仮説	118
絆	135, 282
機能的意識	97
機能的統合⇒ FI	
逆転移	301
キャノン＝バード説	102, 131
求愛ダンス	229

375

急性ストレス障害	265
境界性パーソナリティ障害	75, 276
境界線（バウンダリー）	166, 290
共感	66, 129, 326
極端男性脳理論	160
許容の窓	151, 300
均等に留保されている注意（平等に漂える注意）	73
筋肉の鎧	48
クオリア	97
クムネイ	85
クライネス	115
グラウンディング	25, 43, 53, 60, 217, 290
クラニオセイクラル・セラピー	203
黒聖母	69
ゲシュタルト療法	65
結合組織	58, 167, 179, 204
現在化	302
顕在記憶	268, 271
幻肢症状	270
現象学	78, 340
現象的意識	97
ケンタウロス	333
ケンタウロス段階	12, 348
コア・エナジェティックス	52, 84
高位の経路	108, 344
交感神経系	266
構成的エンカウンター	258
行動主義（心理学）	119
凍りつき体験	266
個体化（個性化）	12, 32, 70, 243
古典的条件付け反応	111
コンティニュアム	251
コンパッション（慈悲）	72
コンプレックス	32, 273

【さ行】

ザイアン＝ラザルス論争	105
サイコダンス	255
サイコドラマ	255
催眠療法	26
サバイバー	266
サルペトリエール学派	26
産前・周産期心理学	45
三人称の視点	23
三位一体脳（説）	103, 160, 294
止（samatha）	351
シェイプ	114, 231
ジェームズ＝ランゲ説	101, 122, 131
止観	340
至高体験	336
支持組織	168, 179
視床下部	171, 173
シナプス結合	159
ジムナスティック	192, 195
社会関与システム（理論）	146, 150, 296
シャクター＝シンガー説	103
シャドー	335
自由連想法	29
出生外傷説	44
受動的綜合	79, 314, 337
情動先行理論	105
情動調律	113, 145
情動の心理進化理論	122
情動の中枢起源説	102
情動の二要因説	103
情動の抹消起源説	101
情動の立体モデル	123
女性性（女性原理）	87
自律神経系	47, 49, 149, 266
神経系の直接的な行動の原理	228
神経言語のプログラミング（NLP）	303
神経細胞群選択説	98
神経消化器病学	164
神経ダーウィニズ	98, 185
神経伝達物質	167
神経の可塑性	159
神経ペプチド	167
心身医学	41
身心学道	85
心身統合	12, 211, 355

心身問題	12
新生自己感	145, 217
身体イメージ	81
身体学（ソマトロジー）	5, 82, 190
身体記憶	270, 345
身体技法	190
身体（的）自我	30
身体心理学・心理療法	6
身体図式	81
スウェーディシュ・マッサージ	193
スウェーデン体操	193
ストレス	265
ストレンジ・シチュエーション法	135
性格の鎧	47
性格分析	47
生気情動	113, 120, 145, 199
生気輪郭	114
生得的触発機構	229
セラピューティック・タッチ	84
セロトニン	163
宣言記憶	268
潜在記憶	14, 271, 268
センサリー・アウェアネス	9, 200, 217
センサリー・モーター心理療法	78, 293
線条体	182
センタリング	25, 60, 211, 290
相互的な心理生物学的調節	141, 296
ソーマ	191
ソマティック・エクスペリエンス	78, 288
ソマティック・エデュケーション	206, 210
ソマティック心理学	4, 6, 8, 14, 202, 332
ソマティック心理療法	7, 19, 343
ソマティックス	5, 15, 70, 190, 202
ソマティック・スペクトル	332
ソマティック・マーカー仮説	108, 163, 283
ソマティック・リゾナンス（身体共鳴）	57

【た行】

ダイアモンド・アプローチ	334
体位図式	82
退行	19, 334, 353
第三の脳	179
ダイナミック・コア仮説	99
大脳（新）皮質	161
大脳辺縁系	103, 146, 161, 270, 273
タクティール・マッサージ	176
タッチ（身体接触）	17, 167, 170, 174, 214
タッチ・リサーチ研究所	180
ダブル・バインド	43
魂の暗い夜	32
タマルパ研究所	250
単回性トラウマ	275, 284
誕生心理学	45
ダンス・ムーヴメント療法	235
男性性（男性原理）	87
チャクラ	60, 62
中核意識	96
中核自己観	145, 217
腸管神経叢	163
調和の体操	198
直観	163
治療の関係性	310
ツーソン会議	96
低位の経路	107, 344
ティーパ	168
ディオニュソス的	38
手続記憶	270
転移	300
ドイツ体操	193
統合的退行	353
統合的段階	79
動作の予想ガイダンス理論	115
「闘争―逃走（Fight or Fleight）」反応	172, 174, 297
徒手体操	193
トップダウン・プロセス	294
トラウマ	44, 167, 274
トラウマ回復の三段階	284
トラウマ説	29
トラッキング	290, 312
トランスパーソナル心理学	12, 202

【な行】

内臓感覚	110, 149, 163
内部タイミング・メカニズム	115
ナラティヴ・セラピー	51, 329
ナンシー学派	26
ナンバ歩き	234
二人称の視点	23, 80
ニューカウンセリング	9, 200
ニューロトロフィン	187
人間性回復運動	12, 63, 197, 201
人間性心理学	12
人間脳	161
認知行動療法	280
認知の知性	272
ニンマ研究所	85
脳下垂体	171
脳幹	161
脳動的綜合	79, 314, 337
脳の10年	96, 345
脳梁	160
ノン・バイオレンス（非暴力）	311, 314, 315

【は行】

ハートマス研究所	165
バイオエナジェティックス	52
バイオシンセシス	52, 59
ハコミ統合ソマティックス	293
ハコミ・メソッド	14, 63, 76, 295, 311
爬虫類脳	161
パペッツの回路	102
ハンズオン	20, 348
反対表現の原理	228
反応性愛着障害	152
反復性トラウマ	285
ピースフル・タッチ運動	176
ビオダンサ	254, 349, 351
非構成的エンカウンター	258
非宣言記憶	270
ファイヴリズム	250
フェルトセンス	68, 289, 294, 305
フォーカシング	67
フォーマティヴ心理学	52
副交感神経系	266
複雑性トラウマ	275, 293
副腎	171
仏教心理療法	76
プライマリー・コントロール	205
フラッシュバック	285
ブリーフ・セラピー	44
プルーニング	137
ブレインジム	187
プレゼンス	74
フロー	125
プロセスワーク	63, 69
プロラクチン	140
分析心理学	32
分離脳（分割脳）	100, 160
米国身体心理療法協会（USABP）	7
ベーケン	168
ベーシック・エンカウンター・グループ	258
弁証法的行動療法（DBT）	75
変性意識	352
扁桃体	100, 161, 270
ポジティヴ心理学	125
補助脳	296
菩提心	317
ボディ・サイコセラピー	6
ボディ＝マインド統合体	169
ボディワーク	190, 192
ボトムアップ・プロセス	294
哺乳類脳	161
ホメオスタシス	149, 265
ポリヴェイガル理論	78, 147, 153, 297, 347
ホロトロピック・ブレスワーク	334

【ま行】

マインドフルネス	14, 25, 72, 76, 77, 282, 299, 311, 313, 318

マルチプル・インテリジェンス	348
ミノタウロ―ケンタクロス・プロセス	337, 339, 353
ミラーニューロン	183, 114, 132, 301
無意識	273
無様式的知覚	144
迷走神経	148
迷走神経背側複合体（DVC）	149
迷走神経腹側複合体（VVC）	150, 153, 154
メスメリズム	26
メラビアンの法則	143

【や行】

ヤコブレフの回路	103
「安らぎと結びつき」反応のシステム	172
誘発因子	266
欲動説	119

【ら行】

ラヴィング・タッチ	320
ラヴィング・プレゼンス	76, 312, 316, 318
ラディックス	52
ラバノーテーション	232
ラバンの動作分析（LMA）	229, 261
リガンド	167
リソース	290
リトミック法	115

リビドー	28, 29, 31, 120
両側性刺激	303
臨床動作法	9
ルン	168
レイキ	203
連想表現の原理	228
ローゼン・メソッド	176, 220, 311, 319, 343, 348
ロゴセラピー	306
ロジャーズの三原則	313, 317, 324
ロルフィング	204

【わ行】

ワイマール	196, 320
ワンダーフォーゲル運動	197

【欧文】

ATM（動作を通じた気づき）	207, 213
BMC（ボディーマインド・センタリング）	210
BPM 仮説	44, 46, 71
CBT（暴露，脱感作，認知構成）	303
EMDR	77, 303
FACS	122
FI（機能的統合）	200, 207, 213
HPA 軸	171, 265
IBS（過敏性腸症候群）	164
PTSD	264, 273

人名索引

【あ行】

アーノルド，M. B.	104
アウエルバッハ，E.	164
アドラー，A.	237
アドラー，J.	244
アラネダ，R. T.	236, 252, 352
アルモア，A.	165
アレクサンダー，F.	41
アレクサンダー，F. M.	204
イザード，C. E.	119, 121
イチャーゾ，O.	9
伊東博	9, 200
ヴァイツゼッカー，V.	41
ヴァンダーコーク，B.	78, 293
ウィーバー，J. O.	200
ウィニコット，D.	43, 300, 339
ウィルバー，K.	20, 72, 79, 314, 331
ウォシュバーン，M.	334

ウッドマン，M.	69, 226
ヴント，W. M.	94
エインスワース，M.	135
エヴァン，B.	237
エーデルマン，G. M.	96, 99, 138
エクマン，P.	121
エスペナーク，L.	241
エプスタイン，M.	73
エプストン，D.	329
遠藤暁及	326
オグデン，P.	293
オシュマン，J. L.	83, 178

【か行】

ガーション，M.	163
ガードナー，H.	347
ガーバー，R.	83
ガザニガ，M. S.	129, 160
カバットジン，J.	75
カルヴィン，W. H.	185
ギード，J.	138
ギブソン，J. J.	115
キャノン，W.	102
キャンベル，J.	57
ギリガン，C.	90
ギンドラー，E.	65, 198, 319
グーツムーツ，J. C. F.	195
クリーガー，D.	84, 180
グルジェフ，G. I.	87
クルツ，R.	14, 63, 76, 295, 299, 311
グロデック，G.	38
グロフ，S.	44, 334
ケステンバーク，J.	115, 231
ケルマン，S.	40, 56
ケンドリック，K.	176
コーエン，B.	210, 234
コールバーグ，L.	90
ゴールマン，D.	14
コッホ，C.	24, 97
コフート，H.	329

コネリー，D.	169
コンラッド，E.	251

【さ行】

ザイアンス，R. B.	105
シーゲル，A.	242
シーゲル，D.	78, 139, 293, 344
ジェームズ，W.	94, 101
シェルドン，W. H.	5, 58, 349
ジェンドリン，E. T.	67, 290, 294
ジマーマン，J.	179
シャクター，S.	103, 269
ジャネ，P.	27, 284, 302
シャピロ，F.	77, 303
シャルコー，J. M.	26
シュープ，T.	241
シュタイナー，R.	87
シュロスバーグ，H. H.	125
ショア，A.	78, 137, 139, 296, 345, 346
ジョンソン，D. H.	89
シルダー，P.	82
シンガー，J. E.	103, 269
スターン，D.	111, 144, 199
スタイン，M.	33, 273
スペリー，R.	160
世阿弥	114, 234
セリエ，H.	265
セルバー，S.	9, 200, 217
ソロモン，J.	136, 277

【た行】

ダーウィン，C.	98, 112, 117, 122, 228
ダマジオ，A.	96, 108, 283
タルヴィング，E.	97
ダルクローズ，E. J.	115, 233
チェイス，M.	235
チクセントミハイ，M.	32, 125
チャマーズ，D.	97
チョドロウ，J.	32, 226, 236

テア，L.	275
ティンバーゲン，N.	206, 229
デカルト，R.	10
デルサルト，F.	235
道元	85, 317
トゥルク，T.	85
トノーニ，G.	96
トムキンス，S.S.	115, 118, 122

【な行】

ナランホ，C.	349
ネイサンソン，D.	121
野口晴哉	212

【は行】

パート，C.	83, 167
バードウィステル，R.L.	122
ハーブリン，A.	66
ハーマン，J.	284
パールズ，F.	65, 200
ハイド，K.	277
ハイヤー，G.	199, 319
パウエル，B.	197
ハナフォード，C.	186
パブロフ，I.	95, 111
パペッツ，J.	102
バリント，M.	43, 352
バルテニエフ，I.	233
バロン＝コーエン	160
パンセップ，J.	124
ハンナ，T.	191
ピエラコス，J.	84
ヒルマン，J.	69
ブーバー，M.	67, 80, 316, 324, 342
フェニヘル，O.	199
フェルデンクライス，M.	200, 206, 212
フェレンツィ，S.	19, 41, 279
フォン・フランツ，M.L.	71
フッサール，E.	67, 78, 82, 314, 340, 342

プルチック，R.	122
フランクル，V.	307
フリース，W.	29
ブリゼンディーン，L.	175
ブルック，P.	132
ブレナン，B.A.	84
ブロイアー，J.	27
フロイト，S.	19, 28, 120, 139, 155
ブロイラー，E.	31
ブロック，N.	97
ベイトソン，G.	43, 121
ヘッブ，D.O.	269
ベルネーム，H.M.	26
ボアデラ，D.	59
ボウルビィ，J.	43, 134, 346
ホームズ，G.	82
ボス，M.	40, 56, 67
ポルゲス，S.	78, 147, 151, 297, 347
ホワイト，M.	51, 329
ホワイトハウス，M.	242
ホワイトヘッド，A.N.	4

【ま行】

マイケンバウム，D.	75, 280, 286
マクリーン，P.	103, 124, 160, 294
増永静人	58, 326
マックラティ，R.	165
ミード，M.	121
ミッデンドルフ，E.	199
ミンデル，A.	63, 69, 71
メイス，C.	85
メイン，M.	136
メルロ＝ポンティ，M	67, 78, 80, 134
モベリ，K.U.	171, 181
モレノ，J.L.	255
モンタギュー，A.	177

【や行】

ヤーン，F.L.	196

山口一郎	79, 326, 340
ユクスキュル, T.	41
ユング, C. G.	31, 273

【ら行】

ライヒ, W.	47, 83, 199, 261, 320
ラクネス, O.	59
ラザルス, R. S.	104
ラッセル, J. A.	125
ラバン, R. V.	114, 229
ラボリ, H.	61
ランク, O.	42, 44, 67
ランゲ, C.	101
リヴァイン, P.	288, 305
リエボー, A. A.	26
リゾラッティ, G.	132
リナス, R.	184
リネハン, M. M.	75
リプトン, B.	169, 171
リング, P. H.	193
ルーベンフェルド, I.	66
ルドゥー, J.	95, 100, 106, 272, 344
レネバーグ, E. H.	137
ローエン, A.	30, 55
ローゼン, M.	220, 319
ロジャーズ, C.	66, 313, 317, 324
ロス, G.	250
ロスチャイルド, B.	264, 277
ロルフ, I. P.	204

【わ行】

ワイル, A.	83
ワトソン, J.	95

著者紹介

久保隆司（くぼ・たかし）

　1963年奈良生まれ。大阪大学人間科学部卒、ジョン・F・ケネディ大学大学院修士課程修了、國學院大學大学院文学研究科満期退学、修士（カウンセリング心理学）、博士（神道学）。現在、日本ソマティック心理学協会会長、早稲田大学文学学術院非常勤講師、臨床心理士等。心身統合を軸に、主にソマティック心理学・宗教心理学を通じて身心論の領域を理論的かつ臨床実践的に探究。
　著訳書等：『ソマティック心理学への招待』（コスモスライブラリー）、『入門インテグラル理論』（日本産業能率協会マネジメントセンター）、『PTSDとトラウマの基礎知識』（創元社）、『ローゼンメソッド・ボディワーク』（BABジャパン）、その他、論文多数。
　ソマティック・リソース・ラボHP　http://somaticworld.org
　eメール　coolrabbit13@gmail.com

ソマティック心理学

2011年6月20日　第1刷発行
2022年4月30日　第5刷発行

著者ⓒ＝久保隆司
発行者＝神田　明
発行所＝株式会社 春秋社
　　　　〒101-0021　東京都千代田区外神田2-18-6
　　　　電話　（03）3255-9611（営業）（03）3255-9614（編集）
　　　　振替　00180-6-24861
　　　　https://www.shunjusha.co.jp/
印刷＝株式会社　シナノ
製本所＝ナショナル製本協同組合
装　幀＝HOLON

ISBN 978-4-393-36058-3　C0011　　　Printed in Japan
定価はカバーに表示してあります

P・A・ラヴィーン／花丘ちぐさ訳
トラウマと記憶
脳・身体に刻まれた過去からの回復
　　　　　　　　　　　　　2800円

身体意識的アプローチでトラウマを癒やすソマティック・エクスペリエンシング（SE）。開発者・世界的第一人者が伝授するトラウマからの回復プロセスの具体的・画期的方法。

D・ショート、B・A・エリクソン、R・エリクソン＝クライン／浅田仁子訳
ミルトン・エリクソン心理療法
〈レジリエンス〉を育てる
　　　　　　　　　　　　　3500円

レジリエンス――それは失敗から回復する力。人生をリハビリテーションの連続と呼んだ天才的セラピストの「希望の方法」に迫る。エリクソン財団研究者による名著の邦訳。

B・コナブル／A・ライカー／小野ひとみ訳
DVD BOOK　ボディ・マッピング
だれでも知っておきたい「からだ」のこと
　　　　　　　　　　　　　3000円

脳の中の〈体の地図〉があなたの動きを決めている。傷みや故障の原因となる地図の歪みを修正し、心身の最高の能力を引き出すボディ・マップを作る方法とは。DVD117分。

小野ひとみ
アレクサンダー・テクニーク
やりたいことを実現できる〈自分〉になる10のレッスン
　　　　　　　　　　　　　1600円

惰性の習慣、無駄な緊張、身体不在の意識先行で本来の力を失っている現代人。今・ここにある自分への気づきを促し、自由自在な動きを取り戻す、注目の心身コントロール法。

百武正嗣
気づきのセラピー
はじめてのゲシュタルト療法
　　　　　　　　　　　　　1700円

「いま―ここ」の自分に気づくことで身心を統合するゲシュタルト療法の基本を初心者向けにわかりやすく解説。セッションの具体例や、気づきへのさまざまなアプローチを満載。

室城隆之
「生きづらさ」を手放す
自分らしさを取り戻す再決断療法
　　　　　　　　　　　　　1800円

今の自分にふさわしい「再決断」をし、苦しみや生きづらさの元である「脚本」から自由になる道を探る。交流分析とゲシュタルト療法を融合した再決断療法、初めての入門書。

※価格は税別。